シリーズ **進化生物学の新潮流**

老化という生存戦略

進化におけるトレードオフ

近藤祥司

Kondoh Hiroshi

［著］

NBS
Nippyo
Basic Series

日評ベーシック・シリーズ

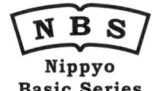
日本評論社

◆ シリーズ 進化生物学の新潮流 ◆

[発刊趣旨]
進化はいまも進行中のダイナミックなプロセスであり、すべての生物はつねに変わりつづけている。こうした進化の過程でわれわれヒトを含む生物がどのようにして生まれ、いかにして生命活動を維持し、世代を連ねるようになったのか。本シリーズでは、進化生物学が分子遺伝学をはじめ発生学、生態学などさまざまな研究分野の粋と触れ合うなかでみえてきた新たな地平のもと、目を見開くような興味深いトピックを取り上げていく。

はじめに

　2009 年は、ダーウィン（C.R. Darwin）生誕 200 周年および、彼の著作『種の起源』出版から 150 周年の節目の年であった。英国では各種の記念行事が開催され、マスコミでも再び「進化論」が話題となった。ダーウィンの提唱した「自然選択による進化」が画期的だったのは、異分野である地質学者ハットン（J. Hutton）とライエル（C. Lyell）の「斉一説」（地質変化は漸進的であるという説）と、経済学者マルサス（T.R. Malthus）の考え（限られた資源の中での「人口論」）を取り入れて、論理的進化論を確立した点であるという。

　私見を述べると、進化とは、部分改良の集積であり、大々的な基本設計図変更は滅多に行われない。たとえば、鳥の翼は、4 足歩行動物の前足を改良したものと考えられる。翼を獲得したことによって、鳥は大空を飛ぶ自由を得たが、その一方で便利な上肢を失った。新しい形質を獲得するために、犠牲を払ったわけである。このようなトレードオフは、進化の過程で随所に見られる。トレードオフにより新たな不都合が生じた場合は、また何万年もかけて、進化適応により問題解決を図るのだろう。たとえば、上肢が不自由になった鳥は、獲物獲得のために、くちばしをより進化させた、という具合である。よって、たとえば、よく描かれる背中に羽をもった天使の姿のように、上肢を残したまま翼をもつという都合のいい変化は空想上の話であり、おそらく進化上、実現が非常に難しいと想像できる。

　人類の進化をどの側面から考えるかという議論には、さまざまな意見があろう。本書のメインテーマである「老化・寿命」に焦点を当ててみると、人間の寿命延長は、この最近 100 年で劇的に改善した。しかしそれは、生物学的進化のスピードをはるかに凌ぐ勢いで達成されたといえる。これは、それまでの進化上の形質獲得による数万年にわたる緩徐な寿命延長とは異なり、人間を取り巻く環境側の整備に依るところが大きい。貧困・飢餓・戦争・不衛生の克服と医療の発達などである。もちろん、これらの環境整備を可能にしたのは、人間

の叡智であり、大きな意味では、人間の進化の結果と考えられる。しかしながら、この100年の急速な寿命延長によって、新たな問題が出現しつつある。

たとえば、「世界的長寿国」であると同時に、「老化先進国」でもある日本に関して考えてみよう。今本邦において、2055年予測で高齢化率40.5％という世界的にも前例のない超高齢社会が到来しようとしている。ヒトが老いるということ、あるいは老化に付随する問題を、われわれが日常的により多く経験し、その克服の必要性をますます痛感する社会が出現しつつある。それは、認知症の悪化、骨粗鬆症による骨折、動脈硬化による心血管障害や、栄養障害による寝たきりなど、人により体験する疾病はさまざまだが、これら加齢性疾患は避けて通れない問題となりつつある。そして興味深いことに、終戦直後の日本では、加齢性生活習慣病（がんも含めて）はマイナーな問題でしかなかった。急速な環境変化により、老化の問題が、医療のみならず社会経済においても深刻化しているのが、日本の現状といえる。「老化先進国」日本のこのような悩みは、程度の違いこそあれ、世界中に徐々に広がりつつある。

そもそも老化のように一見有害と思われる特性が、進化によってなぜ除去されなかったのだろう。「老化先進国」日本の現状は、人類の進化の究極の姿なのであろうか（それは大変虚しく感じられる）。あるいは、いまだ進化の途中にあり、進化上の壮大なトレードオフをわれわれは、今目のあたりにしているのであろうか。多くの人が、期待もこめて、後者の可能性を、最近感じはじめている。病気を進化論の観点から考えるという説は、ダーウィン医学とも呼ばれ、1991年ニューヨーク州立大学名誉教授ジョージ・ウィリアムズ（G.C. Williams）博士らの著作『病気はなぜ、あるのか』（新曜社）を端緒とする。比較的歴史の浅い学問とも考えられ、その後、いくかの類書によって支持され、発展してきている。個体生存戦略上有利として採用された形質が一方で、後にいかに個々の病気につながるかという議論が深まりつつある。しかし、老化そのものを進化とのトレードオフと考える試みはまだ少ない。

本書では、高齢医療従事者であり、基礎老化研究者でもある著者が、老化医学の最新知見とダーウィン医学の融合を目指すものである。そこには、老化を克服するためのわれわれ個人の日々の努力が、人類の進化へとつながるという希望を含んでいるといえば、おおげさだろうか。もし、人間の最終理想的進化

形が、天使のように羽で空を飛ぶという空想的なものではなくて、より現実的な「健康長寿（寝たきり予防）」だというならば、本書が人類の夢に貢献できる余地もあるであろう。

　本書の前半では、老化研究の歴史や定義、基礎老化研究での大きな流れや最先端の話題が、どこまで進化論と接点をもてるかという観点で議論したい。後半では、個々の臓器の老化やヒトの加齢性疾患が、進化とどのようにトレードオフされた可能性があるか検証し、将来の老化医学について考えてみたい。総合的には本書を通じて、このような老化進化論が今後、ヒトの病気・健康の理解に、どこまで貢献できるのか探ってみたい。

　『銃・病原菌・鉄』（草思社）の著者である進化生物学者ジャレド・ダイアモンド（J.M. Diamond）博士が、「おそらくヒトという種の最大の特色は、進化に対抗する選択ができるという能力にある」という言葉を残している。『進化しすぎた脳』の著者池谷裕二氏も、「人類は『環境』を進化させることができる生き物」と表現している。人類なら、新しい知識を有効に利用して環境を変革し、より進化することが可能かもしれない。そしてその進化の最後の対象は、老化の克服かもしれない。

　本書で述べる進化の観点からの新しい老化論が、少しでも人類の健康に貢献できることを願って、書きはじめることにする。

　2014年秋　京都にて

近藤　祥司

[目　次]

はじめに　iii

第 1 章　老化先進国日本の直面する老化の多様性 …………… 1
1.1　「老化とは死にやすくなること」　1
1.2　オスラーの洞察　3
1.3　老化先進国日本を悩ませる老化の多様性　5
1.4　6 人の盲人とゾウ　8
1.5　7 人目の視点　11

第 2 章　臓器老化——正常の欠乏か，異常の蓄積か ………… 14
2.1　「老化とともに血管は硬くなる」　14
2.2　血管だけではなく，内臓も硬くなる　16
2.3　内臓がスカスカになる　18
2.4　正常の欠乏——ホルモン　21
2.5　内臓以外もスカスカになる　22

第 3 章　人類進化上，最大のイベント——2 足歩行 ……… 25
3.1　人類の進化と緩やかな寿命延長　25
3.2　人類が 2 足歩行により獲得した多くの利点　27
3.3　2 足歩行により可能となったヒトの人口戦略　31
3.4　2 足歩行と体の巨大化のもたらしたトレードオフ　32
3.5　プログラムされなかった 50 歳以降　34

第 4 章　ヒトは細胞とともに老化する ………………………… 37
4.1　個体老化と細胞老化の接点　37

vii

4.2 テロメアと細胞老化　40
4.3 テロメラーゼのもうひとつの機能　42
4.4 テロメア長はヒト加齢性疾患とも相関する　44

第5章　酸化ストレス仮説からみえてきたミトコンドリアの正体……47
5.1 酸化ストレス仮説の誕生　47
5.2 酸化ストレス仮説からミトコンドリア仮説へ　49
5.3 ミトコンドリア仮説の検証、そしてミトコンドリアはどこからきたのか　51
5.4 ミトコンドリアの品質の問題か　53
5.5 ヒトにおける抗酸化力獲得のためのFOXOの進化　54
5.6 同じネズミでも長寿と短命の違い　56
5.7 HIF-1活性化戦略　58
5.8 なぜミトコンドリアはアポトーシスに関与するのか　60
5.9 「ミトコンドリア仮説 MFRTA」も老化する？
　　――ミトホルミーシスの発見　64
5.10 ミトコンドリア由来酸化ストレスは善か悪か　66

第6章　細胞老化は必要悪か……68
6.1 高齢者とがん　68
6.2 老化しない細胞――がん　69
6.3 ランゲ博士の予言　71
6.4 テロメア非依存性細胞老化の存在　72
6.5 「ストレス細胞老化」――がん抑制のためのトレードオフ　74
6.6 「がんと老化仮説」――論争から決着へ　76

第7章　細胞周期老化仮説……78
7.1 細胞周期のエンジンとブレーキ　78
7.2 チェックポイントとがん抑制遺伝子　80

7.3　2大がん抑制遺伝子経路　82
7.4　守護神 p53　84
7.5　Ink4 の進化上の違い　85
7.6　がん特有の代謝——ワールブルグ効果と FAS 代謝　86
7.7　老化とともに蓄積する DNA 障害　87
7.8　チェックポイント BubR1 遺伝子と老化　91
7.9　スーパー p53 長寿マウス　93
7.10　マウス個体でのテロメアと p53 の関係　95

第 8 章　退化した再生力と再生医療 … 98

8.1　進化上退化した再生能力　98
8.2　iPS 細胞と他の幹細胞　99
8.3　幹細胞の老化　101
8.4　p16Ink4 と幹細胞老化　103
8.5　エピジェネティックスと老化　104
8.6　パラビオシス　107

第 9 章　慢性炎症——免疫のトレードオフ … 110

9.1　過剰な免疫（アレルギー）と免疫老化 inflamm-aging　110
9.2　SASP　112
9.3　慢性炎症による老化細胞蓄積と抗アポトーシス作用　114
9.4　肝臓での慢性炎症と p53　116

第 10 章　カロリー制限仮説 … 119

10.1　カロリー制限による寿命延長　119
10.2　長寿遺伝子 Sir2 の発見　120
10.3　サーチュインを活性化する物質レスベラトロールの発見　123
10.4　サーチュイン・レスベラトロールの最新の論争　124
10.5　ヒトでもカロリー制限は有効か——小太り効果について　126

- 10.6 サーチュインによる長寿効果　128
- 10.7 サーチュインの多彩な生理機能——SIRT6 を中心に　129
- 10.8 カロリー制限のもうひとつの標的
  ——AMP キナーゼと TOR キナーゼ　131

第 11 章　飢餓の記憶と現代の飽食
——かつての生存戦略に長寿をまなぶ …………………… 135

- 11.1 進化上、カロリー制限はどのような意味をもつのか　135
- 11.2 DOHaD 学説　136
- 11.3 肥満と進化　138
- 11.4 ミトコンドリア自身の進化　139

第 12 章　老化のペースメーカー ……………………………… 144

- 12.1 臓器が寿命を決定する？　144
- 12.2 脳の進化　145
- 12.3 ホルモンが寿命を制御する　148
- 12.4 草食の代償として——腸内細菌とのトレードオフ　150
- 12.5 脂肪組織と寿命　152
- 12.6 ヒトは骨？　153

第 13 章　加齢性疾患(生活習慣病)と老化
——発症は進化とのトレードオフ？ ……………………… 156

- 13.1 腰痛——2 足歩行のもたらしたもうひとつのトレードオフ　156
- 13.2 高血圧——2 足歩行で重力に対抗するために　158
- 13.3 高血圧——陸上生活とのトレードオフ　160
- 13.4 高血圧——出アフリカとのトレードオフ　162
- 13.5 高血圧——日内リズムとのトレードオフ　164
- 13.6 アンジオテンシン変換酵素(ACE)とアルツハイマー病と
  アポリポタンパク　165
- 13.7 心臓病の起源　167

- 13.8 細菌共生の代償として——萎縮性胃炎　168
- 13.9 陸上生活の代償として—— COPD　170
- 13.10 顔面の変化と睡眠時無呼吸　171
- 13.11 がんも生活習慣病　175
- 13.12 出アフリカの代償として——骨粗鬆症　177

第14章　これからの老化学　179

- 14.1 再びホルミーシスについて　179
- 14.2 老化細胞の除去　181
- 14.3 性差による寿命差と生殖細胞　182
- 14.4 プログラム細胞老化　184
- 14.5 パレオファンタジーと現代人の進化　186

［付表］ヒトの進化とそれにともなうトレードオフによる老化・疫病　188

参考図書・参考文献　189

おわりに　207

索　引　213

図・イラスト：楢木佑佳（株式会社スペースタイム）
〔図 1.3／3.1／6.1／9.2／12.1／13.1／13.2〕

第1章

老化先進国日本の
直面する老化の多様性

1.1 「老化とは死にやすくなること」

　どのような哲学的、芸術的、あるいは宗教的考察を極めようとも、「老い」と「死」は、有史以来、人類が厳然と受け止めてきた真実である。しかしながら、近代社会の発達以前には、「老い」と「死」は必ずしも関連しなかった。たとえば、約100年以上前の1900年前後は、米国やスウェーデンなどの先進国ですら平均寿命は約45〜50歳であった(第3章参照)。当時は、「飢餓、貧困、不衛生、戦争など」が、「老化」より大きな社会問題として存在し、「老いる」前に「死」を迎えた人も多数いたから、と推測される。

　　「身体的・精神的・社会的に完全に良好な状態であり、たんに病気あるいは虚弱でないことではない。」("Health is a state of complete physical, mental and social well-being and not merely the absence of disease or infirmity.")

　この言葉は、1948年設立時の世界保健機関(WHO)の憲章前文で述べられた、有名な健康の定義の一節であり、現在では、「身体的健康、精神・心理的健康、社会的健康」の言葉で広く知られている。国際連合での「経済的、社会的及び文化的権利に関する国際規約」(1966)では、健康権を達成するために、「児童の健全な発育、環境衛生、産業衛生、伝染病、風土病、職業病に対する対策、そして、すべての患者に医療を確保する条件の創出」を唱っている。
　WHOの設立時に危惧された健康維持のための社会環境条件は、現代でも重要な課題ではあるが、近代文明と近代医療の発展により、人類を取り巻くこれ

ら環境が劇的に改善し、はじめて、「老い」と「死」は重要な関連性をもつようになったと思われる。そして「老化とは死にやすくなること」という老化の生物学的定義が定着したのは、1960年代以降と考えられる。

　古典的老化研究者であるアレックス・コンフォート（A. Comfort）の言葉を借りると、「老化」とは「暦年齢が増すにつれて、あるいはライフサイクルの経過とともに死にやすくなること、活力が次第に失われていくこと」(1960)と記載されている。ほぼ同時期のジョン・メイナード・スミス（J. Maynard Smith）は、老化とは「成長するにしたがい、死を招くかもしれない内側あるいは外側からのさまざまな因子に対して個体を影響されやすくせしめる何か」(1962)と定義している。米国の老年学者ショック（N.W. Shock）が提唱した「老化の10原則」(1960)の第1番目にも、「死の確率は年齢とともに対数的に増加する」という同様の記載がある。実は、この「対数的に増加する」という言葉は、すでに1825年に「ゴンパーツ（B. Gompertz）の法則」（彼は英国の保険数理士であった）にも記述があるのだが、「老化とは死にやすくなること」という定義が、多くの一般的支持を得はじめたのは、1960年代ころと解釈できる。

　「老化とは死にやすくなること」という定義は、当たり前すぎて拍子抜けしてしまう読者もいるかもしれない。しかし、この単純な定義ですら、すべての生物にあてはまるわけではないということは、実例をあげれば、すぐに理解できるだろう。儚い人生のことを、「カゲロウのよう」と表現するケースがある。カゲロウの幼虫は数年生きるが、羽化して成虫となり交尾産卵まで、数時間から数日で死んでしまう。その理由は簡単で、カゲロウの成虫は口に相当する部分や消化管を一切、もっていないからだ。カゲロウは、成虫になって、産卵後すぐに死ぬことがプログラムされている。あるいは、太平洋のサケでは、一生に一度の産卵の後、血中のコルチコステロイドホルモンの量が急増し、死んでしまう。よって、カゲロウや太平洋のサケは、老化せずに死んでしまう。

　「老化とは死にやすくなること」という定義は、単なる印象や感想ではなく、その後検証がなされた。先駆的老化研究者ストレーラー（B.L. Strehler）博士が、ヒト・ネズミ・ハエの三者においても、「老化することは死にやすくなること」であると報告している（Strehler 1978）[1]。人間の場合、老化の究極として自然死する（つまり天寿を全うする）というのは稀で、多くの人は何らかの病気で

死ぬ（病死する）ことになる。最近なら4大死因として、がん、脳卒中、心筋梗塞、肺炎が知られている。今では、このヒト死因別に観察した科学的な検証もなされている。実は1973年に日本でも、ヒト4大死因がやはり老化とともに増加すると報告されている（村地 1973）[2]。ヒトに関しては、「疾患に罹患する機会、あるいは疾患が死をもたらす確率は年齢とともに対数的に増加する」と言い換えることができると、彼は主張している。これは病死も老化の延長上にあるという興味深い事実を示唆すると考えられる。

1.2　オスラーの洞察

1960年代ころに、「老化とは死にやすくなること」という定義が確立したと述べたが、それよりはるか昔に、ウィリアム・オスラー（W. Osler：1849-1919）という敬虔なクリスチャンとして内科教育の礎を築いたことでも有名なカナダの臨床医がいた。実は彼は、老化を考えるうえで、非常に興味深い言葉をいくつか残している。たとえば、「たいていの人は、剣によるよりも、飲みすぎ、食いすぎによって殺される」である。「老化とは死にやすくなること」に比べれば非常に具体的であり、生活習慣病に苦しむわれわれ現代人の現状を予言するかのようである。老化研究者たちが「老化とは死にやすくなること」と提唱するよりはるか昔に、このような老化に関する深い洞察が、老化研究者ではなく、臨床医によってなされていることは、特筆すべきことである（日野原 1991）。

さらにオスラーは、「ヒトは血管とともに老化する」という有名な言葉も残している。この言葉は、現代に生きるわれわれには非常に理解しやすいが、実はオスラーの過ごした19世紀では感染症が大きな課題であり、血管の病気がヒトの寿命に影響するという考えは、当時の一般の人びとには馴染みが少なかったに違いない。オスラーの洞察がいかに鋭い先見性に富んだものかがうかがえる。もし、そんなオスラーが現代に生きていて老化先進国日本の現状を目のあたりにすれば、「ヒトは血管とともに老化する」という言葉を訂正して、「ヒトは病気とともに老化する」と表現したかもしれない。あるいは彼ならさらに発展させて、「老化とは病気である」と断言したかもしれない。

オスラーが述べた「血管の老化」とは、現代では動脈硬化という言葉に置き換えられる。すべての内臓はその機能を維持するための栄養や酸素補給を、血管から運ばれる血流に依存している。その血管が傷んだり詰まったりしやすくなると、そこを通過する血流は低下し、その結果、下流の内臓は正常な機能を維持できなくなる。具体的には、脳の血流が途絶えれば脳卒中であり、心臓に栄養を送る冠動脈が詰まれば心筋梗塞、という病名になる。これらは先述した現代の3大死因である血管の病気に相当する。血管は内臓ではないが、内臓を養っているのは血管なので、血管の病気は内臓の病気に直結する。オスラーの「血管とともに老いる」とは、血管の老化・血流低下により内臓が老化（機能低下）することを意味する。このように血管が傷んだり、詰まりやすくなったりすることを、総称して、動脈硬化と呼ぶ。

　動脈硬化の血管と、若々しい健康的な血管は、形態学的にもはっきりした違いがある。簡単にいうと、動脈硬化とは、文字どおり血管が硬くなり、しなやかさを失う状態であり、いくつかの検査方法でその違いを視覚化できる。たとえば、市中病院では、超音波検査（エコー検査）機で、体の中のある程度の太さ以上の血管は画像的に可視化できる。内頸動脈（脳へ血流を送るのに重要な、首にある血管）や、腹部大動脈（腹部にある人体で一番太い血管）などである。前者の場合はその内膜が肥厚しているほど、後者の場合は血管の内径が太いほど、動脈硬化が進行していると判断できる。これらエコー上の形態変化の指標は、老化とともに悪化していることが知られている。

　あるいは、脈波速度という別の指標もあり、血管の中を伝わる血流スピードをその流波形から計算できる。やはりこの脈波速度も、若い人と比較すると、高齢者ほど脈波が速く、悪化していることが知られている。血流のスピードが速いと、体にはよいのではないかと、最初は疑問に感じる人もいるが、実は血管の管の固さが、その中を進む液体のスピードに大きく影響する。たとえば、鋼管のような硬い管の中を通過する液体は、しなやかな柔らかい管に比較して、速く伝わる。同様に、動脈硬化が悪化するほど血管が硬くなると、その脈波のスピードは速くなる。これら、頸動脈内膜肥厚（IMT）や脈波速度（PWV）高値という現代の医療指標は、オスラーのいった、ヒトの老化とともに血管が老化している具体例と呼べる（図1.1）。

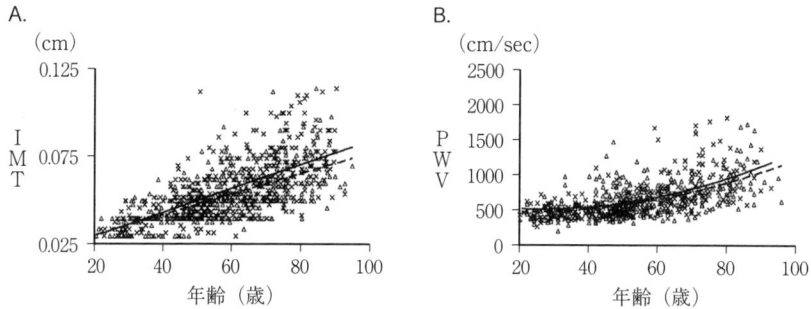

図 1.1　血管の老化とその多様性
動脈硬化の指標として、頸動脈エコーによる内膜肥厚（IMT；A）や脈波速度（PWV；B）の年齢別の違いを示す。いずれも老化とともに、値が悪化する傾向にあるが、高齢者ほどその値のバラつきが大きくなることにも注目
(Nagai Y et al.：Circulation98(15):1504-1509, 1998［4］, Vaitkevicius PV et al.：Circulation 88(4 Pt 1): 1456-1462, 1993［5］より改変)

1.3　老化先進国日本を悩ませる老化の多様性

　オスラーの過ごした19世紀では感染症が大きな課題だったと述べたが、たとえば、終戦直後1947年ころの日本の死因は結核、肺炎、胃腸炎、脳血管疾患の順であり、依然として感染症が大きなウェイトを占めていた。現在の21世紀先進国の4大死因であるがん、心疾患、肺炎（2012年より第3位）、脳血管障害とは、その様相が大きく異なる（図1.2）。この70年間の間に、日本でも栄養や衛生改善が、感染症減少ひいては寿命延長に貢献し、死因プロファイルの変貌をもたらしたと考えられる。

　21世紀のわれわれが今直面しているのは、3大死因の様変わりだけではない。とくに本邦は、将来の高齢化率40.5％（2055年予測、内閣府：平成23年版 高齢社会白書）ともいわれており、「老化先進国」とでも呼ぶべき新時代に突入しつつある。「老化」という生命事象が、疾病構造のみならず、社会・経済全体の構造変革を促しつつある。臨床でも基礎老化研究でも、「老化の多様性」が観察され、年齢（時間軸）だけを基準として「老化」を定義することは、もはや現状に合わない点が問題を複雑化している。「老化の多様性」とは、老化の本質をついた非常に重要な言葉である。文豪トルストイが「幸福な家庭はすべて互

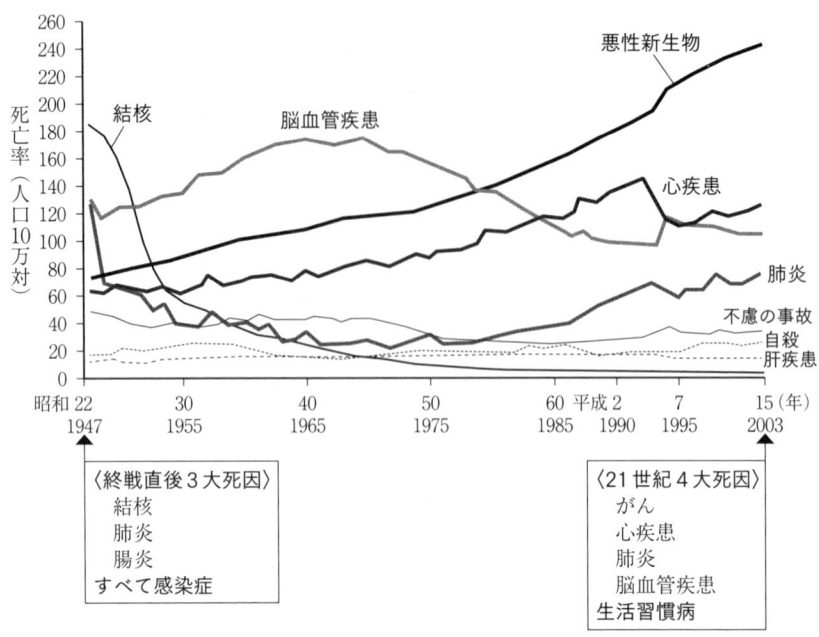

図 1.2　戦後日本での死亡原因の推移
終戦直後である昭和 20 年代前半では、3 大死因は感染症（結核、肺炎、腸炎）であったが、現在では、がん、心疾患、肺炎、脳血管障害などの生活習慣病関連疾患による死因が多数を占める

いに似かよったものであり、不幸な家庭はどこもその不幸のおもむきが異なっているものである」（『アンナ・カレーニナ』〔上〕木村 浩訳、新潮文庫より）という言葉を残しているが、「若年は均一で、高齢者には多彩な老化の形がある」ともいえる。しかしつい最近まで、あるいは今も、われわれ老化研究者や高齢者医療者は「その多様性こそが老化の本質だ」と気づかずに、「老化の多様性」に振り回されている印象がある。

　私が日本を老化先進国と呼ぶ理由は、世界最長寿国であるが故に、そのような老化の本質的かつ最先端の課題である「老化の多様性」に医療や社会として現実に最も早く直面しつつあり、老化問題の最前線にいるからである。たとえば、日本では、寝たきり増加（エイジング総合研究センター 2014）が危惧される一方で、百寿者のさらなる増加（2012 年に 5 万人を突破し現在も増加中。厚生労働

省老健局高齢者支援課資料 平成26年9月12日付）や健康長寿者の増加という、相反するような、高齢者の2極化が観察される。

なぜ日本でのみ、このような「高齢者の多様化」が進むのか。もちろん日本が超長寿国であるという点以外に、欧米では延命のためのPEG（経腸栄養）や輸液等には消極的で、「寝たきり」概念自体に馴染みがなく、寝たきり患者数も非常に少ないという地域的・宗教的背景もある。しかし、「寝たきり」は介護者も必要となり、医療面だけではなく、社会・経済的にも大きな負担となる重要な問題である。実は介護は類人猿にはない、人間に特異的な行為である。介護の証拠は、175万年前の遺跡から発見された、歯周病ですべての歯を失った後も長い間生きた原人（ホモ・エレクトス）の化石より推測される。

最近では、寝たきりの一歩手前「フレイル frail（虚弱）」（一般的によくいうヨボヨボのこと）も注目されつつある。新概念であり、その要件5項目（体重減少、易疲労、筋力低下、歩行スピード低下、身体活動性低下のうち3つ以上を満たすこと）が最近日本でも規定された（日本老年学会2014）。この概念は、2001年のリンダ・フリード（L. Fried）博士の提案とほぼ同一である（Fried et al. 2001）[3]。日本の公的介護保険制度の中で、最重症となる要介護4および5と認定された患者の主な原因の構成割合をみてみると、①「脳血管疾患」が最も多く、②「認知症」、③「骨折・転倒」、④「高齢による衰弱」の順となる（2013年 厚生労働省統計）。しかし「認知症」の場合、身体機能が保たれていても、記銘力障害、失見当識や、行動心理症状のため、認定介護度4以上になることが多々あり、必ずしも「寝たきり」を意味しない。よって現時点では、「脳血管疾患」、「骨折・転倒」、「高齢による衰弱（フレイル）」が、「寝たきり」の主な原因と呼べる。さらに、年齢別に日本の要介護原因を分析すると、65～79歳までは、脳卒中が大きな割合を占める一方で、80～90歳以上のグループでは、脳卒中の割合は激減し、骨折やフレイルが大きな要因としてクローズアップしてくる。最近の研究では、フレイルは、転倒、救急外来受診・入院、施設入所、死亡などのイベントとも相関することが判明している。フレイルの原因は、低栄養、多種の薬剤の内服、心不全、疼痛、貧血、糖尿病、骨粗鬆症、サルコペニアなど多彩であり、その多面性は、「身体的フレイル、精神心理的フレイル、社会的フレイル」と表現され、先述のWHOの健康の定義とよい対照をなす。

現時点でのフレイル予防法として、十分なタンパク摂取、定期的運動、身体活動や認知機能の定期チェック、感染予防、術後リハビリ、内服整理などが提案されているが、新分野であるため明確なエビデンスはない。日本では、このような虚弱高齢者（フレイル）も増加傾向にあり、高齢者のさらなる3極分化（健康長寿者、フレイル、寝たきり）に発展しつつあり、「高齢者の多様性」に悩むまさに老化先進国と呼べる。

　現代の先進国に住むわれわれは、さらに、たとえば血管の病気でもその複雑化・多様化の傾向を目のあたりにしつつある。先述の頸動脈内膜肥厚や脈波速度の年齢別のデータをより注意深く観察すると（図1.1）、あることに気づく。若年者は総じて均一に低い値を示す一方で、高齢者はバラつきが大きくなっている（Nagai et al. 1998 [4], Vaitkevicius PV et al. 1993 [5]）。高齢者の平均値はもちろん、若年者のそれより悪化しているが、高齢者全体の中には、非常に悪い値の人や若年者と同じくらい低値の人が混在している。これこそ、「若年は均一で、高齢（老化）は多様化する」という「老化の多様性」の新たな傍証である。

　最近、遺伝子発現レベルにも、老化の多様性が観察されるという興味深い報告がなされた。マウスの心臓や、マウス胎生線維芽細胞 MEF において、単一細胞由来の mRNA を解析したところ、若年では均一で、高齢群では発現レベルが大きくバラつく mRNA 群が確認された（Bahar et al. 2006）[6]。分子レベルあるいは単一細胞レベルでも、老化の多様性が進行しつつある証拠といえる。

　なぜ若年は均一で、高齢（老化）は多様化するのか？　その深い理解と適切な対応（多様性を生かした医療や社会再構築）が今後最重要となる。そのためには、本書がこれから取り組む、「老化は進化のトレードオフか」という視点が非常に大事である。

1.4　6人の盲人とゾウ

　老化研究の最初の教科書は、アレックス・コンフォート（A. Comfort）の著作 *The Biology of Senescence*（1956）といわれている。先述のように、1960年代当時あるいはそれ以前は、老化の最初の共通定義は「死にやすくなること」であり、それは時間に支配された生物現象と位置づけられていた。しかし、「老

化は死にやすくなること」という定義はもちろん正しいが、老化という現象を説明しているだけで、なぜ老化するのかという原因に関する洞察は含まれていない。1960年代を境に、さまざまな老化仮説が提唱・乱立されはじめたことも考えると、このころから、老化に関する生命科学的考察・検証が始まったといっても、それほど間違いでもなさそうである。

　老化の原因を解明する試みとして、歴史的にいくかの老化仮説が提唱されてきた。最古の老化仮説として、1882年、ドイツの生物学者オーギュスト・ワイスマン（A. Weismann）の提唱した「消耗 wear and tear 仮説」がある。食品（脂肪、砂糖、カフェイン、アルコール）や環境（ニコチンや紫外線）、それ以外に体の酷使などの身体的、精神的ストレスによって、内臓や細胞が損傷・消耗することが老化の原因であるという仮説である。若いうちはそのような損傷・消耗から回復する力があるが、年を取るとその能力が低下し、最終的に老化すると彼は考えた。それから約40年後、レイモンド・パール（R. Pearl）博士が、類似の老化仮説「rate of living 説」を提唱した。その中で、老化とは「発育初期に与えられる"生活物質"を、代謝過程において徐々に消費すること」と述べている。しかし、彼らの用いた"消耗""回復力""生活物質"などの言葉は抽象的で、実証的に何か示されたわけでもない。このころに、メールマン（Möhlmann）博士が「代謝産物 waste product 原因説」(1900) という別の興味深い学説を提唱している。細胞代謝の結果、発生した産物が細胞内に沈着・蓄積されて、細胞の機能が障害とともに老化をきたすという考え方である。しかし彼が老化の原因と考えた異常産物の蓄積という現象もやはり、当時は具体性に乏しかった。

　1960～70年代に入り、現代の老化研究に通じる具体的な老化仮説がさまざまに提唱され、乱立しはじめる。まず最も注目すべきは、異常物質の蓄積である酸化ストレスの蓄積による細胞障害が老化の原因であるという「フリーラジカル free radical 説」をハルマン（D. Harman）が提唱した (1956)。メールマン博士の「代謝産物原因説」で記載された異常産物の具体例として、酸化ストレスが注目されはじめたわけである。酸化ストレスとは別の異常なものの蓄積として、大分子（核酸やタンパク）の架橋反応が機能異常を引き起こし老化に至るという「架橋結合 cross-linking 仮説」もビョルクステン（J. Björksten）により

1962年に提唱されている。ほぼ同時期の1960年、セリエ（H. Selye）が「ストレス仮説」（老化とは生来もつ適応作用を営むエネルギーをストレスにより消耗する過程とする説）を提唱しているが、これはハルマンの「フリーラジカル説」で唱える異常なもの（ストレス）の蓄積と、ワイスマンのいう「消耗」の両方が大事という考えである。

さらに注目すべきは、ヘイフリック（L. Hayflick）の成長限界仮説（1961）が提唱され、細胞老化研究が始まったのも1960年代である。それ以外にも、大分子の中でもとくに遺伝子（核酸、DNA）に注目し、DNAの複製の際に生じるエラーの蓄積で老化するという「誤り error 仮説」（Medvedev 1966）や「体細胞変異 somatic mutation 仮説」（Szilárd 1959）[7]、遺伝子異常により引き起こされる自己抗体産生が原因と考える「自己免疫 auto immune 仮説」（Walford 1962）など、続々と仮説が提唱され、まさに老化仮説花盛りである。

現代に通じる老化仮説のほとんどは、この1960〜70年代に提唱されたともいえ、このように老化研究分野は大変にぎやかになった。一方、老化の定義の進展をみてみると、1980年代、ストレーラーが、老化現象の満たすべき4条件を提唱している。すなわち、①有害性（機能衰退）、②進行性、③内因性、④普遍性、である。少し科学的な表現になったかもしれないが、ストレーラーと同世代のフロキス（V.V. Frolkis）は、もう少し詳しい表現で、「agingは生物の適応能力を制限し、死の可能性を増大し、寿命を縮め、年齢病理を加速する、自然に発達する生物学的プロセスである」（1982）と述べている。驚いたことに結局、1980年代になっても、コンフォートの「老化とは死にやすくなること」という定義から、基本的にはほとんど進歩がなかったことになる。

そんな老化研究の状況を揶揄して、「6人の盲人とゾウ」という言葉も存在する（図1.3）。6人の盲人がそれぞれゾウを触って、耳を触った人は、「ゾウとは耳が大きい動物です」と説明する一方で、足に触れた人は、「ゾウとは足が太い生き物です」と描写する。それぞれ個別に、ゾウの部分部分を説明し、すべて真実ではあるのだが、いつまでたってもゾウの全体像が把握されないという皮肉である。残念ながら、基礎老化研究の歴史においては、さまざまな老化仮説（酸化ストレス、カロリー制限など）が乱立し、老化の複雑さのみが強調される一方で、その包括的理解への貢献は少なかったのかもしれない。

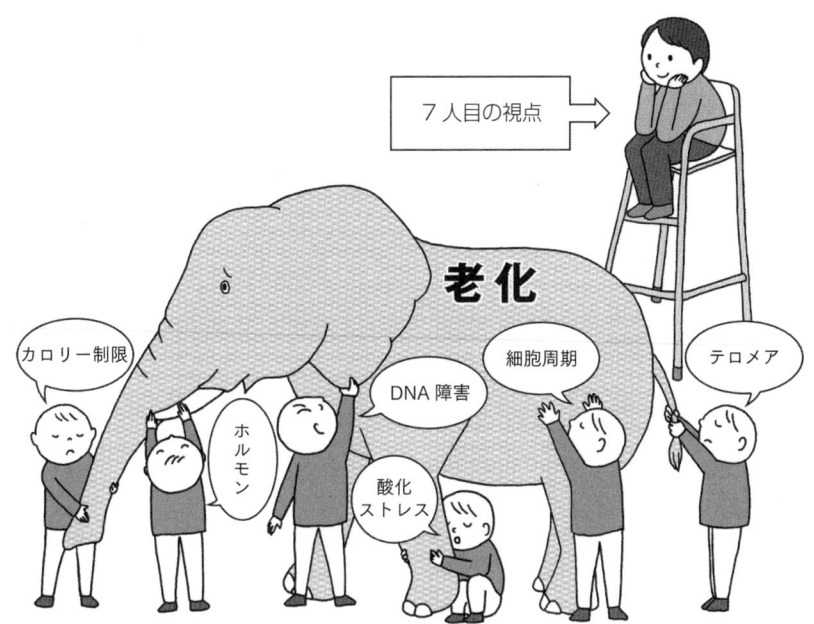

図 1.3 「6 人の盲人と象」と 7 人目の視点
　　　さまざまな仮説が乱立し包括的な理解が難しい老化研究の様子は、インドの逸話「6 人の盲人と象」にたとえられることもある。今後の老化研究では、「老化」という巨大ゾウを理解するために、7 人目の視点が大事になる

　しかし、「6 人の盲人とゾウ」という言葉こそ、「老化の多様性」を的確に表現していると解釈することも可能である。今後は、「7 人目」として別の視点からの観察者が出現し、6 人の意見をまとめあげることが、「老化」という巨大なゾウの全体像を把握するためには、重要と考えられる。

1.5　7 人目の視点

　「老化の多様性」を反映した「6 人の盲人とゾウ」のジレンマを解決する 7 人目の視点として、老化を包括的に理解するために、数多くの老化仮説を大まかに分類する試みがなされている。内因説（個体や細胞の内部に原因があるとする説）と外因説（外部に原因がある）に分けたり、プログラム説と非プログラム説

老化先進国日本の直面する老化の多様性　｜　011

に分類する考え方もある。ここで批判を恐れずに、個人的見解として、もうひとつの7人目の視点を提唱する。それは、老化の2大原因を①異常なもの（有害なもの）が蓄積するか、②必要なもの（正常なもの）が欠乏・消耗するか、あるいはその両方であると分類しなおす考え方である。

　古典的老化仮説の中では、代謝産物原因仮説で提唱される代謝産物の蓄積は、前者の「異常なものの蓄積」に分類されると思われる。たとえば、1934年にはすでに、マッケイ（C.M. McCay）らにより、80％カロリー制限により、ネズミではオスもメスも寿命が20％延長することが報告され（McCay and Crowell 1934）[8]、後に「カロリー制限仮説」と呼ばれるようになる。この場合は、カロリー過剰が、前者の「異常なものの蓄積」に相当すると考えることも可能である。異常蓄積物の代表のひとつとして、漠然と「ストレス」が老化の原因とも考えられたが、ストレスという言葉は抽象的で実態がはっきりしない。ストレス仮説（ストレスの蓄積が老化の原因）を源流として登場したのが、1956年にハルマンにより提唱された「酸化ストレス仮説」である。フリーラジカル（遊離基。不対電子をもつ原子あるいは分子のこと）は、その不安定性により核酸、タンパク質や脂質と反応しやすいために、それらを傷害すると考えられており、生じた損傷を総称して酸化ストレスと呼ぶ。当初、ハルマンは外来性の酸化ストレスによって老化が促進されることを想定していたが、後にさまざまな生体内反応で内因性にフリーラジカルが形成されることが判明し、現在に至るまで有力な老化仮説のひとつとなっている。「異常なものの蓄積」例として、「酸化ストレス」が注目される理由である。DNA障害も、老化の原因となりうる異常蓄積物の候補のひとつだ。さまざまな環境因子（紫外線や化学物質、汚染物質、抗がん剤など）により、DNAに障害が蓄積し、細胞が老化することはよく知られている。後述するように、ヒトの老化が進む病気にも、DNA障害蓄積が原因であるものが知られている。タンパク質の品質管理を、タンパク質恒常性proteostasisと呼ぶが、老化とともにその恒常性が破綻し、劣化したタンパク質が蓄積することも知られている。

　一方、ワイスマンの「消耗仮説」やパールの「rate of living仮説」は後者の「正常なものの欠乏」に相当する。老化とともに欠乏する正常なものの具体的代表例として、ホルモンやある種の生体物質がある。たとえば、ヒトの女性で

は、閉経というイベントがあり、40歳をピークに女性ホルモンが急速に体内から枯渇していく。あるいは、コエンザイム Q_{10} というミトコンドリアで重要な働きをする物質は、男女で老化とともに減少し、とくに筋肉や心臓では半分以下に減っていく。これら老化とともに減少する生体物質が実際に存在することは証明されている。しかし、それが老化の原因か結果かというのは、実は科学的証明の難しい課題である。欠乏したものを補充して老化の諸問題が解決すれば、老化の原因と断言できるが、ホルモンやコエンザイム Q_{10} 補充による老化予防のヒトでのエビデンスはほとんどない。たとえば、筋肉補充にもホルモンが有効だが、その副作用が甚大（主には心臓疾患や突然死）であり、ドーピングという名前で禁止されていることは周知の事実である。さらに実験動物モデルでは欠乏物質の補充（ホルモンやコエンザイム Q_{10}）により、むしろ早死するという報告もある。現状では、補充により老化抑制効果が科学的に確認できた典型例は、テロメア（細胞分裂ごとに短縮してしまう染色体末端 DNA 構造のことで、老化時計とも呼ばれる）であろう。しかし後述するように（第4章）、テロメアと老化の関係も、単純ではない。

第2章

臓器老化
―― 正常の欠乏か、異常の蓄積か

　第1章で「老化とは病気になりやすくなること」と述べたが、内臓によって、老化パターンもさまざまであることがわかっている。加齢とともに多くの内臓は、硬化・変形・萎縮・線維化などさまざまな形態変化を起こす。それと同時並行に、内臓の機能は低下するので、それらを総称して臓器老化と呼ぶ。実は臓器老化も、大きく分けて、「異常なものの蓄積」パターンか、「正常なものの欠乏」パターンに分類できると考えられる。この章では、具体的にさまざまな臓器を取り上げて、考察してみる。

2.1 「老化とともに血管は硬くなる」

　まず、オスラー（W. Osler）の「ヒトは血管とともに老化する」という言葉にならい、血管から考えてみる。血管は、心臓から全身に酸素と栄養に富んだ血液を送る通り道であり、心臓と血管を併せて、循環系と呼ぶ。しかし実はすべての生物が、循環系を備えているわけではない。体の構造を比較すると、たとえば線虫（線形動物）では、消化管はあっても酸素や栄養分は拡散で体内に広がるだけで、循環系や呼吸系は備わっていない。一方、少し大きなミミズ（環形動物）では、単純だが循環系をもち、節足動物、軟体動物ではさらに原始的な呼吸系も出現している。そして脊椎動物では、十分に発達した循環系、呼吸系を備えるという具合に、血管を含めた循環系も進化してきた。第3章で後述するように、循環系を発達させることは、進化の過程で体を大型化するためには必須だったと思われる。このような血管が若々しいしなやかさを失い、老化して硬くなることを、文字どおり動脈硬化と呼ぶ。この動脈硬化に関しては、

いくつかの「異常な物質」が何十年とかけてゆっくり蓄積することが原因であると判明している。

　米国の病理学者ラッセル・ロス（R. Ross）博士が、最初に動脈硬化の傷害反応仮説を提唱して以来（Ross, Glomset 1976）[1]、動脈硬化の形成の病理学的プロセスは、徐々に明らかとなってきた。まず、動脈硬化の初期段階は、血管内壁に脂肪斑と呼ばれる脂肪の沈着から起こることが観察された。「悪玉」と呼ばれるLDLコレステロールの修飾型が、血液内のマクロファージにより貪食され、その貪食したマクロファージが泡沫細胞に変化し、血管壁まで移動することにより、最終的に血管壁に過剰な脂肪が集積すると判明した。よって修飾された悪玉LDLコレステロールが、「異常なものの蓄積」であることは間違いない。集積しはじめた異常な脂肪は、血管壁で平滑筋増殖、局所的炎症（慢性炎症とも呼ぶ。第9章参照）などを引き起こし、さらにプラークという血管壁病変へと発展していく。このような病的変化が、10〜20年あるいはそれ以上かけてゆっくり進行し、血管を傷めつけていき、その最終結果が動脈硬化という病態である。よって、動脈硬化において、血液中のLDLが高値を示す高コレステロール血症はもちろん、動脈硬化の大きな原因のひとつである。

　LDLだけではなく、血管壁の構成細胞のひとつである血管平滑筋細胞の異常増殖や、血管壁での慢性炎症、局所的酸化ストレス蓄積などの「異常なものの蓄積」が次々に発生すると、血管の内腔の内面を覆う血管内皮細胞の正常機能も低下する。よって、高コレステロール血症だけではなく、血管内皮細胞の傷害に関与する因子、糖尿病、高血圧、肥満その他の多くの生活習慣病や生活習慣（飲酒、タバコ、運動不足など）も、動脈硬化を悪化させる疫学的因子として知られている。

　動脈硬化は、「異常なものの蓄積」以外に、「正常なものの欠乏」でも起こりうる。たとえば、上述した血管内皮細胞の正常機能低下は、血管内皮細胞の老化と考えられており、大きな意味で「正常のものの喪失」と呼べる。コレステロールには、「善玉」HDLコレステロールも知られており、LDLを下げる効果があるといわれている。HDLは血中から過剰の脂質を取り除き、肝臓まで運搬して廃棄する役割を担うため善玉であり、これが低値を示すと、動脈硬化は悪化すると考えられる。しかし、必ずしも逆は真ではない。HDL値が高い

人でも動脈硬化になりやすいという報告も散見される。また最近、HDL 上昇薬が動脈硬化治療の切り札として開発されたが、副作用などいくつかの理由により、販売中止となってしまった（Barter et al. 2007）[2]。HDL は、適度な運動などで上昇するが、飲酒によっても上昇する。よって、HDL のみを改善するだけで、動脈硬化が改善すると科学的に証明するのは非常に難しいのが現状である。

　一方で、悪玉 LDL に関しては、LDL を低下させると動脈硬化を改善するという報告は多数あり、その一般的治療薬はスタチンと呼ばれている。スタチンには、「20 世紀のペニシリン」という別名もあり、動脈硬化改善効果により、人類の健康に大きく貢献したといわれている。ある意味、20 世紀は血管の時代だったといえるかもしれない。

　さてここで、もう一度オスラーの「ヒトは血管とともに老いる」という言葉を考えてみる。上述したように、動脈硬化は多くの生活習慣病（高コレステロール血症、糖尿病、高血圧、肥満など）や悪い生活習慣（飲酒、タバコ、運動不足など）の年来の蓄積により形成されると考えられる（ドミノ効果とも呼ばれる）。これら生活習慣病は高齢者に多いこともよく知られている。よって、高齢者になるほど動脈硬化が増えるのは当然ではないか、それは老化とは関係ないのではないか、という反論も考えうる。つまり、老化そのものが単独で動脈硬化を惹起できるかどうかが焦点となる。このような疑問に対する検証として、動物実験などで老化すると動脈硬化しやすいという報告がなされている。たとえば、若いサルと年老いたサルに、同様の高カロリー食を摂取させる（生活習慣を悪化させる）と、年老いたサルのでは、若いサルに比較して動脈硬化面積が 10 倍以上大きくなる（つまり動脈硬化になりやすい）ことが知られている（Clarkson 1998）[3]。ネズミでも同様の実験結果が報告されており、ヒトでも加齢（老化そのもの）が動脈硬化の独立危険因子であることは疫学的に証明されている。

2.2　血管だけではなく、内臓も硬くなる

　老化とともに、血管以外にも、いくつかの内臓で硬くなる変化が知られている。その原因のひとつは、「線維化」と呼ばれる「異常なものの蓄積」である。

体の中で、各内臓はそれぞれ個別の仕事に特化して役割を担うため、高度に分化した細胞により構成されている。各内臓の役割を担う細胞を、実質細胞と呼ぶ（心臓は心筋細胞、肝臓は肝細胞、脳は神経細胞など）。しかしその内臓の形や強度を維持するためには、実質細胞以外の部分（間質と呼ぶ）も非常に重要であり、間質細胞と呼ばれる細胞で埋められている。実質細胞は内臓ごとに大きく異なるが、間質細胞は多少の違いはあるにせよ、どの内臓でも共通して主には線維芽細胞から成り立っている。たとえば、体中に血液を送るポンプの働きをする心臓は筋肉の塊で100%心筋細胞からできていると想像しがちだが、実は、実質と間質（線維芽細胞）がフィフティ・フィフティくらいで成り立っている。間質細胞も通常の内臓形態維持に必要だからだ。しかしながら、個体老化とともに、この間質細胞である線維芽細胞の増殖とそれらによるコラーゲン産生の結果、内臓そのもののしなやかさが損なわれ、硬くなる（臓器硬化と呼ぶ）。その原因（虚血、老化、炎症など）が何であれ、病的な線維化で置き換わった部分は、残念ながら実質細胞がもう復活しないので、内臓全体としての機能は低下してしまう。

　たとえば、心臓も老化により、臓器線維化が観察される。硬くなった心臓は、ポンプとしてのしなやかさが徐々に失われることが、心臓エコーなどでも確認できる。それ以外にも、心臓の重量の増加、心筋細胞の肥大化、心筋細胞数の減少、弁の肥厚・硬化・変形、リポフスチンの沈着（老化細胞の特色のひとつである、細胞封入体の一種）などの形態変化が加齢とともに起こり、心臓の機能が低下し、最終的に心不全という状態に至る。心不全の発症頻度は60歳ころより増加し、その患者の多数は70歳以上であり、個体老化と連関する。

　線維化は、心臓以外にも、肝臓、腎臓などの実質臓器で観察され、内臓が硬くなった状態を示す。肝臓では、慢性肝炎という何年も続く慢性炎症状態から肝硬変（肝臓が硬くなった状態）へと病態が進行する際に線維化が進むことが知られている。肝硬変は、アルコール性や肝炎ウイルス性が有名だが、非アルコール性非ウイルス性の肝障害でも観察され、加齢とともに線維化が進むことも知られている。腎硬化症（腎臓が硬くなった状態）は、長年高血圧を患った患者で一般的に観察されるが、一部高齢者でも観察される。

　肺臓でも線維化が観察されるが、その原因は大きく二つに分類される。自己

免疫疾患に付随して発症する間質性肺炎という病態と、特発性肺線維症 idiopathic pulmonary fibrosis（IPF）という病態である。前者では、他の膠原病同様、ステロイドや免疫抑制剤が治療法として有効であり、若年でもみられる。しかし、後者では、ステロイドなど免疫抑制剤はほぼ無効であるうえ、高齢者に多く発症し、明らかに老化との連関が指摘されている。いずれにしろ、肺の線維化が進むと、肺が硬くなり、呼吸困難の症状が徐々に出現する。IPF患者は、発症からの平均生存期間は3年から数年で、予後不良な疾患である。

　内臓線維化がなぜ起こるのかについては、内臓ごとの背景や構成要因も加味して考えるべきで、簡単には説明がつかない。たとえば、長年の高血圧を患っている患者は、あるホルモンが持続的に活性化していることが知られている。その中に、レニン・アンジオテンシンというホルモンがあり、これらの血中濃度が高い高レニン・アンジオテンシン血症状態が、心臓や肝臓などの内臓の線維化を促進することが知られている。

　経年変化として徐々に線維化が進むケース以外に、局所的な線維化も知られている。脳梗塞や心筋梗塞により、内臓の血流が局所的に低下し（虚血状態）、その虚血に曝された局所は実質細胞が死滅し脱落してしまう。放置するとその部分だけ内臓に穴が開いてしまうので、応急処置として、実質が脱落した部分で線維芽細胞が増殖し、線維化組織として穴埋めする現象が確認されている。

　線維化・硬化は、単なる内臓の変形・機能低下をもたらすだけではなく、付加的に負の作用も引き起こす。線維化した部分は、心臓なら不整脈、脳ではてんかん発作、肝臓なら肝がんの発生を誘発すると考えられている。

　以上のように、線維化という異常なものの蓄積が、内臓の老化の重要な側面のひとつであることは間違いない。

2.3　内臓がスカスカになる

　内臓硬化以外に、老化とともに、内臓が萎縮するケースがあることも知られている。臓器萎縮とは、実質細胞の脱落や縮小化に間質増生をともなわないため、内臓のサイズが小さくなったり、スカスカになる状態である。たとえば、ヒトには胸腺という免疫細胞の教育を司る内臓が心臓の近くにある。ここでは、

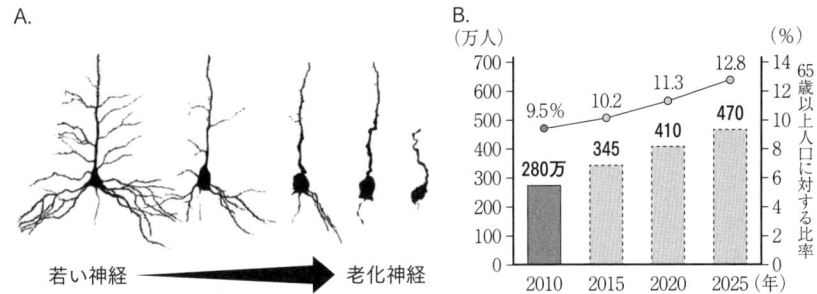

図 2.1　神経細胞の老化とアルツハイマー病患者の増加
　　　　A：ヒト大脳皮質ニューロンの老化の様子。老化とともに樹状突起は縮み、失わ
　　　　　　れる　　　　　　　（Scheibel ME et al.：Exp Neurol 47(3): 392-403, 1975［4］より改変）
　　　　B：今後の日本における高齢者認知症（日常生活自立度Ⅱ以上）推移の予測
　　　　　　　　　　　　　　　　　　　　　　　　　　　　　　　（厚生労働省の資料より）

　幼少期に免疫細胞の教育が行われるといわれており、10歳くらいまでに、自己・非自己の認識という免疫の確立が行われる。免疫が確立し、成人になるとともに、役目を終えた胸腺は退縮して消えていく運命にある。胸腺の萎縮は、10歳前後と非常に早い段階であり、老化というよりは、発生プログラムの一部と呼べる。

　老化とともに萎縮する内臓の一例に、脳がある。終末分化した神経細胞はほとんど細胞分裂できない。最近、神経でも、後述する幹細胞の存在が確認されたが、それは例外的で、ほとんどの神経細胞は増殖できないため、神経は再生能力に非常に乏しい組織といえる。そのような脳組織では加齢とともに、神経細胞数が徐々に減少し、脳全体が萎縮もしくは脳室が拡大するようになる。ヒトやネズミの神経細胞一つひとつを観察しても、若い神経細胞では、樹状突起を張り巡らし、枝葉や根を張り巡らす若々しい樹木のようだが、老化した神経細胞では、老木が枯れていくように、樹状突起も徐々に消失して、細胞の大きさそのものも小さくなる（Scheibel et al. 1975）［4］（図2.1）。さらに、老化細胞の特徴のひとつと呼ばれる、リポフスチン沈着も観察され、神経機能低下が、形態的にもうかがえる。個々の神経細胞の若々しい樹状突起の維持や、細胞機能の維持に必要な因子として、神経栄養因子（ニューロトロフィン；NTと略す）が知られており、NGF（nerve growth factor；神経成長因子）、BDNF（brain derived neurotrophic factor；脳由来神経栄養因子）、NT-3、NT-4 などが含まれる（Hotta et al. 2009）[5]。これらの液性因子が老化とともに低下し、正常な神経が維持できなくなる一因となる。このように神経の老化では、いくつかの正常なものの欠乏が観察できる。

　一方、高齢者に多い中枢性疾患のひとつに、アルツハイマー病がある。日本では、アルツハイマー病や認知症になる可能性がある軽度認知障害（MCI）を含めると高齢者の4人に1人の割合になると予測され（厚生労働省研究班〔代表者・朝田 隆筑波大教授〕2013）、老化先進国日本の重要な問題といえる。アルツハイマー病の脳では、記憶を司る海馬や大脳皮質の一部などの脳の局所的萎縮が観察され、その原因は、アミロイドβやタウといった異常なものの蓄積が原因である。注意すべきは、生理的な神経老化では、このアミロイドβやタウの蓄積ではなく、先述のリポフスチンの蓄積が主流である。つまり、アルツハイマー病では、通常の加齢的変化とは別の老化現象が脳で起こっていると考えられる。この点は、いまだ謎が多い。

　脳とは別に、肺も、加齢とともに内部がスカスカになる内臓のひとつである。肺がスカスカになることを、慢性閉塞性肺疾患（COPD）という病名で呼ぶ。この病気は喫煙が大きな原因だが、加齢によってもその病態が進展することが知られている。CT撮影検査などで肺の断面図を見ると、正常な肺の内部では細かい網目構造が観察される。これは、肺の正常な内部が、ブドウの房の連続のようになっており、房は、肺胞という最小単位が集まることで、肺全体を形成しているからである。ところが、COPDの患者では、CTで見るとこの網目構造が消失している。肺胞間の隔壁が破壊とともに消失し、各肺胞が融合するような形になり、ブドウの房構造が壊れてしまっている。このように肺も老化とともに、正常な内部構造を失い、スカスカになっていく。COPDは寝たきり原因の第9位でもあり、高齢者疾患の重要な問題でもある。

　さらに消化管の中で、高齢者で最も多くみられる胃の病気は、萎縮性胃炎である。通常、胃はさまざまな酵素を分泌することにより、体内の食物を消化する場所である。萎縮性胃炎では胃の粘膜における慢性炎症により、これら分泌細胞が減少し、線維組織に置き換わる現象である。線維化という「異常なものの蓄積」と、萎縮という「正常なものの欠乏」のパターンが混在した老化とい

える。線維化した部分は、もう元に戻らない。萎縮性胃炎が難治性と呼ばれる所以である。

　上記のように、成熟以降の個体での老化による臓器萎縮は、大きな意味で、「正常なものが欠乏」していくパターンと考えられる。

2.4　正常の欠乏──ホルモン

　精巣や卵巣という生殖器も、性成熟期を終えると、加齢とともに萎縮していく。ヒトの老化による性機能低下の最も劇的なイベントは閉経であろう。

　女性は成熟期より、卵巣から卵胞の成熟と排卵を約1カ月サイクルで行い（月経と呼ぶ）、その間に受精すれば、妊娠することになる。しかし、卵胞の数は、胎児のころに決定し（約200万個）、それ以降は新しくつくられることはないので、年齢とともに卵胞数は低下し、女性ホルモンも形成されなくなるため、月経が止まってしまう。これを閉経と呼ぶ。よって、人間では、老化の原因は、このホルモン減少ではないかという議論もある。確かに、ヒト女性においては、女性ホルモンがなくなる閉経という現象のあとに、さまざまな体の変化（骨粗鬆症や高脂血症）などが始まることが知られており、これらを老化の先駆けととらえることも可能である。女性ホルモン以外にも、40歳をピークに急速に分泌が減っていくホルモンは、成長ホルモン、IGF-1（成長ホルモンの下流のホルモン）、DHEAが知られている。これらホルモンの低下は男女共通した現象であり、老化における「正常なものの欠乏」パターンの代表例である。正常ホルモンが減少することにより引き起こされるさまざまな症状を、更年期障害と呼ぶ。

　ヒトでは、女性ホルモンを含めたこれらのホルモン減少は、老化現象のひとつと考えられるが、老化の原因かどうかは、断定が難しい。ホルモン減少が老化の原因であると仮定するならば、ホルモン補充すれば、ヒトの寿命が延長できると期待された時期もあった（1990年代ころ）。当時は科学的根拠として観察研究があり、長生きする人や、血管の病気が少ない人はホルモンの値も高いことがいくつか報告されていた。よって、ホルモン崇拝の時代といっても過言ではなかった。米国では、1995年はDHEA元年と呼ばれたように、一般の人が

自発的にホルモン補充を行う傾向があった。

　ところが2000年代以降、それらホルモン補充に関する科学的検証がなされた。その結果は意外なものであった。まず、ホルモン補充の筆頭である女性ホルモンに関して、2002年Women's Health Initiative (WHI) 研究が行われたが、負の効果（心筋梗塞や脳卒中増加）を認めるという意外な顛末により、この研究自体が中止となってしまった (Rossouw et al. 2002) [6]。成長ホルモン補充療法においても、これまでの結果のメタ解析で、やはり副作用が多すぎるので、健康効果は期待できないという残念なレポートがなされた (Liu et al. 2007) [7]。最後に、DHEAに関してもヒトで、2年間投与し、コントロールと比較する介入試験において、やはり期待されたような健康効果はないことが確認された (Nair et al. 2006) [8]。

　このようにホルモン補充による老化予防効果は期待はずれに終わってしまった。ヒトにおける閉経が老化現象としてよく知られていることは事実だが、それにともなうホルモン減少が老化の原因なのか、結果なのか、その証明は現状では非常に難しい。

2.5　内臓以外もスカスカになる

　骨の病気である骨粗鬆症も、「正常なものが欠乏」していく老化の典型例である。骨の内部は、骨の柱（骨梁と呼ぶ）が網目のように走っていて、これが内部を支えている。ところが、加齢とともに、徐徐にこの骨の柱が減っていき、骨の内部がスカスカになる。このように、骨の内部の正常なものが減少していき、骨折しやすくなる状態を、骨粗鬆症と呼ぶ。骨粗鬆症による骨折は、日本の女性の寝たきり原因の第1位であり、高齢者にとって重要な問題である。

　骨粗鬆症になる原因は、いくつかあり、高齢、女性、家族歴、やせ、カルシウムの低摂取、運動不足、ステロイド使用などが知られている。一方、骨を強くするのは重力であることが知られている。無重力状態になると、骨はスカスカになってしまう。寝たきり状態も半無重力に近いので、骨粗鬆症が進行しやすい。無重力では、筋肉も萎縮する（無重力状態では、他の臓器老化も加速するのかどうかは、興味深いテーマである）。生活習慣の飲酒や喫煙も、骨粗鬆症を悪化

させると考えられている。なかでも、骨粗鬆症の大きな原因のひとつがホルモンである。女性においては、閉経というイベントとともに女性ホルモンが体内からなくなると、骨がスカスカになる変化が起こってくる。よって女性では、女性ホルモン低下とともに骨粗鬆症が始まり、70歳以上の女性の実に2人に1人はこの病気になるといわれているので、女性老化の代表的な病気といえる。

骨と同様、筋肉も老化とともにスカスカになる。「老化は足からやってくる」という通俗的な言葉があるが、「ヨボヨボ」「トボトボ」というのは、虚弱高齢者（フレイル）の歩く姿を連想させる。実際、壮年者（36～59歳）の平均歩行速度1.35m/sに対して、高齢者（60～74歳）は1.27m/s、75歳以上のグループは1.03m/sと、それぞれ6％、24％の速度低下がみられる（溝端 1990）[9]。もう少しわかりやすく説明すると、75歳以上では50％の人は、青信号のうちに道路を渡りきることができないという試算になる。また握力も50歳を境に、徐々に低下することが知られている。このような歩行速度や握力の低下の大きな原因のひとつが、サルコペニア（筋肉減少）である。骨だけではなく、加齢とともに筋量も30％近く低下する。筋肉は、老化とともに個々の筋肉細胞がサイズ縮小することで、筋肉全体が萎縮し、サルコペニアと呼ばれる病態へと進展する。骨粗鬆症と大きく異なり、サルコペニアにはあまり男女差がなく、ほぼ同じように低下していく傾向にある。

サルコペニアは、1989年ローゼンバーグ（I.H. Rosenberg）により、「加齢による筋肉量減少」として最初に提唱された（Rosenberg 1989）[10]。ヨーロッパやアジアのサルコペニアに関する学会の定義では、歩行速度や握力の低下した人に対して、筋量測定を行い確定診断をするとなっている。サルコペニアは、易転倒性・骨折を含め、移動能力の低下、ADL低下、死亡、糖尿病、心不全、腎不全などと相関すると報告されている（Rolland et al. 2008 [11], Topinkova 2008 [12], Janssen et al. 2004 [13]）。より詳細な調査では、筋肉が10％減ると免疫力が低下し、20％低下すると創傷治癒が遅延、感染リスクが上昇し、30％低下すると褥瘡、肺炎のリスクが亢進し、40％低下では死亡のリスクが高まるといわれている（Demling 2009）[14]。さらにサルコペニアの高齢者では、外出なども減ることから、自立性が低下する点も大きな問題である。サルコペニアは、75歳以上の高齢者で、急激に増加する傾向にあり、フレイル患者とよく似た

年齢構成を示す。実際、フレイルの最大の身体的原因は、サルコペニアであると考えられている。

　サルコペニアは、加齢以外に、低タンパク食、低ビタミンD、運動習慣の低下などが助長すると考えられており、それら生活習慣を改善すれば、ある程度、予防できるのではないかという研究が進んでいる。

第3章

人類進化上、最大のイベント
──2足歩行

3.1 人類の進化と緩やかな寿命延長

　現代社会で女性の寝たきりの原因第1位は、下肢の大腿骨頸部骨折であり、寝たきりの前段階であるフレイルの重要な原因にも、下肢筋力低下がある（第1章参照）。筋肉や骨の老化が、なぜヒトにおいて、より深刻な老化の問題となりうるのであろうか。実は、人類が2足歩行動物に進化したことにより、他の動物に比べ、足の重要性が飛躍的に高まったことが、一因とはいえないだろうか。

　現存の尾なしザルが時々短時間見せる2足歩行は、よろめくような不安定な足取りである一方、ヒトの2足歩行は大股で長時間可能な安定したものであり、対照的である。進化的にサルとヒトの間で解剖学的変化を分析すると、ヒトでは、①前肢に比べ後肢が長くなる一方、骨盤が短く広がり、②腰部の筋肉（大殿筋による伸筋機能）と足が変化し、③腰部脊柱の前弯と腸骨の前方回転により体重の推進が直接大腿骨に伝わる、などの明確な差があり、ヒトの安定した2足歩行を可能にしたと考えられる。

　現在のわれわれヒトは、霊長類ヒト科、ヒト族、ヒト属の「ホモ・サピエンス」に属する。ヒト科には、尾なしザルであるオランウータンやゴリラ、チンパンジーも含まれ、ヒト族はチンパンジー亜族とヒト亜族に分かれる。

　人類最古の化石は、700万～600万年前にアフリカ中部に生息していたといわれる「サヘラントロプス属」サヘラントロプス・チャデンシスのものであるが、2足歩行していたかどうか確定していない。次に約610万～580万年前にケニア周辺に生息していた「オロリン属」オロリン・トゥゲネンシスがおり、

2足歩行していた可能性があるが、議論が分かれる。サヘラントロプス・チャデンシスやオロリン・トゥゲネンシスは、得られた情報が限定的であり、不明な部分も多いが、人類の祖先がサルから進化したと断定できるのは、600万年ほど前に、アフリカで2足歩行を始めた「猿人」からであるといわれている。サルの平均寿命は20年ほどであり、進化した直後の猿人「アルディピテクス属」アルディピテクス・ラミドゥス（ラミドゥス猿人とも呼ぶ。約580万〜440万年前、アフリカのエチオピアに生息していたとされる。1994年、東京大学、カリフォルニア大学などにより発見報告）の寿命も、サルのそれとさほど違いがなかったであろう。アルディピテクス属より後の猿人として知られる「アウストラロピテクス属」（約400万〜200万年前、見つかった場所や時代から、アファレンシス、アフリカヌス、ガルヒなどに分類される）の平均寿命も、やはり20歳前後であったろうと推測されている（森 望「寿命の進化史と遺伝子」より）。その後、今のわれわれに通じる新たな「ホモ属」ホモ・ハビリスが誕生し、約200万年前には、「原人」ホモ・エレクトス（北京原人やジャワ原人）が出現した。さらに約60万年前に、原人のグループの一部から、「旧人」ホモ・ネアンデルターレンシス（ネアンデルタール人）が誕生する。そして約20万年前に、現代のわれわれ人類と同じ「新人」ホモ・サピエンスがアフリカに出現した（図3.1）。このように、人類は約600万年かけてサルから徐々に進化するわけであるが、旧石器時代（アウストラロピテクス最後期の種であるガルヒやホモ・ハビリスが出現した200万年前から紀元前8000〜紀元前6000年くらいまで）ですら、人類の平均寿命は20〜30歳程度と推測されており、寿命の延長効果はまだみられていない。英国の記録をみると、1541年ころの平均寿命が33.7歳、1781年ころは34.7歳とある。1500年以降ですら200年の間に、1歳しか寿命延長していないことになる。

ところで、今から100年ほど前の、1900年ころの先進国（米国やスウェーデン）の平均寿命は45〜50歳である（同時期の英国は43歳）。サルの寿命約20年と比較して単純に計算すると、人類はサルから進化し近代までの600万年の過程で、徐々に寿命を延ばし、最終的に20〜25歳程度の寿命延長に成功したといえる。

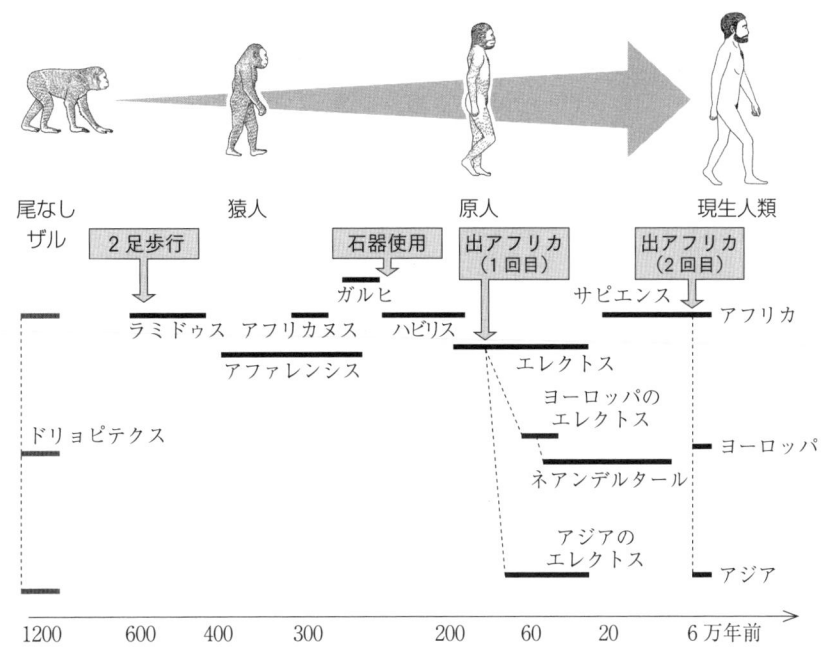

図3.1 人類の進化と出アフリカ
1200万〜3000万年前、尾なしザル（チンパンジーやゴリラなど）とヒトの共通祖先と呼ばれるドリョピテクスは、広く地球上に存在したが、人類の始祖猿人は約600万年前、アフリカの大地で2足歩行を始めた。その後、原人（ホモ・エレクトス）が出現し、世界中に広がる（1回目の出アフリカ）が、最終的にアフリカに出現した新人ホモ・サピエンスが、約6万年前、出アフリカ（2回目）し、現在に至ると考えられる

3.2 人類が2足歩行により獲得した多くの利点

　アウストラロピテクスがすでに安定した2足歩行をしていた証拠は、北タンザニアのラトリエ川床の化石として残っている。360万〜375万年前と推測される足跡の化石であり、大きな足指をもつ左右の足を正しく大股で下ろした2足歩行の足取りが、2人の個人として残されている。その横には、小さな第3の個体が少しゆれ動きながら歩行して従っており、手をつないでいることが示唆されている。アウストラロピテクスがすでに熟練した2足歩行を獲得し、同

時にリーダーとそれに従うという人間関係が存在したことを推測させる。

　では、2足歩行を獲得したことにより、人類はどのような恩恵をこうむったのであろうか。さまざまな説がある。道具を運ぶため、草原で肉食動物を早く発見するため、体を大きく見せるため、長距離を効率よく移動するため、日光に当たる面積を減らすため、水中を歩くため、などなど。

　まず最初に強調すべきは、個体のサイズの巨大化(体重増加)である。一般に、寿命は体の大きさと相関することが知られている（図3.2）。違う種の動物の間でも、同種の個体の間でも、食べ物の奪いあい、メスの争奪戦、外敵から身を守るなどのさまざまな生存競争において、大型なほうが有利な点が多いからだ。これは、「コープ（E.D. Cope）の法則」と呼ばれている（ただし、ある特定の環境においては、小型の動物のほうが隠れやすく、多彩な棲息環境に適応しやすいという利点があるともいわれている。たとえば、恐竜時代に出現した哺乳類にとっては、体が小さいほうが有利であったに違いない）。人類の平均体重も、猿人アウストラロピテクスは20〜55kg、ホモ・ハビリスが35kg、原人類ホモ・エレクトスが50kg、旧人類ネアンデルタール人が60kg、現生人類クロマニヨン人からホモ・サピエンスは50〜70kgと徐々に、進化とともに大型化している。たとえ同じ体重であっても、2足歩行の状態では、4足歩行時より、外見として体が大きく見えるということも、外敵に対しては有利に働くと指摘されている。

　ヒトの体が巨大化できた理由のひとつに、2足歩行により手の自由度が飛躍的に高まったことがあげられ、これは、2足歩行の2番目の恩恵でもある。それにより、道具の使用が可能になった。火や武器（石器）の使用は生活の劇的改善と、コミュニケーション能力の成熟を促した。人類が最強の哺乳類となったのは、偶然の産物ではない。

　古代ギリシャのアリストテレスは「人間と他の動物との大きな違いは、直立2足歩行と大きな脳だけである」と記しているが、3番目の恩恵として、やはり立位で2足歩行できるようになったことにより、体重のみならず、脳のサイズも急速にに拡大したことがよく知られている。平均脳容量に関して、猿人アウストラロピテクスは520cc、ホモ・ハビリスが700cc、原人類ホモ・エレクトスが950cc、旧人類ネアンデルタール人が1470cc、現生人類クロマニヨン人からホモ・サピエンスは1470〜1350ccと、増加傾向にある。その理由は、2

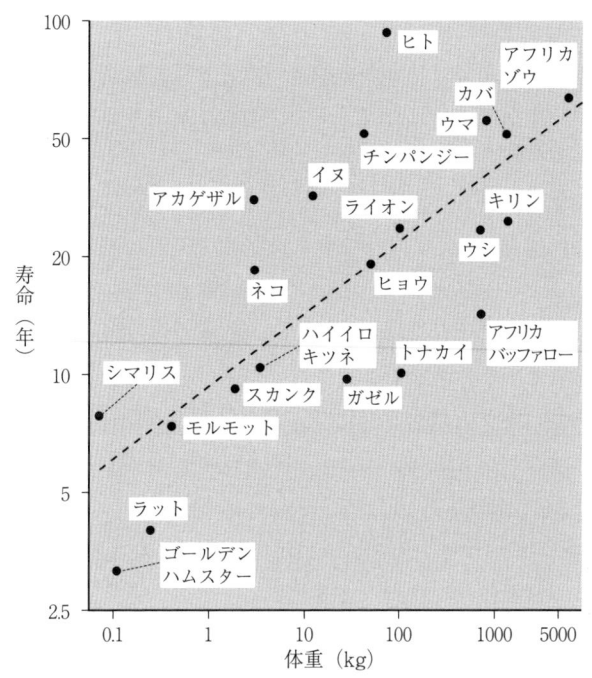

図 3.2 体のサイズと寿命の相関関係
体のサイズが大きいほど、平均寿命が長いという正の相関関係が観察される（「コープの法則」と呼ぶ）
（ロバート・E・リックレフズ、キャレブ・E・フィンチ：老化―加齢メカニズムの生物学、日経サイエンス社、1996、p.136 の図を改変）

足歩行開始の結果、4足歩行時に比較して、骨格の大改造が起こったことにあると考えられる。重心の移動とともに、内臓の重みを支えるに十分な、がっしりした骨盤、両足を支える太い大腿骨、中心で体を支える脊椎の発達など、人類の骨格は劇的に変化した。その結果、脳を支える骨格も発達し、脳の巨大化を可能にしたと考えられる。2足歩行により、手が自由に使えるようになったことも、脳のさらなる発達を促したと考えられる。他にも、2足歩行となった人類が、危険を回避し、食料を手に入れて、生き残るためには、連携・協力がどうしても必要で、そのような社会性が脳を発展させたという仮説（社会脳 social brains 仮説）もある。進化上ヒトにおける脳の巨大化は、認知機能・コミュニケーション能力・環境適応能力などを改善し、ヒト寿命延長に貢献した可

能性が高い。

　さて、人類の進化がアフリカから始まったことは、定説となりつつある。しかし、ヒトがサルから進化したとしても、それがアフリカである必要はあったのであろうか。

　現代の大型尾なしザル（オランウータン、ゴリラ、チンパンジー）とヒトは、ともにヒト上科に属している。ヒト上科の共通祖先と呼ばれるサルは、ヒト上科に属するドリョピテクスという、1200万〜3000万年前に存在した尾なしザルである。このドリョピテクスは、非常に広い地域（ハンガリー、ギリシャ、トルコ、インド、ケニヤなど）での繁殖が確認されている。しかし、なぜ、アフリカのドリョピテクスだけが、人類へと進化できたのであろうか。

　エルドリッジ（N. Eldredge）とグールド（S.J. Gould）が、「区切り平衡 punctuated equilibrium 説」として、そのヒントを提唱している（Eldredge and Gould 1977）[1]。ダーウィン（C.R. Darwin）が提唱した「膨大な個の集団をもつ先祖がゆっくり転化し、新種へと進化する」という考えを、彼らは「系統的漸進」と呼んで一線を画した（「同所性連続」とも呼ぶ）。彼らの提唱する「異所性種分化」は、「局所的個の集団が、本来の種の地域の辺縁で孤立したときに起こる」という。このような辺縁集団を周辺隔離集団と呼ぶ。周辺隔離集団が孤立機序を展開すれば、新種に展開する可能性がある。このようにして、長い平衡状態は、異所性種分化により分断され、不連続的な進化を歩むことを、「区切り平衡説」と彼らは呼んだ。エルドリッジとグールドのこの仮説が正しいならば、辺縁地域であるアフリカに生息したドリョピテクスこそ、むしろ異所性種分化のチャンスがあり、そのチャンスをものにしたと考えられる。

　連続的漸進性ではなく、長い停滞期と跳躍的不連続により進化がドライブされるという彼らの考えは、アウストラロピテクス・アフリカヌスからホモ・ハビリスへの進化にもあてはまるかもしれない。初めての2足歩行を実現化し、約200万年近く存続したわれわれの祖先アウストラロピテクス。しかしその後、さらに大きな脳をもつ新種ホモ・ハビリスの出現とともに、彼らは絶滅してしまう。アウストラロピテクスは進化の停滞の中で、その小さな脳だけで生きるのに精一杯だったのかもしれない。しかし、人類の進化のリレーにおいて、彼らが重要な役割を果たしたことは間違いない。

3.3　2足歩行により可能となったヒトの人口戦略

　2足歩行の原因の説明で、もうひとつ興味深いものに、「プレゼント仮説」がある。オスが自由になった両手で食料を運びメスにプレゼントするために、2足歩行が広まったとする仮説である。実は多くの霊長類で、メスは排卵期（妊娠可能期）を、においや行動、皮膚の変化、とくに尻の「性皮」という部分が膨らむ変化で、オスに知らせる。しかし、ヒトでは、この妊娠可能時期をメスが知らせる「サイン」が消失してしまった。よって、子孫を残すためには、持続的なパートナー関係（頻繁に交尾すること）の樹立が必要となり、オスはメスの気をひくためにプレゼントしつづける必要があったのかもしれない。ゴリラのような一夫多妻制から、ヒトの一夫一婦制への移行も、これが一因だった可能性がある。

　「プレゼント仮説」の真偽は確定できないが、2足歩行がヒトの男女関係を劇的に変化させた可能性は高い。たとえば、チンパンジーに関して、子どもを産む平均の間隔は約5年半であり、これはメスが発情しない期間が長いことが原因である。幼児の哺乳は4年半から6年間にわたり、その間オスは育児の世話を手伝わないし、食物提供もしないという完全な母系社会である。性的成熟には10年かかり、チンパンジーの平均寿命が40年であることを考えると、その人口学的生存戦略は、種の生存の限界ギリギリといえる。オランウータンも同様に、母系社会でメスの発情しない期間が長く、その頭数の爆発的増加は望めない。現在、彼らの一部の絶滅の危惧が報じられているのは、生態系破壊のみならず、彼らのこのような特別な男女関係も関与していると考えられる。

　一方、地上に降りて2足歩行を始めた人類では、異なる男女関係の構築が可能となった。まず第1に、食糧の分けあいや、オスによる狩猟採集により、メスの母親としてのストレスが激減した。よって、現在のヒト属のように連続的な性的感受性をもつことが可能となり、出産間隔の短縮に貢献した。第2に、立位により、異性を誘引する特徴（陰茎、乳房、恥丘やわき毛など）が目立つようになり、体毛が消退し皮膚が露出したことも性的な魅力を向上させた。そして第3に、先述のごとく、食糧や育児の分けあいが夫婦のつながりを強化し、一夫一婦制を確立させ、平均出産間隔が今日の約2年半となった。

上記のような理由により、ヒトのみが爆発的人口増加を可能にする生存戦略を獲得し、ヒトの進化を後押ししたと推測される。

3.4　2足歩行と体の巨大化のもたらしたトレードオフ

ところで、地球上で2足歩行により王者として君臨した生物種が、ヒトよりはるか以前に存在する。それは恐竜である。しかし後の、隕石衝突と火山爆発という環境変化により、恐竜は絶滅してしまう。その際、恐竜の体が巨大化しすぎた点が、絶滅を早めたといわれている。

ヒトにおいても2足歩行による体重大型化は、生存競争上の利点以外にも、いくつか負の側面をもたらした。一般的に、体重の1/4乗は、動物が50％の大きさに達する時間、妊娠期間、呼吸間隔、心臓の拍動間隔などと比例することが知られている。さらに、体重が大きい種ほど大量の熱産生が必要になる（クライバー〔M. Kleibar〕の法則）。体を構成する基本物質の合成や運動に必要なエネルギー産生には、体内での酵素反応が必須であり、その酵素反応は適切な体温でのみ効率よく行われる。よって、哺乳動物や鳥類は体温が保たれる恒温動物であり、体温が低下すると生命活動が不可能になる。体温の維持には体表面から失われる熱量と同じ熱量を補給・産生する必要があるが、動物の体表面積は体重の2/3乗に比例するので、体が大型化すると、必要なエネルギー量も増大することになる。後述するように、古細菌は効率よくエネルギー産生するために、ミトンドリアを手に入れた一方で、人類の大型化は、そのミトコンドリア由来の酸化ストレスと戦う必要性を生んだ（第5章）。

また、現代の飽食の時代とは異なり、かつて飢餓の時代は餌を獲得するのに人類も苦労してきたはずである。体が大型化したことにより、エネルギー確保問題は深刻な課題となった。そのために、人類は節約型（第11章）で、さらに草食でも対応できる体質（第12章）を獲得したと思われる。「もったいない」精神の起源だ。

ヒトの体の大型化のみならず、脳の大型化も、新たなトレードオフをもたらしたと考えられている。これに関して「母親仮説」と呼ばれる仮説がある。

実は、「閉経」という明確なホルモン減少をともなうイベントは、ヒト以外

の霊長類では観察されない。閉経がなぜ起こるのかについては諸説あるが、そのひとつに、人類が２足歩行を選択したことにより、胎盤が扁平化し、脳が巨大化したことに対するトレードオフではないかという仮説がある。脳の発達・巨大化は、認知機能・言語能力・環境適応力などを改善し、進化上ヒトの寿命延長に貢献した可能性がある。一方、動物では最終的な個体の大きさは、［生まれた時の大きさ］×［成長速度］×［成長期間］で示され、その中で一番大きな決定因子は［生まれた時の大きさ］といわれている。ヒトでは、生まれる時の胎児の大きさが比較的大きく、しかも脳が巨大化しているうえに、胎盤が扁平化したため、分娩にともなう母体や胎児の死亡率は非常に上昇し、これがヒトにおける難産の原因となっている。母親の死亡率は、加齢とともにさらに増加するので、早めに卵巣機能を廃絶し（閉経）、母体を守るという考え方（母親仮説）が生まれた。つまり、ヒトにおいては、２足歩行という特殊事情のために、閉経というイベントがあるというわけである。

　さて日本で寝たきり原因の第１位は脳卒中（厚生労働省：平成22年 国民生活基礎調査で、全体の24％）であり、高齢者に最も多い病気のひとつである。世界でも毎年、約1500万人が脳卒中を発症している。脳卒中とは、脳の血管が破裂したり（脳出血）、脳の血管が詰まる（脳梗塞）病態であり、脳の血管の老化による病気ともいえる。人類が脳卒中を起こしやすいのは、進化における脳の巨大化があまりに急速に進行した一方で、脳の血管の進化が追いついていないことが理由だといわれている。ヒトの臓器の中の血管をよく見ると、他の内臓の血管に比較して、脳の血管の壁は非常に薄いことがわかっている。脳は血管の壁が薄いために、血管が破裂したり、詰まったりしやすいのかもしれない。

　脊椎動物として、魚類（４億年前出現）では、体の血管の壁はすべて一様だった。爬虫類（３億年前出現）でも、あまり変化はないが、哺乳類（２億年前出現）では、すでに脳の血管だけ薄くて他の場所の血管は厚みを増していることがわかっている。哺乳類は非常に高い運動能力を獲得したので、筋肉も非常に発達し、運動時に必要な血液も大量に送る必要があり、その部分の血管の壁が厚くなったと考えられる。しかし、脳には筋肉はないので、血管の壁は薄いまま進化しなかった。一方で、人類の進化600万年の間に、脳は３倍の大きさへと急速に巨大化したので、脳に栄養を送る血管である毛細血管の網も急速に発達し

た。脳の中の血管の総延長は600kmにも及ぶといわれているが、脳の血管の壁は薄いままだった。

　現代の飽食の時代の到来とともに、生活習慣病（高血圧、糖尿病、肥満など）が増加し、高齢者の動脈硬化が深刻となったいま、脳の血管壁が進化上薄いまま放置されたことが、脳卒中増加の原因なのかもしれない。

　このように、2足歩行のさまざまな負の側面に適応することが、人類の進化上の優先課題となり、解決できたものと解決できなかったものが混在したまま、現在のわれわれに至るわけである。

3.5　プログラムされなかった50歳以降

　サルから人類が進化する近代まで600万年の過程のうち、徐々に寿命を延長するうえで、2足歩行は最も大きな意義をもった変化であったはずである。そして、最終的に20〜25歳程度の寿命延長に成功し、1900年ころには先進国で平均寿命50歳前後を達成できたと考えられる。多くの生命体は外的・内的環境変化に適応するため、「生理的恒常性」と呼ばれる体内バランスを獲得し進化してきた。人類も、この600万年（あるいはそれよりさらに以前の太古の昔も含めて）の間に、進化上獲得した形質（2足歩行、陸上生活、ミトコンドリアによる大量エネルギー獲得、飢餓適応によるエネルギー貯蔵など）の蓄積により、寿命が少しずつ改善され、20〜25歳程度延長したのであろう。

　一方、最近21世紀の先進国（たとえば米国やスウェーデン）の平均寿命は75歳前後であり、日本はさらにその上をいく（内閣府：平成23年版 高齢社会白書）。つまり、最近100年間で、同様に約25〜30歳の寿命延長に人類は成功したことになる。前者の600万年かけて20〜25歳寿命延長した事実と比較すると、後者はたった100年での爆発的寿命延長といえる。20世紀からの100年で人類が爆発的寿命延長に成功した理由としては、飢餓根絶・貧困や戦争の減少・不衛生の克服・医療向上など外的環境の改善が大きい（図3.3）。

　この爆発的寿命延長が外的環境だけで説明できるのかどうか、疑問に感じる人もいるかもしれないが、たとえばネズミでも同様のことが観察されている。野生環境のネズミは平均寿命が半年くらいといわれているが、動物実験施設内

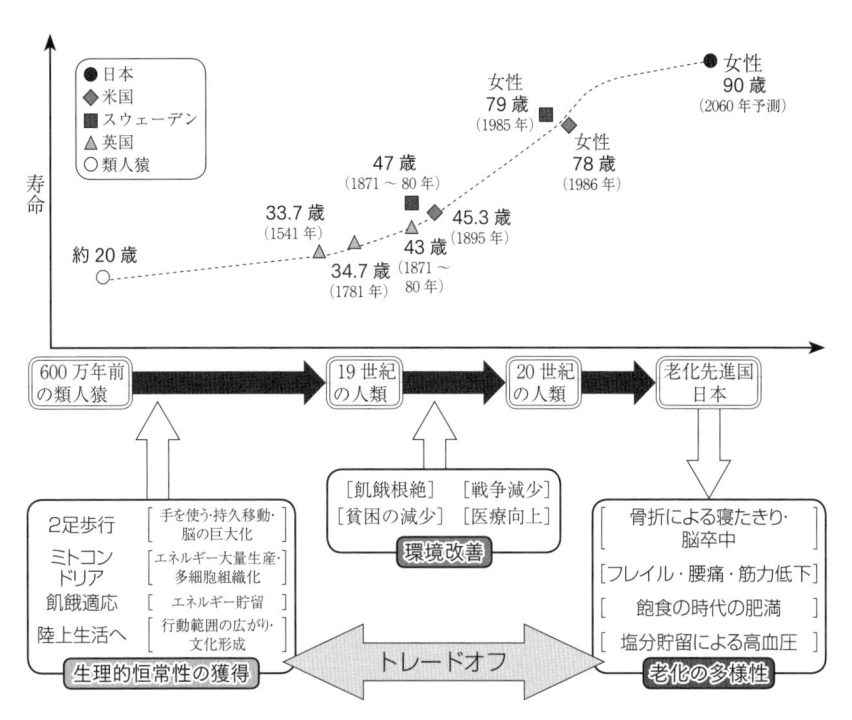

図 3.3　ヒトの進化と老化のトレードオフ
　　　いくつかの先進国の資料を参考にして、人類の平均寿命の歴史的変化を上図に示す。1900年ころまでの約600万年の間に、約25歳前後の寿命延長が達成された一方で、19世紀以降の約10年間でさらに30歳以上の寿命延長が達成された。後者においては、環境因子の改善の影響が大きく、前者のように進化により獲得された形質かどうかは疑問である。高齢者に見られるさまざまな老化の多様性は、前者のように進化で獲得された形質とのトレードオフの結果とも解釈できる
（上図は鍋島、北、石川監訳：老化のバイオロジー、メディカル・サイエンス・インターナショナル、2000、p.145 の表 5.1 を改変〔Arking R:Biology of Aging, 2nd edition,Prentice Hall,1998〕）

の衛生的（SPFと呼ぶ）で栄養良好な環境下では、平均寿命は2〜3年である。4〜6倍という飛躍的寿命延長が環境改善で達成できたことになる。野生ネズミでは外敵から襲われるという要因が非常に大きいと考えられ、施設内ではその恐れがまったくないのも、寿命延長できた原因であろう。外的環境要因による急速な寿命改善は、進化により獲得された内的形質とは根本的に違う。

　ヒトにおいても、進化上600万年かけて達成された寿命延長は生理的恒常性として獲得された形質に支えられている一方、最近100年間の爆発的寿命延長

は、環境改善の効果によるところが大きいので、個体差や地域差の影響がでやすいと推測される。ヒトの寿命は50歳まではプログラムされている（逆にいえば、50歳以降はプログラムされていない）という仮説は、このような進化の背景を深く洞察した結果、生まれたのであろう。

　そして、今世界的な高齢化が進む中で、加齢性生活習慣病（糖尿病、高血圧、肥満、骨粗鬆症、がんなど）やフレイル、あるいは寝たきりの増加という「老化（高齢者）の多様性」が出現しつつある。その一因は、進化上獲得された50歳までの生理的恒常性プログラムがトレードオフとして、人生晩期（70～80歳以降）のさまざまな局面で徐々に破綻し、その負の側面が顔を出しはじめるからではないだろうか。その可能性の一端を、本書では徐々に紹介したい。

第4章

ヒトは細胞とともに老化する

4.1　個体老化と細胞老化の接点

「6人の盲人とゾウ」のジレンマを解決する、もうひとつの7人目の視点として、研究対象が個体老化か細胞老化か、という観点により、大きく2つに分類する考え方もある。細胞（培養細胞や単細胞）を使い、細胞老化の側面から老化を研究する方法と、モデル生物（線虫、ハエ、マウスなど）を用いて、個体老化の側面から老化を理解しようという、二つの研究アプローチである。

実は細胞老化研究と個体老化研究は、歴史的に、別々の道を歩んできたので、最近まで研究者たちは、細胞老化と個体老化の共通性に気づかなかった、あるいはその議論を避けてきたとも考えられる。

たとえば、「細胞も老化するし、個体も老化する」という、今では当然のような事実さえ、かつては受け入れられていなかった。先ほど紹介した古典的老化研究者ワイスマン（A. Weismann）は、「細胞を個体から解放すれば（あるいは細胞を分化状態から解放すれば）、細胞は増殖能力を再獲得し、老化しなくなる」という仮説（1891）も提唱している。「個体は老化しても、細胞は老化しない」という非常に斬新な学説で、今では笑い話になるかもしれないが、当時は真剣に議論されたことである。

実際、1910年ころより、実験技術の改善により、個体から分離した細胞を、体外（培養室）で培養できるようになり（細胞培養技術と呼ぶ）、当初さまざまな不死化した細胞や通常よりも長生きする細胞が報告された。カレル（A. Carrel）とエベリング（A.H. Ebeling）は、ニワトリの胎児心臓から得た線維芽細胞が、ある条件では実験ガラス容器内で少なくとも34年間増殖しつづける

ことを報告した（Carrel and Ebeling 1921）[1]。さらに、1943年にはL細胞（Earle 1943）、1951年にはヒーラ細胞（米国ジョンズ・ホプキンス大学病院でジョージ・ゲイ〔G.O. Gey〕博士らにより、ある子宮頸がん患者のがん細胞から樹立されたので、その患者の頭文字を取って命名されたといわれている）といった不死化した細胞が次々と誕生した。組織培養では細胞は不死化する、つまり「個体という束縛から細胞を解き放てば、老化はなくなる」というワイスマンの老化仮説が信じられた時期の話である。

　しかし、カレルとエベリングの実験結果は、週1回の培地交換のときに新しい細胞が混入したミスによることや、L細胞、ヒーラ細胞もすでに形質転換したがん細胞であることが、後に判明する。そして、「細胞が老化するのかどうか」という疑問に対して、最終的に明確な答えを出したのは、ヘイフリック（L. Hayflick）である。ヘイフリックとムーアヘッド（P.S. Moorhead）は、ヒトの線維芽組織を培養すると、ある回数だけ分裂した後、分裂停止することを発見（1961）し、後に、これを「複製老化」「ヘイフリックの成長限界」とも呼ぶようになった。ワイスマンの仮説は完全否定され、「すべての正常細胞は老化する」と考えられるようになったわけである。老化した細胞は、形態学的にもいくつかの特徴を備えている。巨大な1つの核とともに大きく広がった細胞質という、あたかも「目玉焼き」のような外観を呈する。この細胞は特殊な染色法SA-βGAL染色で青く染まりやすいことも、後に報告された（Dimri et al. 1995）[2]。後に、テロメア・テロメラーゼの発見により、細胞老化はテロメアを中心に議論されることになる。

　一方、ヘイフリックの細胞老化の報告のほぼ同時期に、個体老化では「酸化ストレス」が注目されることになる（Herman 1956）。後に、多くの観察研究により、さまざま生物種の寿命を比較すると、酸化ストレス障害が低く、抗酸化ストレス能が高い生物種ほど、寿命が長いことが判明し、さらに最も簡便な介入方法として、モデル動物（マウスやハエや線虫）を酸化ストレスに曝露すると、個体寿命が短くなることも、1970年代に知られることになる。あるいは、「カロリー制限仮説」（McCay 1934）も個体老化では、古くから有力視される仮説である。摂取カロリーを70〜80％に軽減すると寿命が約20％延長するという生命現象は、マウス、ハエ、線虫など、多くのモデル生物で再現性よく、観察

されることが判明したが、カロリー制限は細胞老化にはほとんど影響しない。
　以上のように、細胞老化研究と個体老化研究は従来、別々の研究分野として考える人も多かった。しかし1990年代以降、細胞老化と個体老化の共通点が次々と明らかになりつつある。たとえば、酸化ストレスを含めたストレス全般が、若い細胞でもテロメアとは無関係に細胞老化を誘導することが判明したり、細胞老化において重要と考えられていた遺伝子（p53など）が個体でも寿命の決定因子であることが報告された。細胞老化のマーカーと考えられていた、SA-βGAL染色で青く染まる細胞が、いくつかの老化臓器（脂肪組織、心臓、血管内皮など）でも存在が確認された。このような最新の老化研究の成果により、老化の定義も最新の変化をとげたことに、われわれは気づかされる。現代老化研究者のひとりアーキング（R. Arking）(1998)は「老化」を蓄積性cumulative、進行性progressive、内因性intrinsic、有害性deleteriousという4つの因子で定義し、その点ではフロキス（V.V. Frolkis）のアイデアと根本的にはあまり変わらない。しかし彼は、「老化」に関して以下のような付記もしている。

①すべての時間による変化が基本的な加齢にともなう変化と見なされるわけではない。
②加齢にともなう変化は、通常は生殖という意味で成熟したころにすでに現れはじめる。
③加齢agingと老化senescenceは、ほとんどの生物が基本的かつ内的に有している。

　アーキングのこのような記述は、「老化」の定義において、①時間軸があまり重要でないこと、②個体老化と細胞老化の共通性があること、を意味しており、従来の老化の定義とは異なる部分である。コンフォート（A. Comfort）の老化の定義「老化とは死にやすくなること」から40年近くが経過し、ここに最新の老化研究の成果が反映されている。あるいは、もしオスラー（W. Osler）が最新の細胞老化研究の発展を目撃していれば、「ヒトは血管とともに老化する」ではなくて、「ヒトは細胞とともに老化する」という、もうひとつ

の名言を残したかもしれない。

4.2　テロメアと細胞老化

　第 1 章でも述べたように、老化の原因を異常なものの蓄積か、正常なものの欠乏ととらえなおした場合、後者の代表に、テロメアという染色体上 DNA 配列がある。テロメアの長さは細胞が老化するとともに減少し、テロメアの長さを一定に維持すれば、細胞は老化しないことが証明されている。まず、代表的老化原因のひとつであるこのテロメアから、細胞老化を考えてみる。

　ヘイフリックが見つけた細胞老化現象「ヘイフリックの成長限界」は、当初「細胞培養上の単なる技術的な問題（アーチファクト）にすぎないのではないか」という疑問が突きつけられた。体外に取り出した細胞が、細胞培養室という人工的環境で継代している間に徐々に傷んで老化してしまうだけではないか、という否定的な意見もあった。非常に意地悪な意見だが、それに対する反論証拠をヘイフリック自身ももちあわせていなかった。ヘイフリックの発見が老化現象と認められるようになるには、テロメアとテロメラーゼの発見を待つ必要があった。

　分子生物学研究の 20 世紀最大の功績といわれる DNA の 2 重らせん構造の発見に成功したワトソン（J.D. Watson）博士（クリック〔F.H.C. Crick〕博士とともに）が 1970 年代に、ある予言を残した。その予言の内容とは、細胞が分裂するたびに行われる DNA 複製の構造上の問題点を鋭くついていた。子孫へ伝える遺伝情報は染色体 DNA に保管されており、その正確な複製が非常に重要である。DNA2 重らせん構造は「逆並行構造」であり、正確でしかも効率よく DNA 複製を行うために、5′ から 3′ 方向の一方向性でしか行われない。しかし、DNA 複製が一方向性であるために、新たな問題が浮上した。細胞分裂の DNA 複製ごとに片側の DNA の最末端は複製ができなくなり、その結果、細胞分裂のたびに染色体 DNA は徐々に短くなっていく可能性を、ワトソンは見抜いていた。この問題から染色体を守るため、「染色体末端には特別な構造をもつテロメアと呼ばれる部位が存在する」という仮説が生まれる。しかし当時は、テロメアの具体的構造を含めたその実態は一切不明であり、この仮説はあ

くまでも推測の域を出なかった。

　しかし、しばらくして、この仮説が現実味を帯びてくる。1986年、クック（H. Cooke）らが、ヒト体細胞の性染色体末端DNAの長さが短縮していることを初めて確認した。次の疑問は、テロメア構造の具体的詳細は何か、そして、テロメア長が短縮することがどのような問題を個体や細胞に引き起こすのか、つまり老化の原因か結果か、という点であった。

　この疑問に答えを出したのは、ひとりの女性研究者エリザベス・ブラックバーン（E. Blackburn）であった。彼女は、テロメア構造を規定するものはDNA配列の1次構造そのものであると予想し、TTAGGGという短い配列の繰り返しで構成される特異的塩基配列の決定に成功した。さらに弟子であるグライダー（C.W. Greider）博士やハーリー（C. Harley）博士は、細胞が分裂を繰り返した後、ヘイフリックの成長限界に近づき細胞が老化すると、このテロメア長が短縮することも確認した。ワトソンの提起したDNA末端構造複製の問題は、テロメア長短縮が原因で細胞が老化する可能性の具体的な検証へと移行したわけである。「テロメア」はいつしか、「老化時計」あるいは「細胞分裂の回数券切符」と呼ばれるようになった。ブラックバーンとグライダーはさらなる探求心を発揮し、テロメア長を維持する生体機構の解明に取り組み、その結果、テロメアDNA配列の付加を可能とする酵素テロメラーゼの発見に成功した（Greider and Blackburn 1985）[3]。テロメラーゼは、テロメアRNAを鋳型として、TTAGGGというDNA配列を付加するポリメラーゼ活性をもつ酵素であった。

　そして最終的に、老化研究者であるシェイ（J.W. Shay）とライト（W.E. Wright）は、Geron社というバイオベンチャーを立ち上げ、そこでテロメラーゼの実験を行った。1998年、シェイとライトはヒトのテロメラーゼ遺伝子を細胞の中で人工的に強制発現すれば、テロメア長は維持されるとともに、細胞老化現象は観察されなくなることを報告した（Bodnar et al. 1998）[4]。彼らの発見は、ヘイフリックの報告以来、長年の論争の的であった「テロメアは細胞老化の原因か結果か」という課題に決着をつけた。と同時に、テロメラーゼを阻害する物質が細胞の増殖をストップさせる将来の抗がん剤になりうる、という期待がマスコミにも取り上げられ、彼らの会社の株価は一夜にして数倍に跳ね上がった。

後に、ネズミでテロメラーゼを恒常的に発現するトランスジェニック（遺伝子改変）マウスが作成された。このマウスは、正常型に比較して、さまざまな組織でがんや前がん病変になりやすいことが判明した（Artandi et al. 2002 [5], González-Suárez et al. 2002 [6]）。やはりテロメラーゼを異常に活性化し、テロメアの制御を乱すことが、細胞がん化への暴走につながることが確認されたことになる。

4.3 テロメラーゼのもうひとつの機能

　細胞老化においては、老化時計テロメアの短縮が重要であり、ヘイフリックの成長限界もテロメア仮説で説明できるという考えが、1990年代には支配的となった。ほとんどの正常培養細胞は、このテロメア短縮が原因と思われる細胞老化を経験することから、細胞老化のみならず個体老化においてもテロメア長が重要な決定因子ではないか、と推定された。テロメアが短縮すると、細胞だけではなく個体も老化すると想像されたわけだが、実際、ヒトの臨床研究では、テロメア長が短い人ほど、生活習慣病やがんになりやすいことが明らかになりつつあった。しかし老化マウスにおいては、骨髄細胞の増殖能力は、若いマウスとほぼ等しいという報告もあり、議論を呼んだ（Chen et al. 1999）[7]。

　その疑問に実験的モデル生物を用いて応えるべく、ブラスコ（M.A. Blasco）博士らによりテロメラーゼ酵素のノックアウトマウスが作成された（Rudolph et al. 1999）[8]。彼らのテロメラーゼノックアウトマウスに関する最初の報告では、損傷治癒の遅延、白髪、貧血など、一部老化の症状の悪化が観察されたが、最も重要な点である寿命に関しては、このノックアウトマウスでは正常であった。よってその結果は、残念ながら期待外れなものだった。後になって、このノックアウトマウスの第6世代（ノックアウトマウス同士の孫の孫の孫）では、第1世代に比較して、より明快な老化表現型が観察できることが判明する。

　なぜ第6世代まで待つ必要があったのか。実はマウスのテロメア長（約6kb：kb = 1000塩基対）は、ヒトのテロメア長（約1kb）に比べて非常に長い。マウス細胞では、テロメア長がおよそ4kb以下になると、テロメア構造が破綻し老化すると考えられている。逆にいえば、テロメア長が4kb以上の場合は、

テロメアの破綻は起こらない。マウス個体の寿命は2〜3年と短いので、テロメラーゼをノックアウトしても、最初の世代では、テロメア長が十分に短くならず、老化が加速することはない。テロメラーゼノックアウトマウスでも第6世代まで待てば、テロメア長が十分短くなり、個体老化の症状が観察できることより、テロメアの長さがマウス個体寿命にも影響しうることが確認できた。ではなぜ、マウスではテロメアが非常に長いのかという別の疑問が当然湧いてくる。あるいは、なぜ、マウスはテロメアが十分長い状態でも、短い個体寿命（2〜3年）を迎えてしまうのか。

　実は、この疑問に対する答えはいまだ明確なものはない。しかしヒントはいくつかある。テロメラーゼが過剰に活性化するとがん化を助長する恐れがあるので、ヒトでは特別な細胞の例外を除いて、通常細胞ではテロメラーゼは発現しておらず、封印された状態である。しかしながら、ネズミでは、弱いながらも、多くの通常細胞でテロメラーゼ活性があることが確認されている。ネズミでテロメアが非常に長い理由のひとつは、常に活性化しているテロメラーゼが原因かもしれない。

　テロメラーゼノックアウトマウスの結果は意外であったが、ヒトの遺伝病で、テロメラーゼ異常が原因である病気が同定された。先天性角化不全症 dyskeratosis congenita（DC）という病態で、爪の萎縮、口腔内白斑、皮膚色素沈着などを主症状とするが、生命に関わる深刻な問題として造血不全、悪性腫瘍、肺線維症、などがあり、その他に個人によっては、白髪、肝障害、小脳失調、低身長、骨粗鬆症、など多彩な症状を呈する。DCの患者では、テロメラーゼ酵素複合体タンパクの変異が多数報告されており、テロメラーゼ活性が失活し、患者のテロメアは極端に短い。DCは100万人に1人以下という稀な遺伝病であるが、意外なことに、骨髄不全疾患である再生不良性貧血の患者の3〜5％や、第2章で述べた臓器老化の例のひとつと思われた特発性肺線維症（IPF）の患者の3〜15％で、テロメラーゼの変異が原因であることが判明した（Armanios 2012）[9]。よって近年では、非常に稀な疾患DCから再生不良性貧血やIPFの一部を含めて、テロメラーゼ異常疾患という大きなグループとして呼ぶ場合もある。

　興味深いことにテロメラーゼがテロメアRNA以外の他のRNAとも結合

し、テロメラーゼ活性以外の仕事もするという報告がある。その RNA とは、ミトコンドリア RNA エンドヌクレアーゼという酵素に含まれる RNA 成分 RMRP（RNA component of mitochondrial RNA processing endoribonuclease）であり、RMRP と結合したテロメラーゼは、RMRP の機能そのものを阻害することが判明している（Maida et al. 2009）[10]。実はこの RMRP は、軟骨毛髪形成不全症 cartilage-hair hypoplasia（CHH）という病気の原因遺伝子であり、この軟骨毛髪形成不全症の患者では、低身長、免疫不全、易発がんなどの症状が知られている（Ridanpää et al. 2001）[11]。

　ここからは私の推論だが、マウスでもテロメラーゼが同様に RMRP と結合できると仮定すると、恒常的にテロメラーゼ活性を示すマウスの全組織では、RMRP 機能が阻害される可能性があるので、軟骨毛髪形成不全症の患者のように、体が小さくなる可能性がある。つまりマウスでは、人類が採用した体の巨大化戦略は不可能となり、短命となる運命が決定づけられた可能性がある。

4.4　テロメア長はヒト加齢性疾患とも相関する

　最近、ヒト個体でのテロメアの影響が、徐々に判明しつつある。ヒト血液サンプル中に存在する白血球のテロメア長の検討により、老化した細胞において、若い細胞に比較して、テロメア長は短縮していることが判明した。ヒト個体においても、老化のマーカーになるかどうか、すぐに検討が始まった。まず最初にさまざまながん患者において、テロメア長の比較検討がなされた。

　高齢者ほどがんになりやすく、老化はがんの危険因子であるという疫学結果はすでに知られていたが、実際がんになった人では、テロメアが短くなって老化が体内で進んでいるかどうかという疑問が、興味の対象であった。結果は予想どおり、あるいは上回るほどであった。多くのがん（膀胱がん、肺がん、タバコ関連がん、消化管関連がん、泌尿器系がんなど）に関して、テロメア長が短い人ほどそれらがんに罹患しやすいという結論であった（Ma et al. 2011）[12]。

　さらに、がんにとどまらず、加齢とともに増加する他の生活習慣病に関し、解析が進められた。まず、「ヒトは血管とともに老化する」といわれた動脈硬化性病変に関し、短いテロメア長の人では、心筋梗塞罹患率が 3.18 倍上昇す

るという、驚きの事実が報告された（Cawthon et al. 2003）[13]。

　その後、24件の試験のシステマティックレビューとメタ解析で検証がなされ、テロメア最短群の冠動脈性心疾患と脳血管疾患の相対リスクはともに1.42と判明し、当初の報告より値は小さいが、統計学的な有意差があることが確認された（Haycock et al. 2014）[14]。他の報告でも、同様の傾向が確認されるのみならず（Franzaneh-Far et al. 2010）[15]、動脈硬化性疾患そのものや糖尿病、心不全などでもテロメア長の短縮が病状悪化要因であるとの報告が相次いだ（Salpea and Humphries 2010 [16], van der Harst et al. 2007 [17]）。

　さらに興味深いことに、生活習慣病以外にも、テロメア短縮は、感染症罹患率（Cawthon et al. 2003）や、うつ病患者におけるうつ期間の長さ、酸化ストレス、炎症マーカー（IL-6）と相関すること（Owen et al. 2011）[18]が判明し、老化以外に体内の酸化ストレス蓄積と相関してテロメア長が短縮している可能性が示唆されはじめている。

　このように、テロメアは少なくともヒトにおいては、細胞老化だけではなく、個体老化や加齢性疾患のマーカーとなることが、確立されつつある。

　さらに病気のみならず、漠然としたストレスを含めた健康度にもテロメア長やテロメラーゼ活性の変化が観察されている。ある臨床研究では、陸上競技ドイツ代表チームの若手アスリート群（平均年齢20歳）と若いころから持久運動を継続している中年群（平均年齢51歳）と年齢が一致する定期的運動をしていない健康な非喫煙対照2群の合計4群で、採血し白血球のテロメラーゼ活性やテロメア長を計測した。その結果、テロメラーゼ活性は、若年・中年ともに運動群で高く、テロメア長は中年では運動群のほうが長い傾向があった（Werner et al. 2009）[19]。さらに別の臨床研究では、男性30名に対し、包括的ライフスタイル改善の導入を試みた。脂肪を総カロリーの30％とし、全穀粒、野菜、果物を多く含む食事＋ビタミンと魚油補充し、中等度の有酸素運動、ストレス管理、リラクセーション療法、呼吸エクササイズなどである。研究開始前と3カ月後に血中テロメラーゼ活性を計測し、3カ月後に29％の増加を認めたという（Ornish et al. 2008）[20]。

　テロメラーゼを過剰に活性化することはがん化のリスクをともなうが、適度な活性化は健康効果があるという意外な結果である。

さて、テロメア長が、テロメラーゼの活性のみならず、個体の状態、とくに病態（がんや動脈硬化やストレスなど）まで、反映するのはなぜだろうか。加齢性生活習慣病では、障害を受けた組織の修復のターンオーバーが速くなり、その結果テロメアが短い傾向にあるという細胞増殖の疲労の結果かもしれない。あるいは、後述するように、酸化ストレスを含めたストレスが細胞レベルで、テロメア障害を引き起こし、テロメア短縮を加速させているのかもしれない（Zglinicki 2002）［21］。いずれにしろ、ここでも、最新基礎老化研究の成果が、臨床応用へと道を広げつつある。

第5章

酸化ストレス仮説からみえてきた
ミトコンドリアの正体

5.1 酸化ストレス仮説の誕生

　古典的な老化仮説である「消耗仮説」や「ストレス仮説」と異なり、具体的な原因物質を提唱したもののひとつが、ハルマン（D. Harman）が1956年に提唱した「酸化ストレス仮説」であり、個体老化研究の中でも初期に注目された。

　当初ハルマンは、遺伝子の突然変異が老化の原因となることを想定していた。1920年代にすでに、X線照射後のショウジョウバエの子孫は、X線量に比例して致死的突然変異が増えるという、マラー（H.J. Muller）博士による有名な報告がなされていた。マラーの報告は生殖細胞の異常のケースであるが、1930年代には、すでにマウス個体に致死量以下の放射線照射により、白髪や全身性萎縮などの老化の症状とともに、その個体が早死にすることが確認されていた。よって、物理学者シラード（L. Szilárd）と生化学者ハルマンは、体細胞でも突然変異の蓄積により、老化が引き起こされると想定した。この仮説は、「体細胞変異 somatic mutation 仮説」と後に呼ばれるようになる。よって、このころ、多くの老化研究者が、DNA異常の研究に注目した。そのひとり、カリフォルニア大学バークレー校のエームズ（B. Ames）博士も同時期に、老化とともに増大するDNA塩基修飾として、8-ヒドロキシグアニンを見出している。同様に、ハルマンは、DNAに突然変異を誘導する物質を探索する過程で、フリーラジカルの高い化学反応性に気づいた。フリーラジカルは、1個の不対電子あるいは奇数の電子をもつ分子・原子であり、非常に不安定であるために、他の分子から電子を奪い攻撃・修飾する傾向が強い。さらに、酸化ストレスの対象は、DNAのみならず、他の大分子、タンパク、RNA、脂質など多岐にわたり、

それらを標的として障害する。たとえば、前章で述べたテロメア DNA も酸化ストレスにより、障害を受けることが実験的に証明されている（Zglinicki 2002）。よって、ハルマンは、老化の原因として蓄積する異常なものの代表のひとつとして、酸化ストレスを提唱した。

　酸化ストレス仮説は、まず、いくつかの観察研究のデータにより支持された。たとえば、さまざまな生物種の間で比較した場合、各生物種が受ける酸化ストレスの度合いとその平均寿命が逆相関することが報告されている（Sohal et al. 1996）[1]（図 5.1）。言い換えれば、酸化ストレスが少ないほど長寿になると解釈可能である。ところで、この図 5.1 をよくみると、体の小さい哺乳動物ほど、酸化ストレスが大きいという印象もある。第 3 章で述べたように、一般的に体が大きい動物ほど、寿命が延びる傾向があるわけだが、実は図 5.1 からは、体のサイズが大きいことが寿命において大事なのか、酸化ストレスが少ないことが寿命に大きな影響を及ぼすのか、判断が難しい。観察研究の限界は、このように相関関係は示せても、因果関係の証明は難しいという点である。因果関係を示すためには、やはり介入実験による検証が必要となる。まず、実験動物モデル（線虫やハエ）に人工的に酸化ストレスを与える実験が行われた。具体的には、高酸素に曝露すると体内の酸化ストレスが増加することが知られているので、高酸素環境でモデル生物を飼育成長し、その寿命計測が行われた。予想どおり、これら動物モデルでは、人工的酸化ストレス付加により寿命短縮効果が観察された。

　逆に人工的に酸化ストレスを減らす実験も検討された。たとえば、原始的モデルである線虫では、低酸素下生育により体内の酸化ストレスを減らすと、寿命が延長することが確認された（Larsen 1993）[2]。低酸素条件以外にもうひとつ、酸化ストレス軽減の方法として、ラジカルスカベンジャーの活性化というアプローチもある。生体内には、酸化ストレスを水へと還元し、酸化ストレスを減らすために、ラジカルスカベンジャーと総称される還元物質（カタラーゼ、グルタチオン、スーパーオキシディスムターゼ〔SOD〕、チオレドキシンなど）が存在する。残念ながら、カタラーゼや SOD を活性化する薬剤はあまり知られていないが、遺伝子操作によりモデル動物でカタラーゼや SOD を大量発現する実験は可能である。このようなトランスジェニックフライ（ハエ）では、野生型

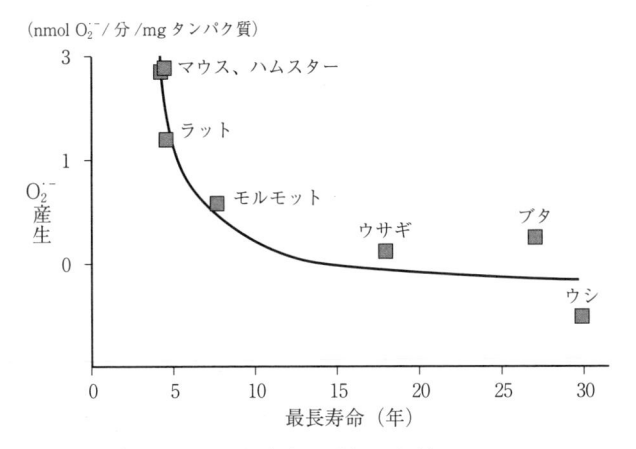

(nmol $O_2^{\cdot -}$ / 分 /mg タンパク質)

図 5.1 酸化ストレスと寿命の逆相関関係
さまざまな生物種における酸化ストレスと最高寿命を比較すると、負の相関がみられる
(Sohal RS, Weindruch R：Science 273(5271): 59-63, 1996 [1] より改変)

に比べて寿命延長効果が報告された。逆に SOD ノックアウトマウスでは酸化ストレスが蓄積し、さまざまな老化症状が早期に出現し、早死にする。他のいくかの介入実験でも、酸化ストレスと寿命には密接な連関が証明されたことにより、ハルマンの「酸化ストレス仮説」は徐々に老化研究の主流のひとつとなっていった。

5.2 酸化ストレス仮説からミトコンドリア仮説へ

酸化ストレスは、さまざまな環境因子（紫外線や特殊な化学物質など）により発生する。よって当初は、老化の原因となる酸化ストレスは、外的環境由来であろうと想定された。しかし後に、体内の酸化ストレスの 90％ 以上は、実はミトコンドリアというオルガネラから発生することが判明する。通常ほとんどの体細胞 1 個 1 個の中には、1000 個を超すミトコンドリアが含まれるといわれている（例外的に、赤血球や血小板など脱核した細胞や、一部のがん細胞にはミトコンドリアは存在しない）。ミトコンドリアは細胞内部で、さまざまな生命活動のエネルギー源としての ATP（アデノシン三リン酸）を産生する小器官である。

つまり細胞内のエネルギー工場であり、非常に重要である。ミトコンドリアでつくられるエネルギー物質（ATP）は、酸素を分解して水に還元する反応から生まれてくる。われわれ生きとし生けるものが呼吸をするように、細胞もミトコンドリアという場所で呼吸して生きている。この酸素から水に還元する過程で、どうしても部分的還元物質（活性酸素〔ROS〕と呼ぶ）ができてしまう。この活性酸素がミトコンドリアから放出され酸化ストレスとなる。町の工場の煙突から、工業生産活動の結果としてモクモクと吐き出される排煙が、大気汚染や環境破壊の原因として批判されるのと同様に、生命活動に必要なエネルギー工場であるミトコンドリアから生み出される酸化ストレスが、臓器障害や臓器老化の原因ではないかと提唱されるようになった。「ストレス仮説」を源流とする「酸化ストレス仮説」が、「ミトコンドリア仮説」へと変貌したのだ。以上のような歴史的経過により、最初に「酸化ストレス仮説」を提唱したハルマンが、1972年に「ミトコンドリア仮説」という修正新仮説を提案する（Harman 1972）[3]（その後、MFRTA〔mitochondrial free radical theory of aging〕と呼ぶ）。当時ハルマンが考えたことを要約すると、以下のようなものだが、いま現在でもMFRTAの概念は大きくは変わっていない。

　まず、ミトコンドリアはエネルギーを恒常的に産生しなければならないという役目により、同時に酸化ストレスを生み出す場となってしまう宿命にある。生物が呼吸しつづける限り、継続してミトコンドリアから漏出する酸化ストレスは、徐々にミトコンドリアの構成成分（膜タンパク質やミトコンドリアのDNA）自身を攻撃することになる。とくにミトコンドリアDNAはヒストン構造などをもたないため、酸化ストレスによる攻撃に対し脆弱であると指摘されている。長期間にわたり酸化ストレスによるダメージを受けたミトコンドリアでは、最終的にその機能低下が誘導される。機能が低下し、劣化した障害ミトコンドリアは、さらに酸化ストレスを生み出しやすいミトコンドリアへと変貌するという悪循環が形成され、最終的に臓器障害・臓器老化に通じるという仮説である。

5.3 ミトコンドリア仮説の検証、そしてミトコンドリアはどこからきたのか

　実は、ヒトの疾病の中に、ミトコンドリア異常が原因の病気があり、ミトコンドリア病と呼ぶ。ミトコンドリアDNAに病原性突然変異が生じた患者の体内では、ミトコンドリアの酸素呼吸活性などの機能が低下し、エネルギー産生能力が低下する。その結果、ミトコンドリア心筋症、神経症状、筋力低下などの多彩な臨床症状を呈するが、根本治療がなく、予後不良な疾患である。

　ミトコンドリア老化仮説MFRTAは、非常に魅力的な仮説だが、ミトコンドリアから出る活性酸素が本当に寿命に影響しているのかという科学的検証は技術上非常に困難であることは、容易に予想された。まず、ミトコンドリアが酸化ストレスを生み出すと同時に、エネルギーも生み出す生命活動上必須な小器官であることが、研究上の大きな課題となった。ミトコンドリアからの活性酸素産生を抑制するためには、ミトコンドリア機能を低下させる方法が一番簡単と想定されるが、その場合ミトコンドリアのATP産生能力も同時に低下する可能性が高い。ミトコンドリアがない真核細胞は、赤血球など非常に限られたものしかなく、ほとんどの細胞でミトコンドリアを除去・阻害すると、細胞が死滅してしまう。逆に、外的に酸化ストレスを加えるのは簡単だが、それでは、ミトコンドリア由来の酸化ストレスと区別できない。非常に注意深い実験計画が必要であり、ミトコンドリアが老化の原因という結論は、科学的には容易に下せないと予想された。そのような難題に答えるべく、非常に巧妙なミトコンドリア改変マウスが、作成報告された。

　筑波大学生命環境系の林　純一博士らは、ミトコンドリアゲノムの1/3近く欠失した大欠質型ミトコンドリアDNAを大量にもつマウス（ミトマウス）の作成に成功した（Inoue et al. 2000）[4]。そのマウスでは、骨格筋異常、心筋障害、腎不全など、一部ミトコンドリア病にみられる症状が観察された。しかし、眼瞼下垂、糖尿病、拡張型心筋症、老化の症状など他の症状は、なぜか観察できなかった。

　次に、ミトコンドリアDNAの損傷が起こりやすいノックイン型遺伝子改変マウスが作成された。その結果、このノックインマウスではミトコンドリアDNAに変異が蓄積し、さまざまな老化の症状（骨粗鬆症、臓器萎縮、白髪、禿など）

が観察され、寿命短縮することが判明した。総合的に判断して、ミトコンドリア、とくにその DNA が障害されれば、マウスレベルで個体老化あるいはそれに付随した症状が誘導されることが確認されたことになる（Trifunovic et al. 2004）[5]。

　逆にミトコンドリア由来の活性酸素だけを減らすことは可能か。先述したように、ハエでは、カタラーゼや SOD の大量発現による寿命延長効果が確認されているが、ハエでの実験では細胞内酸化ストレス全体の減少効果であり、ミトコンドリア由来の酸化ストレスだけが減ったわけではない。ミトコンドリア老化仮説の証明のためには、ミトコンドリア由来の酸化ストレスのみの軽減による寿命の検証結果が待たれた。その後、ミトコンドリアターゲッティング配列を利用して、還元酵素カタラーゼをミトコンドリアでのみ局所的に強制発現するマウスが報告された（Schriner et al. 2005）[6]。このカタラーゼミトコンドリア発現マウスでは、ミトコンドリアの酸化ストレスのみが軽減されており、さらに個体長寿効果が確認された。史上初めて、ミトコンドリア由来の酸化ストレスが寿命決定因子であることを遺伝学的に証明した重要な発見であった。

　このように、ミトコンドリアは老化の原因の有力候補となった。では、なぜわれわれはミトコンドリアを必要とするのだろう。そして、ミトコンドリアは進化上、どこからきたのだろう。

　太古、大気中酸素の増加した時代に、酸素を消費できない古細菌の中に、酸素からエネルギー産生できるミトコンドリアが、細胞内共生により入り込んだと提唱されている（Margulis 1970）[7]。この考えは、現在のゲノム研究の結果からも有力視されている。生物は、ミトコンドリアを獲得したことにより、爆発的エネルギー工場が内蔵されることになり、真核細胞を経て多大なエネルギーを消費する多細胞系へと進化が可能になったと考えられる。おそらく、進化上比較的早期に、ミトコンドリアは細胞内に組み込まれたと思われる。

　さらに、第3章で述べたように、人類は生き残るために2足歩行による体の巨大化戦略を選んだため、他の体の小さな哺乳類と比較して、莫大なエネルギーを必要としたと考えられ、ミトコンドリアという効率性のよいエネルギー発生装置は、必要不可欠だったと思われる。しかし、その生命活動維持装置が、老化の原因でもあるというのは、皮肉な運命である。

5.4 ミトコンドリアの品質の問題か

　ミトコンドリア老化仮説 MFRTA の重要なポイントは、ミトコンドリア由来 ROS がミトコンドリア自身を劣化させ、より酸化ストレスを生みやすくするという悪循環が老化の原因であるという点である。逆にいえば、この悪循環を何らかの形で断てば、老化症状が改善するという可能性があり、前節で述べたミトコンドリア遺伝子改変マウスの例は、その証拠の一端といえる。カタラーゼミトコンドリア発現マウスのケースでは、ミトコンドリア由来酸化ストレスの除去を標的としたわけだ。では、劣化したミトコンドリアそのものを除去するとどうなるのだろうか。

　最近、体内にはオートファジーという品質管理システムが存在することが報告されている。オートファジー autophagy（自食とも呼ぶ）は、細胞内タンパク質分解の機構のひとつであり、真核生物において酵母からヒトにいたるまで進化上よく保存された機構である。その生理的意義は、①細胞内の異常な変性タンパク質除去によりその蓄積を防ぐこと、②周りの栄養環境が悪化した一種の飢餓状況において、タンパク質分解によるアミノ酸のリサイクルを行うこと、③細胞内に侵入した病原微生物の排除など、多岐にわたる。

　実は、老化とともにタンパク質恒常性 proteostasis が低下し、品質劣化したタンパクが蓄積する一方、タンパク質恒常性を回復すると、寿命が延びるとの報告がある (Morrow et al. 2004 [8], Walker and Lithgow 2003 [9])。タンパクの品質管理の低下が老化の原因であるという学説であり、その機構のひとつとして、オートファジーが注目されている。

　すでに、オートファジー活性化による寿命延長効果が、モデル生物で報告されつつある。たとえば、TOR キナーゼ阻害剤であるラパマイシンは当初免疫抑制剤として開発され、現在一部のがんに対する抗がん剤にも応用されている。そのラパマイシン投与によりモデル動物（酵母、線虫、ハエ、マウスなど）での寿命延長効果が報告されているが、そのメカニズムのひとつは、オートファジー活性化と考えられている (Bjedov et al. 2010 [10], Rubinsztein et al. 2011 [11])。スペルミジンという別の薬剤でも、酵母、ハエ、線虫において、オートファジーを増強し、寿命延長効果を発揮することが判明している (Eisenberg et al.

2009）[12]。オートファジーには、品質劣化したミトコンドリアを処理する、ミトファジーも存在するといわれている。ミトファジーには、PINK1（PTEN-induced putative kinase-1）キナーゼとユビキチンリガーゼ Parkin の２つのタンパクが大きな役割を担うと考えられている。この Parkin を強制発現した実験が、ハエで報告されている。Parkin トランスジェニックフライ（ハエ）は寿命が延長し、ミトコンドリア機能が改善していることが判明している（Rana et al. 2012）[13]。劣化したミトコンドリア除去の方法でも寿命延長の可能性が示され、ミトコンドリア老化仮説 MFRTA が一部支持されたことになる。

5.5　ヒトにおける抗酸化力獲得のための FOXO の進化

体が巨大化すればするほど、その生命活動に必要なエネルギーは増大し、と同時にミトコンドリア由来の酸化ストレスも増加するはずである。ところが、本章の最初に述べたように、実は哺乳動物では、体が大きいほど酸化ストレスが少なくなる傾向が観察されており、一瞬不思議に感じられる。実は SOD 活性を生物種間で比較すると、ヒトでは、他の生物種よりはるかに活性が高いことが判明している（Cutler 1983）[14]（図 5.2）。どうやら、人類は、体の巨大化と同時に、活性酸素を除去するラジカルスカベンジャー機能の高度化も、進化上獲得し、酸化ストレス軽減する戦略を取ったと考えられえる。

SOD の発現を制御する転写因子は、forkhead box（FOX）転写因子（ヒトには 50 個存在）のうち、サブクラス FOXO の名前で知られており（FOX 転写因子は A〜S の 16 個のサブファミリーを形成する）、さまざまなストレスに細胞適応時に作動する。この FOXO を進化的にみると、すでに線虫には daf-16、ハエでは dFOXO の名前でその機能ホモローグの存在が確認されており、進化上、よく保存されていることがわかる。興味深いことに、この daf-16 や dFOXO は、線虫やハエで強発現した場合の長寿遺伝子のひとつとして確認されている。線虫とハエでは、FOXO 遺伝子は１種類のみだが、ヒトやマウスではこの FOXO ファミリーは４種類存在し（FOXO1、FOXO3、FOXO4、FOXO6）、その臓器発現パターンが異なる。FOXO の転写標的は、酸化ストレス防御に関与する SOD やカタラーゼなどが知られている。しかし、ヒトやマウスにおいて、

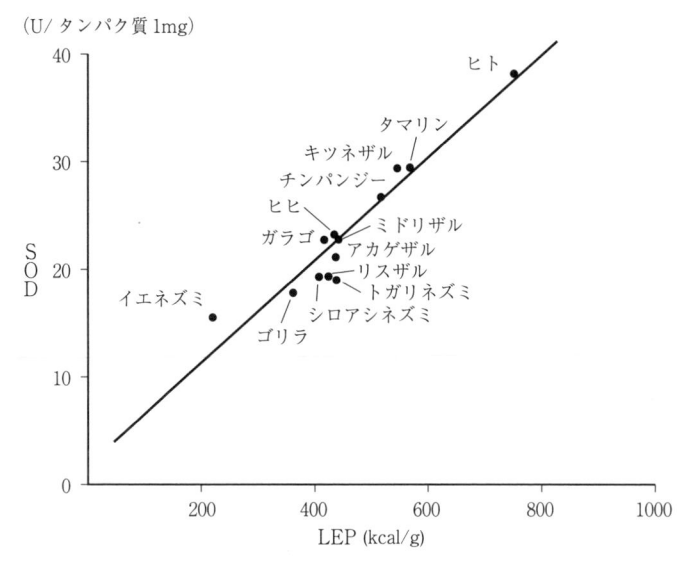

図5.2 生物種間の肝臓SOD活性の違い
肝臓におけるラディカルスカベンジャーSOD活性を各種生物種間で比較した図。寿命の長い生物ほど、SOD活性が高い傾向にある
LEP(life-time energy potential)；一生涯に費すエネルギーの総量を体重当たりで示したもの
（Cutler RG：Gerontology 29(2): 113-120, 1983［14］より改変）

　FOXOタンパクの遺伝子改変により、寿命延長効果がでるかどうかは、まだ判明していない。
　最近、大阪大学の原 英二博士らにより、FOX転写因子の中で、FOXO以外にFOXMもSODを転写制御することが見出された。FOXO転写因子は、Aktキナーゼにより負に制御されているが、FOXMは老化シグナルであるInk4/Rbの下流にあることが彼らにより報告された（Imai et al. 2014）［15］。哺乳類では、さまざまなFOX転写因子群の役割と制御系が細分化されており、FOXO以外にも老化に関わる、FOX因子が存在する可能性がある。

5.6　同じネズミでも長寿と短命の違い

　さて人類は、酸化ストレスを減らすために、抗酸化力の強化という戦略を採用したようだが、もっと簡単な方法はないのであろうか。先に述べたように、酸化ストレスを減らすもうひとつの方法とは、低酸素条件である。通常地上で生活するわれわれ生物は大気中の酸素濃度が20％という条件で呼吸をしているが、低酸素状況では、ミトコンドリアから漏出する酸化ストレスも減少すると予想される。実際、線虫では低酸素1％（酸素濃度1％）環境では、寿命延長効果が確認されている。実験で用いられる培養細胞でも、通常培養条件は20％酸素である。ヒトやマウスの初代細胞では、低酸素条件（酸素濃度3％）にすると、酸化ストレス軽減による細胞老化抑制効果が報告されている。iPS細胞でも、同様の低酸素条件で、作成効率が数倍上がることが判明している。低酸素3％前後にすると、確実にミトコンドリアから酸化ストレス漏出を低減し、寿命延長効果が期待できると思われる。

　では、ヒトでは、どうだろうか。ヒトでも低酸素状況は寿命に好影響するのであろうか。ヒトで低酸素を体験する簡単な方法は、高地での生活である。地球上には、アンデス、チベット、ネパール、エチオピアなどの高地（標高3000〜4500m）に住む人種がいることはよく知られている。海抜0mの大気の酸素濃度を100％とすると、1000mで89％、2000mで78％、3000mで69％、4000mで60％、5000mで52％というように、高度の上昇とともに酸素濃度は低下し、低酸素環境となる。ちなみに、人間の最高定住高度といわれる5300mでは、約50％である。ヒトで、培養細胞での酸素濃度3％条件は、やはり過酷すぎて不可能と考えられる。さらに、このような高地で住むことは、低酸素だけではなくて、低資源（低カロリー）、高日射、高酸化ストレスなどの過酷な環境条件を意味するので、寿命延長を期待するのは非常に難しいといわざるをえない。

　しかし実は、そのような低酸素戦略を採用し、寿命延長に成功した動物がマウスに存在する。ハツカネズミは、その平均寿命が2、3年しかないことは先述したが、平均寿命がなんとその10倍の30年というネズミが実在する。ハダカデバネズミというネズミで、モグラの一種である。毛がなくて、出っ歯のよ

うに見える外観から、その名前がついている。地中で生活し、目がほとんど見えず、ネズミの中で唯一社会生活（巣の形成など）を営むといわれている。

　ハダカデバネズミは、目が見えず暗闇で暮らして他の外敵から隠れているので、長寿なのではないかという議論もあるが、同様に地中で暮らすネズミ科のモグラの平均寿命は 5 年程度なので、ハダカデバネズミの長寿の原因は他にあると思われる。地中生活は地上よりも低酸素環境にあることは予想できるので、低酸素環境が寿命に好影響したのかもしれない。このハダカデバネズミの長寿のメカニズムを真剣に研究しているグループがあり、最近、その全ゲノム解明計画が完了し、成果が報告された（Kim et al. 2011）[16]。その結果わかったことは、いくつかの遺伝子に通常ネズミとは異なる変異が存在することであった。その中に、低酸素適応に重要な役割を果たす転写因子 HIF-1（hypoxia inducible factor-1）の変異が含まれていた。おそらく、低酸素に対する対応能力が遺伝子変異により強化されていると推測された。

　さて興味深いことに、先述したアンデス、チベット、ネパール、エチオピアなどの高地に住む人種も、進化上低酸素条件への適応を獲得した人類と呼べる。しかし、その獲得方式は、地域により異なることが近年の研究により明らかとなった。アンデス高地民では、"ヘモグロビン増加方式"というシンプルなHIF 活性化戦略で説明できる一方、チベット高地民は、"血流増加方式"を採用していた。後者では、ヘモグロビンがむしろ低値に抑えられる一方で、血管拡張作用のある一酸化窒素（NO）の活性が通常人より 10 倍以上高いため、低酸素への適応を可能としている。さらに、チベット人に多い遺伝子変異の中のひとつが、HIF-2（HIF-1 の機能ホモローグ）の変異であることが判明し、どうやらチベット人では、HIF-2 活性を抑制することによりヘモグロビンの増加が抑えられていると考えられる（奥宮 2013）。これは上記のハダカデバネズミやアンデス高地民の HIF 活性化戦略とは正反対である。なぜ、チベット人は低酸素での HIF 活性化戦略を採用しなかったのであろうか。

　通常、低酸素に反応して、HIF が活性化すればヘモグロビンが増加し多血症という赤血球過多の状況になるが、多血症の状態が持続すると頭痛、倦怠感、めまいなどの症状に悩まされることになる。チベット人は、HIF の代わりに、NO を活性化させることにより、多血症を巧妙に回避したことになる。

5.7　HIF-1 活性化戦略

　転写因子 HIF-1 は、セメンザ（G.L. Semenza）博士らにより、低酸素反応性エレメント hypoxia responsive element（HRE）の DNA に結合するタンパクとして、ヒーラ細胞抽出液より生化学的手法により同定された。予想どおり、HIF-1 は低酸素に反応し活性化する転写因子であり、その標的下流は、生体が低酸素環境適応に必要な遺伝子群であった。

　ヒトでは、HIF タンパクには、HIF-1、HIF-2、HIF-3 が存在し、HIF-1αと HIF-2αがそれぞれ、標的を共有しつつ、前者は急性の低酸素、後者が慢性の低酸素時に活性化すると考えられている（HIF-3 は機能ドメインを欠失しているので、デコイ型〔機能欠失型〕と思われる）。ショウジョウバエには、Similar と呼ばれる HIF-1αホモローグが存在するが、それとは別のもうひとつの HIF-1αホモローグとして Tracheless が報告されている。この Tracheless は発生上、気管形成に必要な遺伝子であり、進化上ショウジョウバエで特別に発展した HIF-1 ホモローグと考えられる（Prabhakar and Semenza 2012）[17]。

　発見の経緯が示すように転写因子 HIF-1αは低酸素状況で重要な役割を果たす一方、通常の酸素圧条件ではそのタンパク量は減少することが知られている。これは、HIF-1αタンパクそのものの産生量が低下するというよりは、むしろユビキチン–プロテアソームによるタンパク分解により積極的に分解されるからだ（この点は後述する p53 分解と似ている）。その分解過程には、特異的な酵素であるユビキチンリガーゼとしてのフォンヒッペル・リンダウ遺伝子産物（pVHL）が重要である。さらにその前段階として、ユビキチン化に適しているかどうかという区別には、HIF-1αタンパクの特定のプロリン（Pro）残基のヒドロキシル化が関与する。プロリンヒドロキシル化を担う酵素は、PHD ドメインを保有する酵素である。PHD タンパクのプロリンヒドロキシル化活性は細胞内酸素濃度に強く依存する。よって、低酸素状態においては、プロリンヒドロキシル化は行われず、結果、ユビキチン化による HIF-1αタンパク分解は起こりにくい一方で、正常酸素状況下では、積極的にプロリンヒドロキシル化およびユビキチン化が行われる。安定化した HIF-1αは核内移行し、HIF-1βとヘテロ 2 量体形成し、転写因子として機能する。その際、先述した低酸素反応

性エレメント（HRE）である DNA 配列（5′-ACGTG-3′）に結合し、その下流の遺伝子を転写活性化する。

　PHD タンパクと HIF タンパクに関しては、進化上の違いの検討がなされている（Rytkönen et al. 2011）[18]。驚いたことに、酵母には PHD タンパクは存在するが、HIF はない。酵母では、そのヒドロキシル化の対象は、SREBP ホモローグである。ハエと線虫には、1 個ずつ PHD タンパクと HIF タンパクが存在するので、どうやら先に存在した PHD タンパクを進化の過程で、HIF 制御に流用したのであろう。ヒトやマウスでは、PHD1 〜 3 と HIF1 〜 3 が 3 個ずつ存在するので、進化の過程で HIF 活性化戦略は、複雑かつ巧妙に発展したのであろう。その証拠のひとつは、PHD によるヒドロキシル化の対象となるプロリンは、ハエや線虫の HIF タンパクでは 1 個しか存在しないが、ヒトの HIF-1α では、2 カ所のプロリン残基（402 番と 564 番目）がヒドロキシル化を受け、これらの 2 カ所のプロリン残基が HIF-2α においても保存されている点にも、みられる。普遍的に存在する PHD2 タンパクは、HIF-1 の N 末端のプロリンを、HIF-2 のそれよりも効率よくヒドロキシル化することが判明しており（Appelhoff et al. 2004）[19]、前者が急性低酸素反応、後者が慢性低酸素反応を担うという生理的な住み分けの事実とも合致する。

　低酸素により寿命が変わるかもという話は、先述したハダカデバネズミや、線虫、培養細胞の例があげられるが、HIF-1 自身が寿命に影響する可能性は、線虫遺伝学で示されている。線虫では、HIF-1 ユビキチン化に必要なプロリンヒドロキシル化を担う酵素 EGL-9 の変異や、ユビキチン化酵素 VHL-1 の変異では、HIF-1 が安定化・活性化され、寿命延長効果も確認された。EGL-9 変異や VHL-1 変異による寿命延長効果は、HIF-1 の同時ノックダウンによって消失することにより、HIF-1 依存性であることが確認された（Mehta et al. 2009）[20]。さらに、カロリー制限や IGF-1 ホルモンシグナルによる寿命制御とは、別のメカニズムであると判明した。

　別のグループでも同様に、HIF-1 の安定化・活性化による寿命延長が確認されている（Zhang et al. 2009）[21]。しかし、この報告の中では、不思議なことに HIF-1 のノックダウンでも、同様に寿命延長効果が確認された。つまり、HIF-1 を活性化するか不活性化するかどちらでも、線虫では寿命が延長するこ

とになる。HIF-1と個体老化の密接な関係があることはまず間違いなかろうが、その解釈は複雑で難しい状況となってしまった（Leiser and Kaeberlein 2010）[22]。

5.8　なぜミトコンドリアはアポトーシスに関与するのか

　もうひとつのミトコンドリアに関する謎は、なぜアポトーシスにおいてミトコンドリアが重要な役割を果たすのかという点である。アポトーシスとは、さまざまなストレスにより修復不可能な重度な障害を受けた細胞が選択する自殺的死の様式を総称し、別名プログラムド・セル・デス（PCD：プログラム細胞死）とも呼ばれている。アポトーシスする細胞は、形態学上、核の凝集と細胞収縮、膜におけるブレブの形成、DNAの断片化（フラグメンテーション）などによって特徴づけられる。アポトーシスは、発生段階で、過剰にできた細胞を選択的に除外し器官形成を完成するのに必要なプロセス、あるいは不要になった（邪魔になった）細胞の除去システムと考えられている。

　まずアポトーシスは、原始的動物である線虫の遺伝学研究によって解明された。それは、非常にシンプルで、EGL-1、CED-9、CED-4、CED-3という4つの因子からなるカスケードで実行される。EGL-1はBCL-2タンパクファミリーの中で、BH3（BCL2 homology-3）ドメインのみをもつ群に属し、もうひとつのBCL-2タンパクファミリーで抗アポトーシス効果のあるCED-9に結合することにより、CED-9を失活化する。CED-9は本来CED-4に結合しその機能を阻害しているが、CED-9の失活化により、CED-4はシステインプロテアーゼであるCED-3に結合し、その酵素活性を活性化する。さらにその下流のプロテアーゼも活性化され、細胞崩壊・細胞死が誘導される。

　このアポトーシスのシグナル経路（4つの因子、EGL-1、CED-9、CED-4、CED-3）は、原則哺乳細胞でもその機能ホモローグやカスケードの流れが保存されているが、線虫やハエでのアポトーシスと大きな違いがひとつある。それはミトコンドリアの深い関与である（図5.3）。線虫では、BCL2タンパクファミリーCED-9の抗アポプトーシス効果としての主な仕事は、アダプタータンパクであるCED-4の阻害であったが、哺乳類でCED-9の機能ホモローグと呼ばれるBCL2、BCL-XLや、MCL1の仕事は、ミトコンドリア構造構築の保護である。

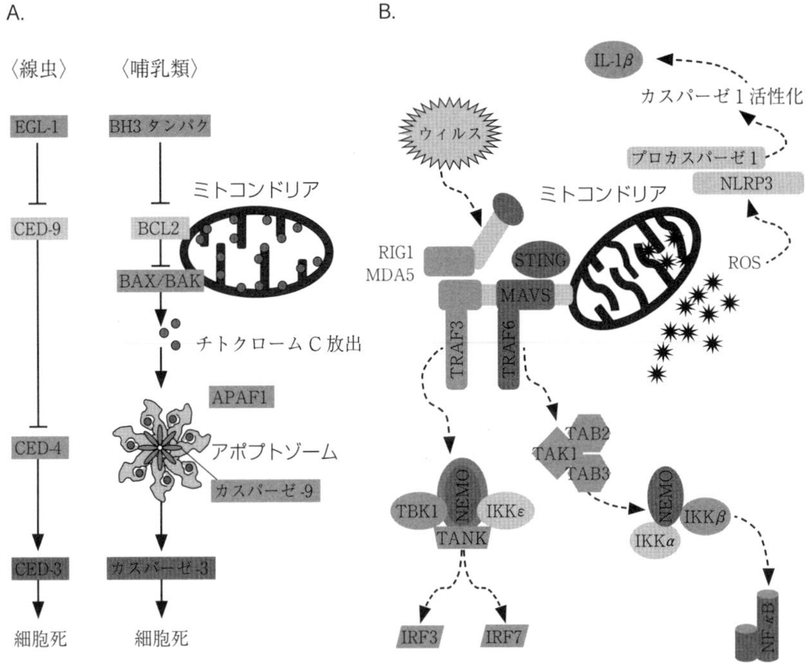

図 5.3 アポトーシス・免疫反応とミトコンドリアの連関
A：線虫と哺乳類においてアポトーシスシグナル経路を比較すると、基本的な構成因子(EGL-1、CED-9、CED-4、CED-3)はよく保存されているが、後者においては、ミトコンドリアからのチトクロームC放出が重要な意味をもつ
(Degterev A, Yuan J：Nat Rev Mol Cell Biol 9(5):378-390, 2008［23］より改変)
B：ミトコンドリアは、巨大タンパク複合体（MAVS）シグナロソーム形成による IRF3、IRF7 や NF-κB 活性化、あるいはインフラマソーム活性化を介して、免疫反応にも関与する

BCL2 などは、ミトコンドリア外膜に存在し、もうひとつの BCL2 タンパクファミリーでアポトーシス促進効果をもつ BAX や BAK タンパクがミトコンドリアを攻撃することから守っている。BAX・BAK タンパクは、ミトコンドリア外膜において多量体チャンネルを形成し、ミトコンドリアの障害・崩壊を誘導する。その際、重要となる自殺死の時限装置スイッチは、ミトコンドリアから放出されるチトクロームCである。チトクロームCは本来、電子伝達系に必須で重要な役割を果たすが、いったんミトコンドリアから放出されると、哺

乳類の CED-4 ホモローグである APAF1 と CED-3 ホモローグであるカスパーゼ 9 の巨大複合体「アポプトソーム apoptosome」形成を誘導し、そのプロテアーゼ活性を亢進させるとともに、その下流のプロテアーゼ（カスパーゼ 3、6、7）群を次々と活性化し、細胞死へと至らしめる。ミトコンドリアからのチトクローム C 放出がアポトーシスの重要なステップであるという最初の報告はその意外性をもって多くの研究者を驚かせたが、後に、ミトコンドリアからはチトクローム C のみならず、Smac/Diablo、EndoG、HtrA2、AIF、のようなさまざまなアポトーシス促進分子が放出されることが確認され、アポトーシスシグナルにおけるミトコンドリアの重要性が再認識された。

　さて、最初の疑問に戻ると、なぜ、アポトーシスにここまで深くミトコンドリアが関与するのであろうか。私見をここで述べると、太古の昔に、細胞とミトコンドリアは運命共同体としての深い契約を結んだのであろう。それは、ミトコンドリアをエネルギー源として利用する代わりに、細胞自らが死ぬときには、ミトコンドリアも道づれにするようなシステムだったのだろう。その契約は、共生が始まった黎明期には、大きな意味をもったのではなかろうか。もともとは障害されたミトコンドリアからの死にゆくシグナル放出であり、周りのミトコンドリアに回避行動を促す意味があったのかもしれない。しかし進化の過程でいつしか、ミトコンドリア遺伝子の多くは、核内ゲノム側に組み込まれ、細胞とミトコンドリアは一体化してしまったので、ミトコンドリアが最後のダイイングメッセージを発する様子を、われわれが細胞死のシグナルと解釈しているだけではないだろうか。しかし、この仮説の難点は、他の多細胞系である、線虫やハエがなぜミトコンドリアアポトーシスシステムを採用しなかったのか、説明できないことである。

　さて最近、哺乳類に新たな CED-4/APAF1 ホモローグが見出され、大きな話題となっている。それは、NLR（NOD-like receptor）と呼ばれるタンパク群であり、Nod1/2、NLRP3、NLRPC4、NAIP、NLRP1 など、ヒトでは約 20 種類、マウスでは約 30 種類、魚類では約数百種が存在する。NLR ファミリーは、当初植物に数千種近く存在するといわれる病原体性 R タンパクとして見出され、パターン認識受容体（PRR）として働くことが判明していたが、その R タンパクの哺乳類機能ホモローグとして同定された。パターン認識受容体は、病

原体（細菌やウイルス）に共通な特定の構造を認識し、その病原体排除に重要であり、動物ではすでにトル様受容体（TLR）が報告されていたので、それをもじって、NLRと名づけられたともいわれている。NLRが活性化すると、その下流のカスパーゼ1やカスパーゼ5が活性化し、炎症や細胞死に至ることが判明しており、病原体排除機構として、APAF1およびカスパーゼの相互作用が進化上保存されていることが判明した。

　もし、哺乳類の細胞でもアポトーシスの意義は、病原体感染後の感染細胞とその病原体除去にあったとしたら、ミトコンドリアの関与する可能性も理解できるかもしれない。つまり、古典的アポトーシスの経路は当初、発生段階での形態形成などの目的で、線虫で採用されたが、後に進化上哺乳類では、生態防御系として感染細胞除去のため、ミトコンドリア崩壊（チトクロームC放出）とカップリングされ、同時に病原体も死滅させる自爆テロ的な役割を担うことになったのではないだろうか（Degterev and Yuan 2008）[23]。

　ミトコンドリアが、外来病原体との免疫反応に関与するかどうかは、謎のままであったが、近年、大きな進展をみせた。自然免疫におけるパターン認識受容体は、当初トル様受容体の解析が先行したが、その後先述のNLRに加えて、第3のグループ、RPR（RIG-I like receptor）が見出された。RPRのファミリーにはRIG-IやMDA-5というタンパクが属し、RNAウイルスが細胞内侵入した際には、細胞内のパターン認識受容体として機能する。RPRの下流タンパクとして、驚いたことに、ミトコンドリア膜タンパクMAVS（mitochondrial antiviral signaling）が同定された。大阪大学の審良静男博士らにより、そのノックアウトマウスは抗RNAウイルス免疫反応に欠損があることが示された。MAVSはそのCARDドメインを通じて、RIG-IやMDA-5と結合すると活性化し、さらにTRAF2、TRAF3、TRAF5、TRAF6やTRADD、小胞体タンパクSTINGなどと巨大タンパク複合体MAVSシグナロソームを形成して、NF-κBやIRF-3/7の活性化に寄与する。ミトコンドリアと免疫反応の連関の一端が解明されたことになる（図5.3）。

　さらに、NLRファミリーのひとつNLRP3は、カスパーゼ1の活性を制御し、サイトカインIL-1の切断を通じて、成熟型IL-1形成に必要であり、インフラマソームと呼ばれる機能単位を構成する。このNLRP3を含むインフラマソー

ムの活性化には、ミトコンドリア由来の ROS が必要であることが判明した（Zhou et al. 2011）［24］。もはや、ミトコンドリアが免疫反応において重要であるという事実は、確立されつつある。多細胞動物が免疫系を獲得する過程で、ミトンドリア自身もまた、進化適応したのであろう。

5.9 「ミトコンドリア仮説 MFRTA」も老化する？
── ミトホルミーシスの発見

先述のように、2005 年ころには、ミトコンドリア仮説 MFRTA は、ある程度の決着と支持を受けたと判断された。しかし、ほぼ同じころ、まったく逆の反論が起こりはじめていた。MFRTA 論争の幕開けである（Lapointe et al. 2010）［25］。

まず、ヒト臨床試験において、抗酸化薬におる健康効果に関して、まったく逆の結果が報告されはじめた。とくに、抗酸化物質であるβカロテン、ビタミン A、ビタミン E に関しては、死亡率が悪化するということが判明した（Bjelakovic et al. 2007）［26］。過剰な酸化ストレス除去は、さまざまな疾患において、負の作用があると報告されている（Bjelakovic et al. 2014）［27］。

さらに見過ごせない点は、遺伝学的アプローチにより、酸化ストレスが増加したほうが逆に長生きできるという報告が蓄積してきたことである。

まず、ミトコンドリア抗酸化タンパク遺伝子 Gpx4+/- ヘテロノックアウトマウスでは、脂肪 peroxidation などの酸化ストレスの増加が観察される一方で、7％の寿命延長効果が報告された（Ran et al. 2007）［28］。しかし 7％という数字は大きな効果とは呼べないので、あまり注目されなかった。次に、この分野では、ヘキミ（S. Hekimi）博士らのグループが驚くべき報告を出しはじめる。彼らは、ミトコンドリア SOD である SOD2 変異の線虫は、寿命延長することを報告した（Van Raamsdonk and Hekimi 2009）［29］。この SOD2 変異では、酸化ストレスが上昇する一方、ミトコンドリア酸素消費は低下していることが判明した。しかし、SOD2 欠損マウスは短命に終わることが以前にわかっていたので、周囲からは懐疑的な意見もあった。

2010 年になって、ヘキミ博士らは、酸化ストレス剤パラコート（除草剤のひとつ）を非常に低濃度で処理すれば、野生型線虫の寿命が劇的に増加すること

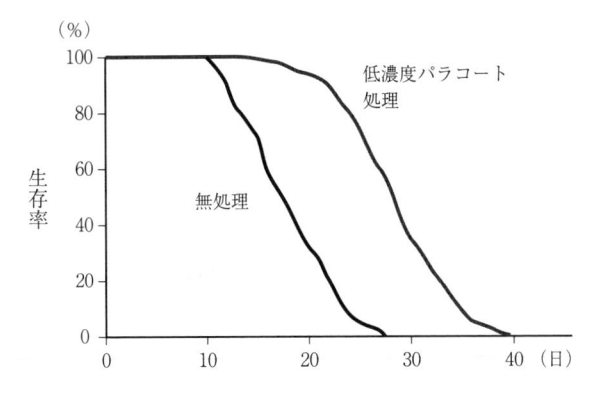

図 5.4　ミトホルミーシス
線虫において、低濃度パラコート処理により、むしろ寿命延長することが確認されており、ミトホルミーシスの好例と考えられる
(Yang W, Hekimi S：PLoS Biol 8(12), 2010, e1000556 [30] より改変)

を報告した（Yang and Hekimi 2010）[30]（図5.4）。パラコートは、NADPHなどから電子を奪って強烈な酸化ストレス剤となる毒物として有名であったが、低濃度という点がこの実験の最重要点であった。以前彼らは、ミトコンドリアコンプレックスⅠやⅢの役割を担うタンパクの変異であるnuo-6や、isp-1変異では、線虫の寿命が延長されることを報告していたが（Copeland et al. 2009）[31]、これらミトコンドリア変異線虫では、ミトコンドリア由来スーパーオキシドは増加するが、細胞内酸化ストレス全体としては変化がないことを見出した。そしてこれらミトコンドリア変異では、パラコートによる寿命延長現象がなくなるという遺伝学的考察より、酸化ストレス増加が寿命延長の原因と推測された。さらに他のグループが、ハエにおいて、ミトコンドリアコンプレックスⅠ、Ⅲ、Ⅳ、Ⅴのうちの5つの遺伝子のノックダウンによる寿命延長効果を報告した。ハエにおいて、筋肉で特異的にミトコンドリアコンプレックスⅠのひとつND75タンパクをノックダウンすると、個体寿命が延長するという同様の報告もなされた（Owusu-Ansah et al. 2013）[32]。線虫においても他のグループが、ミトコンドリアリボソームタンパクであるMrps5のノックダウンにより、ミトコンドリア酸素消費が低下し、寿命延長が起こることを確認した（Houtkooper et al. 2013）[33]。総合的に判断すると、非常に微量の酸化ストレスは、むしろ

寿命延長に働き、その標的はミトコンドリア機能と推測された。

　ヘキミ博士らは、さらに以前自身が線虫での長寿変異として報告したClk-1変異に注目した（Ewbank et al. 1997）[34]。Clk-1タンパクは、酵母からマウスまで保存されたCoq7pタンパクと同一で、ユビキノン合成に必要な酵素である。よって、Clk-1変異では、ユビキノン合成が低下し、ミトコンドリア呼吸鎖機能が低下する。彼らは、このClk-1を失活したmclk1ノックアウトマウスを作製した。ホモノックアウトであるmclk1-/-マウスは胎生致死であったが、ヘテロノックアウトであるmclk1+/-マウスは、驚いたことに、線虫のケース同様、15〜30％の寿命延長現象が確認された（Liu et al. 2005）[35]。

　このmclk1+/-ヘテロノックアウトマウスをさらに解析すると興味深いことに、ミトコンドリア呼吸鎖の低下、ATP産生の低下、NADプールの低下など、線虫のケースと同様なミトコンドリア機能低下が観察された。さらに、ミトコンドリア由来酸化ストレスが増加する一方で、細胞質や血中の酸化ストレスが低下しており、老化マーカーとしての酸化ストレスマーカーが抑制されていることが判明した（Lapointe and Hekimi 2008）[36]。ほぼ同時期に、別のグループにより、ミトコンドリア呼吸鎖のチトクロームCオキシダーゼCOXのノックアウトマウスSurf1ノックアウトマウスが作成され、長寿効果が報告された（Dell'agnello et al. 2007）[37]。以上のように、ミトコンドリア機能を障害すると酸化ストレスの増加が予想されるが、マウスでも、その酸化ストレス増加がむしろ寿命を延長する効果の証拠が蓄積しつつある。

　このように弱いストレスが、むしろ逆に個体にとってストレス耐性を惹起し、寿命延長することをホルミーシスと呼ぶが、ここでは、ミトコンドリア由来の酸化ストレスが寿命延長することよりミトホルミーシスと呼ばれる。

5.10　ミトコンドリア由来酸化ストレスは善か悪か

　ミトホルミーシス現象の確認により、従来のミトコンドリア仮説MFRTAの提唱するミトコンドリア由来酸化ストレスが悪である、という考え方は修正を迫られようとしている。もちろん過剰な酸化ストレスが個体に害をもたらし、短命になることに異論はない。しかし、ある程度の酸化ストレスには、ミトホ

ルミーシスのような良い側面もあることが否定できない情勢となった。では、ミトコンドリア由来の酸化ストレスは、単なる悪者ではなく、具体的にどような生理的効能があるのか（Sena and Chandel 2012）[38]。

まず第 1 に、低酸素ストレス時に、ミトコンドリア由来 ROS が HIF-1 を安定化に寄与するという点である。ミトコンドリア改変で、ミトコンドリア由来 ROS が産生されない条件では、HIF-1 は不安定化したままである一方、ミトコンドリアコンプレックスⅢの欠損により、酸化的リン酸化が行われないが ROS は産生できる条件では HIF-1 が安定化されることが報告された（Bell et al. 2007）[39]。

次に、ミトコンドリア ROS は飢餓時や変性タンパク形成時に、タンパク分解し品指揮管理を行うオートファジーにも必要であることが判明している。オートファジーには、変性したミトコンドリアの処理に関わるミトファジーの存在も議論されており、ミトコンドリア由来 ROS がオートファジーに関与する可能性は十分ありうる。

第 3 に、ミトコンドリア ROS は免疫機能制御に重要ということがわかってきた。たとえば、後述する UCP2-/- ノックアウトマウスでは、ミトコンドリア由来の ROS 産生が著明に上昇し、免疫力が大きく増強される。ミトコンドリア ROS は、マクロファージにおける TLR リセプターの活性化による病原体除去にも重要である。さらに TNF-α リセプター活性化時にミトコンドリア ROS が誘導され、NF-κB が活性化し、炎症性サイトカインを誘導することも判明している。

第 4 にいくつかの幹細胞が分化する過程で、ミトコンドリア ROS が重要であることが判明しつつある。幹細胞は、最小限のミトコンドリアしか備えていないが、分化する過程でミトコンドリアが発達し、ミトコンドリア ROS が上昇すると考えられる。

以上のように、ミトコンドリア ROS に関しては、重要な生理的効果も判明しつつあり、従来のミトコンドリア仮説 MFRTA では十分説明できない点である。

第6章
細胞老化は必要悪か

6.1 高齢者とがん

　現在の日本では、2人に1人ががんになり、3人に1人はがんで亡くなる時代といわれている。世界全体でも、2007年推計で、毎年700万人以上ががんで亡くなっている。一部の例外（白血病など）を除いては、多くのがんは、若年者より高齢者に多いこともよく知られている。先進国において、がんの診断の平均年齢は、70歳に近づきつつある。統計上の推測では、2030年までには、がん患者の70%は、65歳以上になるといわれている。米国では、がん患者数が、2000年で1300万人だったのが、2050年にはその倍の2600万人に膨れ上がると推察されている。年齢別でみると、この50年間で50歳以下のがん患者数は一切変化がない一方で、65歳以上のがん患者は2000年から2030年の30年間で倍増すると考えられている（Balducci and Ershler 2005）[1]。

　このように、高齢者でがんが増える理由は、①発がん性物質への曝露時間がより長くなること、②老化した細胞や組織が、発がん物質により感受性を示す可能性、③老化した個体の全身状態が、がんの発生の素地として、より好ましい可能性などが、指摘されている。社会の高齢化により、高齢者が増加し、がんのタイプにも変容がみられる。たとえば、70歳以上の悪性脳腫瘍は、1970～90年の20年間の間に、約7倍に著しく増加している。

　高齢者におけるがんは、一般的に成長が遅く、悪性度が低いという考え方もあるが、必ずしもすべてのがんに当てはまるわけではない。マウスモデルにおいて、次のような実験の報告がある。若いマウスと年寄りのマウスを準備し、それぞれ等量のがん細胞を外から注入し、そのがんの生着と成長を観察した。

その結果、ある種のがんは若いマウスで、より著しい増殖を示す一方、別の種類のがん細胞ではむしろ年寄りのマウスで、がんが成長しやすいと判明した。彼らの結論は、がん細胞は、宿主個体の生態環境の影響を受け、その効果は、がん細胞の種類により異なるというものだった。

　実はヒトだけでなく、鳥や魚、昆虫もがんになる。イヌやネコでは、がんによる死亡率が高いといわれている。しかし霊長類では、がんは少ないと報告されている。世界中で飼育された霊長類の検視報告によると、1065体の解剖中、腫瘍が見つかったのは32体で、多くは良性で悪性は4例のみ（0.37%）だったという。長寿で有名なゾウやカメもがんで死ぬ個体は珍しいといわれている。しかし、ヒトは約30%の死因をがんが占める。

　カリフォルニア大学バークレー校のラスムス・ニールセン（R. Nielsen）博士の報告によると、ヒトもチンパンジーも、ほぼ同数の2万数千個の遺伝子をもつ。ほとんどの遺伝子99%は非常に似ており、1%の違いしかない。その中でもチンパンジーに比べ、ヒトで大きく変化している遺伝子50個が見出された。これら50個の遺伝子のほとんどが病気に関与する遺伝子であった。とくに多かったのは、免疫に関する遺伝子だったが、11個は精子形成に関与し、精子の生存率を改善する遺伝子だった。これは、「プレゼント仮説」（第3章）で指摘された持続的性交を可能とするため、人類では持続的に精子を生成する必要があるからだといわれている。ヒトの場合、1時間に1000万個以上の精子をつくるという。ヒトの前立腺も、他の哺乳類のそれより巨大化していることが判明している。そして男性の前立腺がんは、2020年以降、第2位になるとの推測もある（がん研究振興財団）。これら精子生成戦略が、がんができたときにがん細胞の増殖に悪用されるという説もある。男性ヒトでの活発な生殖器系の増殖能力が、前立腺がんの一因かもしれない。

6.2　老化しない細胞——がん

　がんは、現代の先進国の多くで死因トップとなり、人類が撲滅を目指すべき重要な疾患となりつつある。ヘイフリック（L. Hayflick）の成長限界が示すように、正常細胞は分裂・増殖回数が有限であり、最終的に細胞老化してしまう一

方で、がん化した細胞は老化せずに増殖しつづける。がん細胞が老化しないことは、「不死化」という言葉で表現され、「老化」という言葉と対をなす。しかしながら、がん細胞の不死性は、がん細胞のもつ多くの生物学的特徴のひとつでしかない。

　当たり前といわれるかもしれないが、がんは突然1日でできるわけではない。最初に体の中で1個のがん細胞が発生し、それが細胞分裂しつづけて、約1〜2cm以上の大きさの塊まで成長し、がんとして臨床医師によって発見される。その間、数年から数十年かかると考えられている。そのような長い期間を経て、がんが進行していく過程には、複数の段階が存在すると考えられており、「多段階発がん仮説」と呼ぶ。

　まず多段階発がんの初期段階は、がん細胞が盛んに増殖しはじめる時期である。この時期、不死化や抗アポトーシス能力などのがん特性を獲得して、がんの増殖能力を維持している。次に、がんとしての3次元的構築、つまり固形腫瘍として塊状に成長する時期がある。この際には、血管新生、足場非依存性増殖能力獲得などが、重要ながん特性として必要となる。最後に、がんが原発巣を離れて、他臓器に転移しはじめる時期がやってくる。ここではすでに、細胞外マトリックス分解能力、細胞移動能力、細胞接着能力などが、新たな特性として獲得されている。これらさまざまな細胞特性は、正常細胞と比較し顕著に亢進しており、がん細胞の特性と呼ばれる（図6.1）。

　「多段階発がん仮説」では、がんがその特性を獲得し進展していく各段階を、特定の遺伝子変異で説明しようとする考えが主流である。がんが多段階を経て生体内で完成するためには、各段階でのある特定の遺伝子改変・変異が必要であろうと生物学的に想定されている。多段階発がん仮説に関与する遺伝子の多くは、発がん遺伝子やがん抑制遺伝子の名前で知られている。現在、活性化すると細胞をがん化させる前者は約100個前後報告があり、がん化を抑制する後者は約20個ほどだが、未知のものを含めるともっと存在する可能性はある。がん抑制遺伝子が完全失活した場合は、がんを抑制する力が低下し、発がんが誘導されやすくなる。

　がんの多彩な特性が、特定の遺伝子の変異を原因とするならば、「不死化・老化しない」というがんの特性もテロメア・テロメアラーゼ以外に、がん遺伝

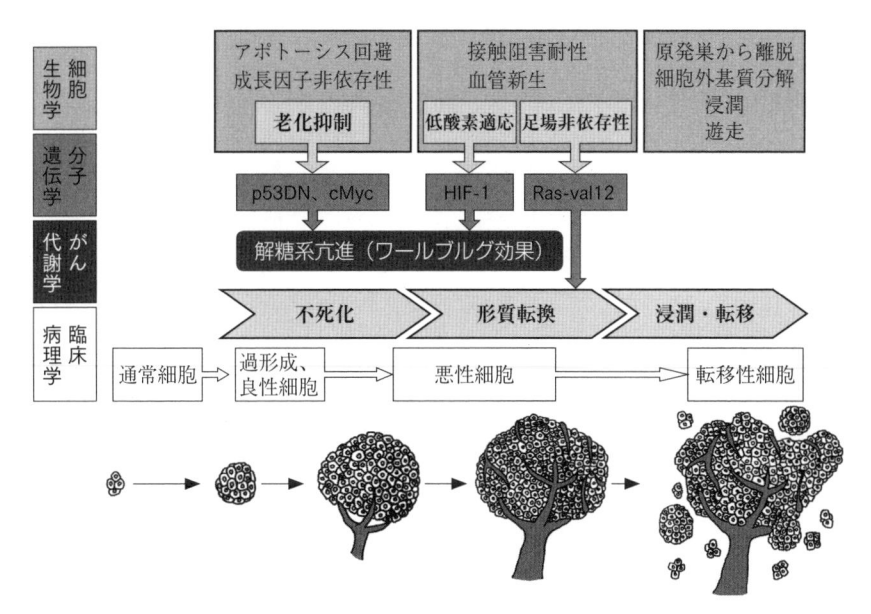

図 6.1 がんの多段階発生説
細胞生物学、遺伝学的観点より多くの段階を経て、通常の細胞ががん化し、生命を脅かす疾患へと完成される

子やがん抑制遺伝子の関与があるのであろうか。細胞老化するメカニズムを研究することは、がんが老化せずに増殖しつづける機構の研究にも通じる。すなわち、最新の細胞老化研究は最新のがん研究ともいえる。

6.3 ランゲ博士の予言

第4章で述べたように、マウスでは、テロメアが老化時計とは呼べないことがはっきりした。この点については、ランゲ（T. de Lange）博士が非常に鋭い考察を述べているので、ここでふれてみたい。ランゲ博士は、老化ではなくがん化の観点から、マウステロメアが長いことを論じている。

一般にテロメアは、がん抑制機構とも考えることが可能である。なぜならば、がん細胞は無限に増殖しつづける異常細胞であり、その過剰な増殖の結果、テロメアが十分短くなれば、おそらくがん細胞も増殖停止するはずだからだ。テ

ロメア長の長短により増殖を制御するという機構は、個体をがんから守るという観点からいえば、便利といえる。

　しかしながら、このテロメア長による防御機構が万能ではない点は、がん細胞の増殖が進行し腫瘍のサイズが 1 ～ 2cm 程度のある程度十分な大きさまで成長しないと、テロメア長が十分短くならないので機能しない点である。つまり、腫瘍が 1 ～ 2cm のサイズになるまでは、テロメア長による監視から無視され放置されることになる。ヒトのような体のサイズの大きな生物なら、それでも十分意味があるかもしれない。が、たとえばネズミのような体の小さな動物では、どうであろうか。われわれが実験で使うハツカネズミでは、体重が約 30g 前後、体長は 10cm 前後しかない。そのような小さな体に対しては、1 ～ 2cm の腫瘍は、それだけで十分生命を脅かす巨大な異物であり、それを放置しておくという方法は、防御機構としてはあまり意味がない。

　したがって論理的に考えると、ネズミのような体の小さな動物では、より早い段階（たぶん数 mm くらいのサイズ）でがんのような細胞増殖異常を感知するために、より短いテロメアを備えているほうがうまくいくはずである。ところが、現実には、ネズミのテロメアはヒトのテロメアより数倍長い。以上より、残念ながらネズミでは、テロメア長の監視によるがんからの防御機構に、期待できないということになる。そこで、ネズミではテロメア以外の老化時計を使った別の方法で、がんを監視・抑制する必要があるとランゲ博士は指摘したのだ。つまりテロメア長以外による別の方法で、がんからの防御機構の何らかの存在が推測された。

6.4　テロメア非依存性細胞老化の存在

　「すべての細胞は老化する」というヘイフリックの発見は、後に分裂ごとに短くなるテロメア長依存性現象であることが判明し、複製老化と呼ばれるようになった。しかし、近年、テロメアだけでは説明できない細胞老化現象の存在が明らかとなり、注目されている。テロメアとは関係なく環境因子により影響される細胞老化である。この細胞老化は、さまざまなストレスにより誘導される点より、「ストレス老化」の名前で知られている。

先述したように、テロメア長が長いネズミのような生物種では、細胞老化現象をテロメア短縮だけでは説明不能であり、テロメア以外による細胞老化機構の存在を暗示する。これを、テロメア非依存性細胞老化とも呼ぶ。そのテロメア非依存性細胞老化のひとつとして、細胞が若くても（つまりテロメアが十分に長くても）、いくつかのストレスにより細胞老化を誘導する現象の存在がわかってきた（ストレス老化）(Sherr and DePinho 2000) [2]。

　ストレス老化を誘導するストレスは、さまざまな環境因子を含む。第5章で説明した酸化ストレスのみならず、さまざまな有害毒性物質（DNA障害誘起剤、ヒストンデアセチラーゼ阻害剤など）により、ストレス細胞老化が誘導されることが判明している。従来、「ストレス老化仮説」の代表としてハルマン（D. Harman）の提唱する酸化ストレスが長く注目されてきたが、より幅広いストレスが細胞老化の原因となりうることが判明したわけである。毒性薬剤だけではなく、環境条件や培養条件そのものもストレスとなりうることが判明しつつある。細胞培養に使うプラスチックの種類、培地組成の変化、培養酸素条件などである。たとえば、非常に低い細胞濃度で培養プレートに薄く細胞を播いたり、培養中の酸素濃度を通常（20%）よりさらに高濃度にシフトすると、ストレス細胞老化が誘導される。これらの培養条件や環境の変化による老化は、若い細胞でも観察され、すべてテロメア長とは無関係な老化現象である。

　このようなストレス細胞老化では、逆に、ストレスを除去すれば老化を回避できる可能性がある。実際、老化促進に働くと想定される条件（プラスチック、高酸素、培養液組成など）を適切に調節することは、ヒト細胞でもマウス細胞でもストレス細胞老化阻止に有効である。たとえば、通常の培養条件では、われわれが大気中で住んでいる20%酸素条件が用いられる。ところが、特別な培養装置を用いて、低酸素条件（1～3%）を用いると、マウス細胞は老化しにくいことが判明している。

　またヒト細胞でも、培養条件の変化により老化しにくくなることが確認されている。シェイ（J.W. Shay）とライト（W.E. Wright）の報告によると、特殊な培養細胞条件を用いると、ヒト線維芽細胞の老化が抑制できる。通常の細胞培養実験では、細胞培養用のプラスチック容器に細胞を播き、栄養分を豊富に含んだ細胞培養液を2～3日ごとに定期的交換し、細胞培養を行う。一方、シェ

イとライトの用いた特殊な培養実験条件では、まず、細胞培養用プラスチック容器に別の細胞（フィーダー細胞と呼ぶ）を絨毯のように敷き詰めて、プラスチックとヒト細胞の直接接触を防いだ。次に彼らは、培養液も通常の物から大幅に変更した。過剰な栄養分（ウシ血清）を取り除き、その代わり特定のサイトカインを加えた特殊な培養液で、細胞培養を行った。その結果、ヒト線維芽細胞の老化が抑制されることが判明した（Ramirez et al. 2001）[3]。現在では、このように老化の原因となりうる培養条件を、「培養ストレス」と総称する。

6.5 「ストレス細胞老化」——がん抑制のためのトレードオフ

　当初は、ストレス細胞老化は、さまざまな環境因子により誘導されるという報告が主だった。しかし、細胞をさまざまなストレスでいじめれば、老化したりアポトーシスするのは、当然ではないかという議論もあった。つまり、培養細胞実験上での人工的な現象にすぎないという否定的な見解であり、やはりテロメアのほうが大事であるという意見にも通じる。しかし、有害物質や環境因子、培養ストレスとは一線を画するストレスにより、ストレス老化が誘導されることが報告される。それは今から述べるがん遺伝子ストレスと呼ばれるものである。

　米国のコールド・スプリング・ハーバー（CSH）研究所のセラノ（M. Serrano）博士とビーチ（D. Beach）博士らは、通常細胞に発がん遺伝子であるras-val12遺伝子を導入するという単純な実験を行っていた。ras-val12は、がん細胞でよく観察されるras遺伝子の点突然変異型であり、古典的な発がん遺伝子のひとつである。彼らは、がん遺伝子導入により、通常細胞の増殖能力が亢進し、人工的にがん細胞がつくれるのではないかと、予想していた。ところが結果は予想に反して、発がん遺伝子ras-val12遺伝子を導入すると、通常細胞の細胞増殖が停止することが観察された。この細胞増殖停止効果は正常なras遺伝子を導入したケースでは観察できなかった。本来なら細胞増殖を促進させると期待された発がん遺伝子導入によって細胞の増殖が抑制されるという意外なデータを前にして、彼らはその解釈に戸惑っていた。これもまた、人工的に発がん遺伝子を大量発現するという培養細胞条件で起きてしまった、アー

チファクト現象なのか、どうか。

　当時のCSH所長は、あのDNA2重らせん構造を見つけたワトソン（J.D. Watson）であり、世界的最先端の研究所として、優秀な科学者が多く属していた。セラノ博士とビーチ博士は、同じ研究所の中で仲のいいロエ（S. Lowe）博士に、この実験結果に関し、相談した。ロエ博士の鋭い洞察力は、その実験結果の写真に写る奇妙な形の細胞を見逃さなかった。若い通常細胞と異なり、発がん遺伝子ras-val12遺伝子を導入した通常細胞は、細胞質と核の両方が巨大・拡大し、あたかも「目玉焼き」のような巨大細胞に変形していた。ロエ博士は、この細胞の奇妙な形は、老化細胞に似ていることを見抜いた。その後、ras-val12発現細胞で他の老化マーカーを詳細に計測したところ、老化が促進されていることが確認された。さらに、ras-val12遺伝子によるこの老化誘導現象は、ヒト・マウス両方の通常初代培養細胞で確認された。後に、がん遺伝子ストレス老化の名前で親しまれることになるストレス老化現象が発見された瞬間であった（Serrano et al. 1997）[4]。

　セラノ、ビーチ、ロエ博士によるがん遺伝子ストレス老化現象の発見は、がん研究の歴史の中で、ひとつのターニングポイントとなった。なぜなら、この発見をきっかけとして、発がん遺伝子による老化誘導現象は、生体のもつ防御機構のひとつであるという仮説を彼らが提唱したからだ。

　生物の体の中では、日々さまざまな理由により、遺伝子の突然変異が起こっては修復されているが、それら遺伝子変異がつねに発がんへと発展するわけではない。ras-val12遺伝子変異は非常に頻度の高いがん遺伝子変異であることは事実であるが、先述の多段階発がん仮説からも予想されるように、実際の固形腫瘍は複数のがん変異の蓄積の結果であり、ras-val12遺伝子変異1個だけではがんは発生しない。しかし、もしras-val12遺伝子変異が発生した場合には、その細胞が後にがん化する可能性は否定できない。セラノ、ビーチ、ロエ博士らは、このようなras-val12遺伝子のような発がん変異が起こってしまった細胞は、個体にとっては危険であるので、がん細胞に発展しないように、むしろ老化を誘導し封じ込める何らかの防御メカニズムが働いたのではないか、と考えた。生体側のがんに対する防御機構のひとつとして、細胞老化を誘導するというトレードオフが行われたのではないか、と積極的な評価を考えた。

そのような仮説を実証するためには、がんに対する生体防御機構の実態の解明が必要であった。彼らは、それはがん遺伝子の対極に位置するがん抑制遺伝子であろうと推測した。実際、がん抑制遺伝子と呼ばれるp53遺伝子を通常細胞で破壊したうえで、再びras-val12遺伝子を導入する実験が行われた。その結果今度は、細胞は老化せず、逆に活発に増殖しがん細胞のような挙動を示した。テロメアとは関係のない細胞老化が、発がん予防として積極的な意味をもつ必要悪であると証明されたのであった。

6.6 「がんと老化仮説」——論争から決着へ

セラノ博士らが報告した発がん遺伝子ras-val12によるストレス細胞老化現象は、後に他のグループも同様のras-val12を用いた実験や、ras遺伝子のシグナルの下流のRaf-1やMEK1キナーゼの活性化の実験、あるいは他の発がん遺伝子を用いた実験などで、確認された（Lin et al. 1998）[5]。がん化から個体を防御するために、通常細胞では老化が誘導されるという仮説が、少なくとも培養細胞研究では確実となった。これを契機として、他の多くのがん研究者も、細胞老化研究の分野に合流するようになった。

しかしこの仮説もまた、その後、大きな試練を受けることになる。その最大のものは、ジャック（T. Jacks）博士らによるras-val12遺伝子を発現するノックインマウスの報告である。このマウスでは、がんができやすいことが確認された（Johnson et al. 2001）[6]。セラノ博士らの提唱する、発がん防御機構としての「細胞老化」仮説と正反対の結果である。セラノ博士たちの知見は、培養細胞のみで適応できるアーチファクトだったのだろうか。

混迷する大論争に決着をつけたのは、やはりセラノ博士たちであった。彼らは、ras-val12遺伝子発現ノックインマウスを、もう一度独自の視点で解析した。もともと、このノックインマウスでは、良性と悪性の2種類の腫瘍が混在することに彼らは注目した。この良性・悪性両方の腫瘍に関し、老化のマーカーを詳細に比較した結果、前者では細胞老化の兆候が確認され、後者ではそれが消えていた（Collado et al. 2005）[7]。通常培養細胞で観察された老化バリアによるがん化阻止効果が、マウス個体における良性腫瘍では同様に悪性化阻止に働

くという点で一致した。

　ジャック博士の ras-val12 遺伝子発現ノックインマウスでの肺がん多発に関する最初の報告は、良性腫瘍ではなく悪性腫瘍のほうにのみ注目した結果、老化のバリア効果を見落としたのだろうと推測された。セラノ博士とジャック博士両者の結果を総合的に判断すると、発がん遺伝子 ras-val12 を導入した場合、老化のメカニズムが働き良性腫瘍でとどまるケースが観察される一方で、さらに何らかの追加の遺伝子変異が蓄積すると老化のバリアを乗り越えて悪性腫瘍に進展するケースもあると想定される。この解釈は、臨床での多段階発がん仮説にも合致する。

　その後、ras-val12 以外に 50 個近いがん遺伝子でも、同様にストレス老化現象が誘導されることが確認されている（Gorgoulis 2010）[8]。今では、「がんと老化 cancer-aging 仮説」として、語られるケースもある（Sharpless and DePinho 2007）[9]。すなわち老化とはがんを防ぐために存在する必要悪であり、ここにもトレードオフが垣間見られる。

第7章

細胞周期老化仮説

7.1　細胞周期のエンジンとブレーキ

　地球に生命が誕生したのは 38 億年前、細菌などの単細胞生物だった。およそ 6 億年前、初めて出現した多細胞生物は、軟体生物（エディアカラ生物群という）だったという。そして、現在われわれ人類は、30 〜 40 兆個の細胞からなる多細胞生物である。単細胞生物では、生きることとは、細胞を増やすこととほぼイコールである。一方、多細胞動物でも日々細胞分裂を行っている。ヒトの場合、毎日 3000 億個の細胞が入れ替わるといわれている。それは、傷んで死んだり脱落する細胞があり、個体としての総細胞数を維持するためだ。しかし、逆に細胞が増えすぎてブレーキが利かずに暴走しはじめるのが「がん」（悪性新生物）である。正常な細胞が細胞分裂する際には、その遺伝情報である DNA を正確にコピーすることが重要である。しかし、コピーミスは、1 日 40 カ所くらい発生するといわれる。

　細胞増殖とは、細胞が分裂しその数が増えるという、もっとも根源的な生命現象のひとつである。1 回の細胞分裂で、1 個の細胞から 2 個の細胞が生まれるが、なぜ 3 個や 4 個でないのかという点は説明が難しい。もちろん遺伝情報の収納庫である DNA が 2 重らせん構造なので、複製はもう 1 コピーしかできないことが、直接の理由であるが、ではなぜ、進化上 DNA の 2 重らせん構造が選択されたのか、謎のままである。

　細胞分裂が何度も繰り返されることにより、細胞の爆発的な増殖が可能であり、その細胞分裂の 1 サイクルを細胞周期（セルサイクル cell cycle）と呼ぶ（図 7.1）。細胞周期では、まず DNA が複製され（S 期と呼ぶ）、続いて、複製され

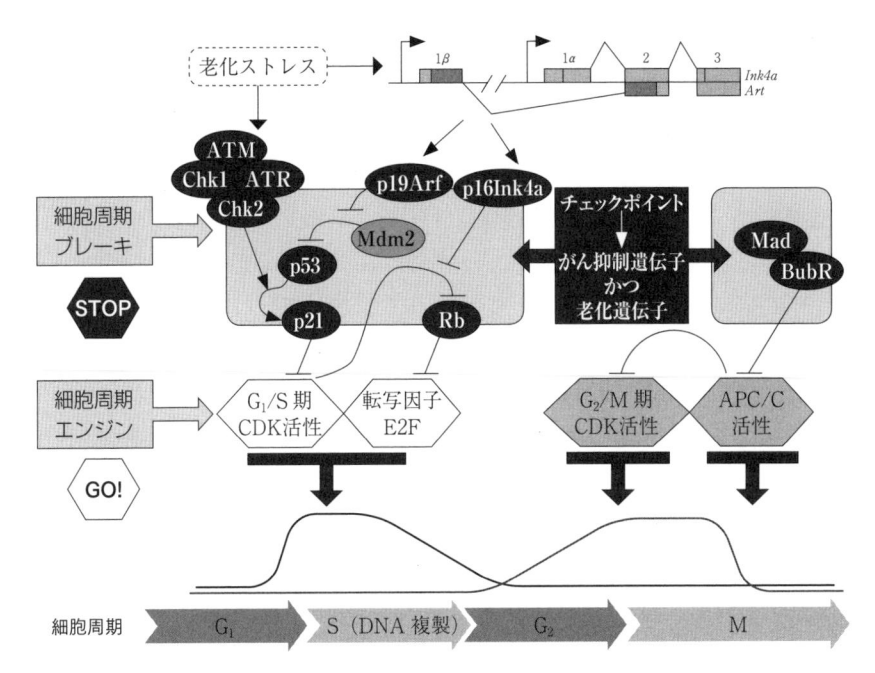

図 7.1 細胞周期のエンジンとブレーキ
　　　細胞が分裂を繰り返す周期を、細胞周期と呼ぶ。細胞周期が正しく制御され、暴走を阻止するためには、そのエンジン（CDK活性など）と、ブレーキ（がん抑制遺伝子の担うチェックポイント機能）が正しく組み合わされることが重要である

た遺伝子情報は姉妹染色体として娘細胞に分配される（M期と呼ぶ）。S期とM期は、細胞周期の中でも最もダイナミックかつ複雑なプロセスが含まれており、エラーが許されない重要な時期である。そして、S期とM期の間は、G_1期、G_2期という、細胞マスが成長する成長期である。よって、毎回の細胞周期は、G_1, S, G_2, M期という順番で進行する。S期のDNA複製やM期の染色体分配、G期の細胞成長という各段階で、それぞれその役割分担する器官（アパラタス）、DNAポリメラーゼ、リボソーム、スピンドルなどももちろん重要な役割を果たす。それ以外に、このセルサイクルを制御する正確な時計（あるいはエンジンのようなもの）が存在するのではないかと想定され、細胞周期を支配する「マスターキー」とも呼ばれた。

　細胞周期のエンジンとは、サイクリン依存性キナーゼ（CDK）というシグナ

ル伝達分子であった。細胞周期の中で、このキナーゼ活性が周期的変動を示し、G_1、S、G_2、M 期の順番やタイミングを決定している。細胞周期研究において、主に酵母遺伝学を用いた遺伝子ハンティングが積極的に行われた結果、CDK が発見された。紆余曲折はあったが、CDK は酵母のみならず、ほぼすべての真核細胞での存在と同様の機能が確認されている。以上のような功績により、細胞周期の研究者（リーランド・ハートウェル〔L.H. Hartwell〕博士、ポール・ナース〔P.M. Nurse〕博士、ティモシー・ハント〔R.T. Hunt〕博士）にノーベル生理学・医学賞（2001）が贈られたのは、記憶に新しい（Nasmyth 2001）[1]。

　さて、活発に増殖する培養細胞（線維芽細胞など）に関しては、それらが老化した場合は G_1 期で停止を示すことより、細胞老化とは、細胞周期の永久停止とも解釈できる。従来は、細胞老化時計とはテロメアであると想定されていた。しかし、後に、ストレス細胞老化というテロメアとは無関係な細胞老化現象が報告され、細胞周期エンジンの何らかの関与が疑われた。

　老化細胞では、通常の細胞周期停止細胞と同様に、CDK 活性が非常に低下している。よって、エンジンである CDK の活性を阻害するブレーキの存在が疑われた。同時期に、若い細胞と老化細胞におけるタンパクプロファイルを比較して、後者で異常に蓄積されるタンパク質として、p21 や p16Ink4a が見出された。そして後に、p21 や p16Ink4a の主な役割は、エンジンである CDK キナーゼに直接結合しその活性を阻害することと判明した。つまり老化細胞では、エンジンである CDK に対してブレーキとも呼べる p21 や p16Ink4a の蓄積が、細胞周期永久停止を引き起こしている。その後、p21 は p53 というがん抑制遺伝子により活性化され、p16Ink4a 遺伝子もがん抑制遺伝子そのものであることが判明する（Chandler and Peters 2013）[2]。このような歴史的経過により、細胞老化研究と細胞周期研究が合流することになった。

7.2　チェックポイントとがん抑制遺伝子

　p21 や p16Ink4 という細胞周期ブレーキの生理的意義は何であろうか。老化を誘導することが本来の存在意義ではあるまい。何らかのトレードオフにより、老化遺伝子となってしまったのであろう。

通常の細胞増殖では、p21やp16というブレーキは、ほとんど機能を発揮しない。通常の条件とは、ストレスのない条件とも言い換えられる。われわれが信号や交差点のない高速道路で自動車を運転する間、めったにブレーキを踏む機会がない（必要がない）のと同じである。

　もちろん、ブレーキを踏むべき時には、ブレーキが必要となる。増殖中の細胞が、酸化ストレスやDNA障害などのストレスを受けた場合、細胞内に何らかの障害が発生する。障害を放置したまま、増殖を続ければ、障害を受けた細胞がそのまま複製されてしまう。発生した障害を修復するために、細胞は細胞周期を一時的に停止する。障害修復が完了すれば、細胞周期停止を解除し、細胞周期を再開する。われわれが自転車を運転中に、タイヤがパンクすれば、いったん停止して、パンクを修理し、また走りはじめるのと同様に。ブレーキは常に必要ではないが、時々必ず必要になる。

　適切なタイミングでブレーキが作動するために、このような細胞内障害を感知し、細胞周期停止を命じる機構を「チェックポイント」と総称する。その最初の概念は、ハートウェル博士により提唱された。当初、概念としての「チェックポイント」は、イメージが難しく、雲をつかむような話であった。ストレスや障害が存在しない場合は、チェックポイントは作動しないわけだから、具体的な実態もつかみにくい。

　しかし、チェックポイント（ブレーキ）が欠落すると、重大な不都合が細胞に起こる。チェックポイントの欠落した細胞では、細胞内障害は修復されず、細胞周期停止も起きない。未修復の細胞内障害が蓄積したまま、細胞周期は進行し、細胞分裂（M期）の際に異常な細胞が誕生するか、細胞自体が死滅するか、いずれにしろ、好ましくない結果を招く。われわれがパンクしたままの自転車に乗りつづけて、大事故を引き起こすか、大けがをするか、という顛末と同様である。しかし自転車のパンクのケースと少し異なる点は、ブレーキ（チェックポイント）のない細胞が時に暴走し、異常な細胞がどんどん蓄積するケース（たとえば細胞のがん化）がありうるという点であろう。1990年代より、このチェックポイントの遺伝子が具体的に明らかとなり、p53やp21やp16Ink4aという細胞周期のブレーキは、がん抑制遺伝子群でもあると判明する。チェックポイントが何らかの形で欠失した細胞が、がんになりやすいともいえる。

つまり、p21 や p16Ink4a という細胞周期ブレーキの本来の生理的意義は、細胞がん化抑制というチェックポイント機能である（図7.1）。しかし、このブレーキがストレスにより過剰に誘導されると細胞老化というトレードオフが働くことになる。

7.3　2大がん抑制遺伝子経路

チェックポイント遺伝子発見の歴史的経緯をもう少し詳しく説明しておこう。

ヒト子宮頸がんの原因遺伝子であるパピローマウイルスについては、そのウイルス因子の一部である E6 や E7 ががん遺伝子として知られている。この E6、E7 がん遺伝子は細胞老化抑制効果ももつことが、従来知られていた。マウスやヒトの初代細胞に、E6 や E7 がん遺伝子を導入すると、老化が抑制できる（Vousden 1993）[3]。

これは、がん遺伝子による老化抑制の古典的事例である一方、もうひとつのがん遺伝子 ras-val12 による細胞老化促進効果と好対照をなす。先述した、老化のがん化バリア仮説とも一見矛盾する。E6 や E7 はがん遺伝子でありながら、なぜ老化を抑制するのか。

がん遺伝子 E6 や E7 は、がん抑制遺伝子の機能破壊が主な役割であるという点で、他のがん遺伝子と一線を画する。つまり、ras-val12 導入によりがん抑制遺伝子が活性化するため老化が誘導される一方、E6 や E7 のケースでは、がん抑制遺伝子が不活性化され、結果老化が抑制される。その後、人工的に直接がん抑制遺伝子を失活させることによる細胞老化抑制効果も確認された。パピローマウイルス研究の権威であるハラルド・ツア・ハウゼン（H. zur Hausen）博士は、ルック・モンタニエ（L. Montagnier）博士とフランソワーズ・バレ・シノゼ（F. Barré-Sinoussi）博士（エイズ研究）とともに、ノーベル生理学・医学賞（2008）を授与された。

では、E6 や E7 が標的とするがん抑制遺伝子とは、一体どのような遺伝子なのか。一般的な定義によると、発がん遺伝子とはその活性化により実験的に細胞ががん化する能力を有する一方、がん抑制遺伝子ではその不活性化によりがんになりやすくなる。がん研究の歴史の中で、発がん遺伝子ハンティングが

先行し、その後がん抑制遺伝子が注目されるようになった。現在までに、100個近い発がん遺伝子が発見されたにもかかわらず、がん抑制遺伝子は20個ほどであるのは、研究の歴史が浅いことと、がん抑制遺伝子ハンティングが技術的に難しいことが理由である。

ヒトの遺伝子情報は、細胞の中の核にある染色体上に、必ず一対、2コピーずつあり、それぞれ1コピーは母親と父親由来である。がん抑制遺伝子も他の遺伝子と同様に、通常は2コピーずつ存在する。特定の遺伝子変異によりその遺伝子の機能が低下すると、何らかの病態につながると予想されるが、がん抑制遺伝子に関しては完全失活しない限り、明確な細胞がん化につながらない。つまり、がん抑制遺伝子失活によるがん発生には、2コピー遺伝子両方に失活変異が必要である。これをLOH（loss of heterogenecity）と呼ぶ。しかし、同一遺伝子が2コピーとも変異を受ける可能性は、非常に低い。そのため、実験的にがん抑制遺伝子を発見することは非常に難しい。

E6やE7は、あるタンパクに結合してその機能を奪っており、その相手こそ、2大がん抑制遺伝子であるp53とRbであった（Vousden 1993）。

前者は、実にヒト全がんの50％近くが変異を受けており、がん抑制遺伝子の一番の代表格である。後者は、小児がんで稀な眼球内悪性腫瘍である網膜芽細胞腫retinoblastomaの原因遺伝子として同定されたが、後に多くの成人がん（骨肉腫、脂肪肉腫、乳がん、肺がん、前立腺がん、膀胱がんなど）でも変異が見つかり、p53と双璧をなすがん抑制遺伝子と判明した。

実は、p53は当初、発がん遺伝子として報告された。なぜならば、がん組織から獲得された最初のp53遺伝子は、すでに点突然変異が入った変異型p53であった。この変異型p53は、遺伝学的考察より、ドミナントネガティブ（優勢変異）であった。ドミナントネガティブとは、片側の変異が、残された正常型の遺伝子側に干渉して機能を奪うことにより、完全失活の表現型を可能とする変異である。ドミナントネガティブ変異型p53が存在すると、共存する野生型p53に結合して、その正常機能を奪ってしまう。よって、ドミナントネガティブ変異型p53を発現すると、p53に関してLOHと同じ状況になる。当時は、ヒトゲノム計画など存在しなかったので、野生型p53の配列は不明であり、最初のp53発見者が、このドミナントネガティブ変異型p53を発がん

遺伝子と勘違いしたわけだ。

7.4　守護神 p53

　p53 は、転写因子である。転写因子は、特定の DNA 配列に結合する性質があり、結合した DNA 部位にある遺伝情報の発現を制御する。ひとつの転写因子が制御する標的は、200 個ほどあると想定されるが、何らかの役割を共有する遺伝子群である傾向が強い。p53 転写因子も活性化すると、その標的遺伝子の mRNA 合成が開始される。p53 の標的とする遺伝子 mRNA 群には、p21、Bax、Mdm2、Noxa、Puma などさまざまな遺伝子 mRNA が含まれており、その総数は 100 個以上あるだろうと推測される。その標的遺伝子群を大まかに分類すると、①細胞周期関連群（細胞周期停止因子 p21 など）と、②アポトーシス関連群（Bax、Noxa、Puma など）がある。

　p53 遺伝子単独が、細胞周期とアポトーシスの両者を制御するのは、興味深い。p53 が、死すべきか、細胞周期停止して修復すべきか、細胞の運命を決定しているともいえる。たとえば、細胞内障害が軽微で修復可能なケースでは、活性化した p53 は p21 を誘導し、細胞周期停止により障害修復を助けることが可能である。一方、障害が修復不能なくらい甚大な場合は、活性化した p53 はアポトーシス関連遺伝子を誘導して細胞死を引き起こし、個体内での異常な細胞蓄積の防止を優先するのかもしれない。

　p53 が巧妙な細胞内障害のセンサーとして働くためには、その制御システムが重要である。通常条件（ストレスがない、あるいは細胞内障害がない状態）では、p53 タンパクは非常に不安定な状態であり、存在しないに等しい。この点は、チェックポイント遺伝子の定義にも、よく合致する。ストレスのない状況では、p53 はユビキチン化というタンパク修飾を受ける。ユビキチン化タンパクは分解されやすく、ユビキチン化 p53 もすぐに分解されてしまう。p53 をユビキチン化するのは、p53 の転写標的でもある Mdm2 というがん遺伝子であるので、一種のフィードバックシステムと考えられる。しかしストレス条件では、ある特定のシグナル伝達キナーゼ（ATM、ATR、Chk1、Chk2 など）が活性化し、p53 をリン酸化する。リン酸化された p53 はユビキチン化されにくいので、安

定化し蓄積する（図7.1）。

巧妙な安定化・不安定化変換機構により、p53は迅速かつ適切にストレス条件に反応し、細胞内障害の程度により、細胞の運命（死すべきか、生き残るべきか）を決定する。このような特性より、p53は「ゲノムの守護神」というニックネームで呼ばれることもある。このp53の特性は、障害細胞と正常細胞を区別し、がん化する可能性のある細胞を排除するには非常に都合がよい。p53ががん組織の中で最も変異を受けやすいがん抑制遺伝子であるという事実と合わせて（50％以上）、p53はがん抑制遺伝子の代表格であると認識されている。

7.5 Ink4の進化上の違い

p53とRbという2大がん抑制遺伝子経路が存在する理由は、はっきりしない。お互いが、バックアップシステムとして、がん抑制機能をもつことは、細胞にとって、悪いことではなかったはずだ。

Rbは、CDK4キナーゼによりリン酸化されると不活化し、転写因子E2Fをリリースするので、DNA複製が進行する。細胞周期のブレーキであるp16Ink4aはCDK4阻害タンパクであり、ヒトがんでのメジャーながん抑制遺伝子でもあった。p16Ink4aとRbという2つのがん抑制遺伝子が上流下流という同じシグナル経路で働くことが判明し、Ink4a・Rb経路と呼ばれるようになった。

しかし、意外なことに、p16Ink4aの遺伝子座位に、もうひとつ別のがん抑制遺伝子が隠れていることが判明する。p19Arf（alternate reading frame）である（図7.1）。p16Ink4とp19Arfは、多くのエクソンを共有しているが、第1エクソンがまったく異なり、しかもフレームがずれるために、タンパク配列が完全に異なるという、非常に稀なゲノム上のコードパターンを示す。さらに、p19ArfはMdm2に結合し、そのユビキチン化酵素活性を阻害することによりp53を安定化することが判明した。p19Arfもまた、p53を制御するという別の形で、がん抑制遺伝子であることが明らかになったのだ。今では、Arf・p53経路と総称する場合もある（Kamijo et al. 1997）[4]。

よって、別々の2大がん抑制遺伝子経路であるp53とRbに関して、Arf・

p53経路とInk4a・Rb経路という詳細が明らかとなり、驚いたことに、p16Ink4a/p19Arfは同一遺伝子座にあることが判明した。p16Ink4a/p19Arfによって2大がん抑制遺伝子経路を同時に制御できるという便利さの半面、遺伝子変異が起こった場合には2大がん抑制経路を同時に失活してしまうというリスクを、なぜ進化上選んだのかという点は、非常に不可解である。明確な答えはないが、実は、他の生物種では、p16Ink4a/p19Arfのゲノム上の挙動は異なる。フグでは、p16Ink4aは存在するがp19Arfは存在しない。一方ニワトリでは、p19Arfは存在するが、p16Ink4aは欠落している（Kim et al. 2003）[5]。よって、ヒトへの進化の途上で、何らかの理由により、p16Ink4a/p19Arfの同一遺伝子座が完成したと推定される。

7.6 がん特有の代謝──ワールブルグ効果とFAS代謝

　最近、がんに特徴的な代謝という古くからのテーマが、再注目されている。老化しない細胞・がんでは、解糖系代謝が亢進していることを、ワールブルグ（O.H. Warburg）博士が1930年報告した（ワールブルグ効果と呼ぶ）（図6.1）。従来、解糖系制御因子としてよく知られていたのは、低酸素反応転写因子HIF-1αであった。HIF-1は多くの解糖系代謝酵素を制御する転写因子である。体内の固形腫瘍が成長する際には、その中心部が相対的に低酸素・低栄養状況に陥りやすいと考えられたが、その際HIF-1が活性化され、解糖系代謝亢進により低酸素適応することが、ワールブルグ効果の理由と解釈されていた。実際、多くのがんサンプルで、HIF-1やいくつかの解糖系酵素の蓄積が確認されている。

　しかし最近、発がんにおいて、低酸素適応以外の目的においても、解糖系代謝が重要であることが、以下のように判明しつつある。①解糖系代謝はエネルギー産生以外に、NADPH産生、セリン、脂肪などのバイオマス合成、抗酸化効果など多彩な生物学的効果があること。②従来解糖系代謝は、ATP産生効率で比較すると、ミトコンドリアに劣ると考えられてきたが、局所的なエネルギー産生（たとえば膜ポンプのためのATP産生）においては、解糖系代謝のほうが有利に働くこと。③一部の解糖系酵素そのもの（PGAM、HK2、GLUT3）が、細胞老化抑制効果やがん悪性化促進効果を発揮すること。④一部の解糖系酵素

(PKM2など)は、シグナル伝達分子としても機能し、がんを促進すること、などである(Mikawa et al. 2015)[6]。

さらに、解糖系の新たな制御機構が次々に報告されている。たとえば、がん培養細胞などでは、通常酸素下でも、がん増殖因子の受容体活性化シグナル経路(HER2など)により、RasやAktを通じて、HIF-1は活性化されることが判明した。さらに、がん抑制遺伝子p53が解糖系代謝制御に関与することが近年明らかとなった。その標的は、GLUT、HK、TIGAR、PGAMなどである。興味深いことに、p53を分解することが役目と考えられるMdm2のもうひとつの標的は、解糖系酵素PGAMであった(Mikawa et al. 2014)[7]。このように、細胞周期、アポトーシス以外に、解糖系代謝が、p53の第3の標的として認識されるようになった(図7.2)。

第5章で述べたように、線虫などでは、HIF-1が個体長寿遺伝子として注目を集めているが、HIF-1活性化は、解糖系亢進を通じてがん化を促進する危険もある。よって、ヒトやマウスでもHIF-1に個体長寿効果があるかどうかは、疑問である。

実はがんでは、解糖系代謝のみならず、脂肪酸合成も亢進している。その原因のひとつは、脂肪酸合成酵素FASの活性化である。脂肪組織や肝臓ではFASが亢進すると脂肪酸が蓄積するが、がん細胞ではエネルギーのために脂肪を蓄積するわけではない。細胞膜などは脂肪で構成されており、必要な細胞構成物質バイオマス利用に必要と思われる。

アイルランド国立大学ジェームズ・マキナニー(J.O. McInerney)博士らは、魚、ネズミ、ニワトリ、サル、ヒトのゲノムを詳細に比較し、進化上、ヒトではFAS遺伝子が、他の動物と大きく異なることを見出している(O'Connell and McInerney 2005)[8]。彼らは、ヒトでは脳の巨大化戦略のためにFAS活性が亢進しており、それが、がん化とのトレードオフとなっているという仮説を提唱している。

7.7 老化とともに蓄積するDNA障害

「体細胞変異 somatic mutation 仮説」(1959)を提唱したシラード(L.

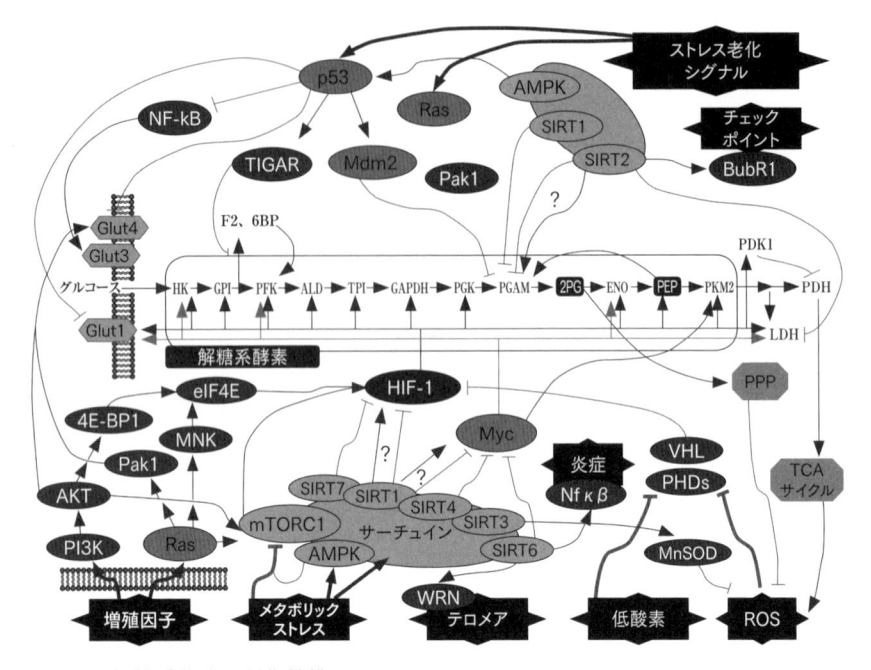

図 7.2 解糖系代謝の制御機構
解糖系代謝は、エネルギー供給のみならず、低酸素や栄養環境適応、細胞老化、酸化ストレスや増殖刺激など、さまざまな生命現象に深く関与する。その結果、多くのシグナル因子による複雑な制御を受ける
(Mikawa T et al.: Cell Mol Life Sci, 72(10): 1881-1892, 2015 [6] より改変)

Szilárd)博士は、実は核反応研究の権威で、あのマンハッタン計画に参加した科学者であった。戦後、核廃絶運動に参加するとともに、彼はこの古典的老化仮説の論文(ほとんどが計算式である)を書きあげた。ほとんどの細胞では、遺伝情報を担う DNA は染色体として核に保管されている(赤血球などは例外で、核がない)。DNA 情報を正確に子孫に伝えなければ、正常な細胞機能や形態は保存されず、細胞の異常や個体の異常(疾病)に通じる。DNA 情報は、外的ストレス(酸化ストレスなど)や複製のエラーなどにより、傷が生じる場合があり(DNA 障害と呼ぶ)、その傷を修復するシステムが正常細胞には備わっている。DNA 修復システムに異常がある場合、DNA の傷は修復されず、細胞内で蓄積することになる。体細胞変異仮説以降、さまざまな DNA 障害が老化とともに蓄積することが確認された。点突然変異、タンデム繰り返し配列増加、トラ

ンスポゾン転移、あるいはより大きな染色体レベルで、転座、欠失、挿入、2動原体、無動原体、異数体、あるいは染色体減少、微小核など、その報告は多岐にわたる。その大きな理由のひとつとして、老化とともにDNA修復能力が低下することが想定されている（Moskalev et al. 2013）[9]。

　たとえば、マウス個体の若年と老化群において、DNA障害に関する各内臓の網羅的比較が行われた。肝臓、皮膚、肺、脾臓などでは、老化群で2倍かそれ以上のDNA障害の蓄積が観察された一方、筋肉、心臓、腎臓などでは、変化がなかった（Wang et al. 2009）[10]。遺伝学的因果関係の証拠として、ヒトの遺伝病の中の早老症とDNA異常の関係が指摘されている。早老症の患者は、通常の健常者より明らかに老化が早く進行し、寿命も短命で終わる。若いころから早期に老化の兆候を示し、見た目上も白髪やシワが増加し、目に見えない体内部の老化として内臓や組織でも老化が進行し、いわゆる加齢性生活習慣病（がんや心筋梗塞や脳卒中など）を早期に発症する。

　このような早老症には、プロジェリア（Huchinson-Gilford症候群）、ウェルナー症候群、アタクシア・テレガントエクターシア（毛細血管拡張性運動失調症）などが含まれる。たとえば、プロジェリアは、世界中でも二十数人しか患者がいない非常に珍しい遺伝病だが、その理由は、この疾患の患者は、10代で老化して死んでしまうからだ。最近プロジェリアには、もうひとつのサブタイプ（Néstor-Guillermo症候群）があることが報告された。よって、前者をHGPS、後者をNGPSと呼ぶ。ウェルナー症候群も、早老症のひとつである。この病気では、プロジェリアほど急激な発症ではないが、30歳ころから老化の症状が始まり、その症状には、白髪、しわ、脱毛、体重減少など見た目の老化だけではなく、糖尿病、高コレステロール血症、骨粗鬆症、動脈硬化など生活習慣病も含まれる。最終的に50歳くらいで、3大疾病（がん、脳卒中、心筋梗塞）を発症し亡くなるので、やはり体全体で老化が進行する病気と呼べる。

　さて、1978年にマーティン（G.M. Martin）が老化に関する21項目の基準（細胞学的、組織学的、臨床的項目など）を設定し、その基準に基づいて客観的に老化の指数を計測するという試みを報告している。この老化スコアが高いほど、早老症と判断できる。対象は、マキューズィック（V.A. McKusick）の遺伝病カタログ1975年版にある2336の遺伝病すべてであった。この計算による老化指数

の高い病気のトップ5は、一位がダウン症候群で、次いでウェルナー症候群、コケイン症候群、プロジェリア（HGPS）、アタクシア・テレガントエクターシアであった。ダウン症候群を除いて、これらトップファイブの早老症の原因遺伝子はすでに判明している。その中でプロジェリア以外は、DNA修復異常が原因である。

　興味深いのは、HGPSの原因遺伝子として最近発見されたラミンAである。ラミンAは、核を囲っている核膜の構成成分となるタンパク質である。ラミンAの異常により、細胞核膜を含む細胞核形態が崩壊し、細胞核内の構築にまで影響を及ぼし、正常なDNA情報の維持ができなくなると考えられている（Eriksson et al. 2003）[11]。さらにNGPSの原因遺伝子も同定され、BANF1という89アミノ酸の小さなタンパクであり、やはり核膜構成に関与するタンパクであった（Cabanillas et al. 2011）[12]。HGPSのモデルマウスであるzmpste24マウスでは、ゲノムの不安定化が詳細に解析されている（Liu et al. 2005）[13]。よって、HGPSであれNGPSであれ、核構造崩壊によるDNA情報の破綻が老化の原因と思われる。ヒト線維芽細胞では、テロメア長が短くなると異常なラミンAタンパク（プロジェリンと呼ぶ）の蓄積が観察されており、ラミンAとテロメアの連関の可能性も考えられる（Cao et al. 2011）[14]。あるいはzmpste24マウスは寿命が100日程度と非常に短命だが、p53ノックアウトマウスとの交配により、ダブルノックアウトマウスは寿命が50〜100日ほど改善するので（Varela et al. 2005）[15]、核膜異常が最終的にp53で認識されるDNA異常を引き起こしているのかもしれない。

　ウェルナー症候群の原因遺伝子も1992年ころ特定され、WRN遺伝子と呼ばれている。WRN遺伝子は、その構造や機能がDNA修復ヘリケースとして知られる遺伝子RecQに非常に似ている（Yu et al. 1996）[16]。遺伝情報が収納されているDNAは、通常2重鎖（2重らせん）として存在する。しかし、DNAは細胞核内でダイナミックに変化し、ある状況によっては、2重鎖がほどかれたり、また戻ったりする。たとえば、細胞周期のS期（DNA複製の時期）では、この2重鎖をいったん解かなければDNA複製を開始できない。また、何らかの外的ストレスによりDNAに傷が生じ、その傷を修復する場合にも、DNAを2重鎖から1本鎖へとほどかないと修復できない。RecQDNA修復へ

リカーゼ（WRN）とは、DNA 修復や複製時に DNA2 重鎖を 1 重鎖に解くのに必要なタンパクである。事実、ウェルナー症候群の患者由来の細胞では、DNA 障害蓄積や DNA 複製の異常が確認された。

　さらに上記のラミン A、WRN ヘリケースを含めたさまざまな DNA 修復装置に関わる遺伝子の機能障害の影響が検討され、ノックアウトマウス、線虫やハエ、酵母において、寿命が短縮することが確認されている。よって、ゲノム DNA 修復異常により老化が加速するという現象は、進化上よく保存されていると考えられる。

　ゲノム DNA 以外に、ミトコンドリア DNA に関してはどうであろうか。ミトコンドリア病の存在やミトマウスの結果は、ミトコンドリア仮説 MFRTA において、ミトコンドリア DNA 異常がその一翼を担うと解釈できる。しかし現実には、ミトコンドリア DNA 変異と老化の連関に関しては、議論が分かれる。その理由のひとつは、同じ細胞の中に変異型と野生型が混在できるという（ヘテロプラスミーと呼ぶ）、ミトコンドリア DNA 特有の事情により、解析が難しいからだ。もう一点は、ヒトミトコンドリア病やミトマウスのように、ミトコンドリア変異は大規模なゲノム欠損でない限り、表現形はでないのではないかという懐疑的な意見があるからだ。しかし、最近トリフノビック（A. Trifunovic）博士のグループが、彼らの作成したミトコンドリア DNA ミューテーターマウスでは、ミトコンドリアゲノムの大規模脱落はないが、早期老化症状が出現すると反論している（Edgar et al. 2009）[17]。

　さて、では逆も真であろうか。DNA 修復機能を亢進させることにより、寿命が延びるかどうかという疑問である。一部の薬剤（アスピリン、メトホルミン、ラパマイシンなど）で長寿となったマウスのケースで、DNA 障害の減少が確認されているが、薬剤による間接的効果という見方もある。遺伝子改変モデルによる寿命延長効果の検証が、遺伝学的には最大の関心事だが、残念ながら、そのような報告はほとんどなかった。つい最近までは。

7.8　チェックポイント BubR1 遺伝子と老化

　最近ついに、遺伝子改変により、ゲノムが安定化し長寿となるモデルが、バ

ーカー（D.J. Baker）博士らにより報告された。それは、BubR1というチェックポイント遺伝子である（Baker et al. 2013）[18]。

　チェックポイント遺伝子には、細胞周期において、p53のようにDNA障害修復時やDNA複製S期に働く以外にも、M期において姉妹染色体分配を正確に行うためのM期チェックポイント mitotic checkpoint もある（図7.1）。M期チェックポイントの遺伝子の中で、老化に関与することがあきらかになったのがBubR1キナーゼである。BubR1キナーゼタンパクは、酵母で最初にMad3の名前で同定されたタンパクののホモローグであり、酵母から線虫、ヒトまで、進化上保存されたタンパクである。BubR1がチェックポイント（ブレーキ）として働くその標的は、やはり細胞周期エンジンであるCDKキナーゼだが、その阻害方法はp53と異なる。CDKキナーゼはサイクリンというパートナータンパクと結合して、はじめて機能を発揮できる。サイクリンは、p53同様ユビキチン修飾により不安定化し分解されるか、安定化されるか、細胞周期を通じて厳密に制御されている。M期において姉妹染色体の分配の準備がすべて整った時に、ユビキチンリガーゼであるAPC/サイクロソームが活性化し、サイクリンのユビキチン化分解を担う。サイクリンが分解されれば、急速にCDK活性は低下し、細胞はM期を脱出し、細胞周期は終了する。しかし何らかの姉妹染色体分配の異常があったり、準備不足の場合は、M期チェックポイントが作動し、サイクリン分解を阻害し、M期脱出を阻止する。M期チェックポイントタンパクであるBubR1キナーゼは、APC/サイクロソームに直接結合し、その活性を阻害することにより、細胞周期M期停止を誘導する（図7.1）。よって、p53のようなG_1/S期チェックポイント遺伝子は、ゲノムDNA配列上の障害の修復などを主に担当するのに対し、BubR1のようなM期チェックポイントタンパクは、染色体全体の安定性維持を主に担当するといえる。

　バーカー博士らは、このBubR1を大量に発現するトランスジェニックマウスを作製した。このBubR1トランスジェニックマウスでは、老化症状の出現や老化マーカーであるp16Ink4a、p19Arfの蓄積が遅延し、寿命が延長した（図7.3）。興味深いことに、第2章で述べたような、加齢にともなう染色体の不安定化が、このBubR1トランスジェニックマウスでは改善していた。

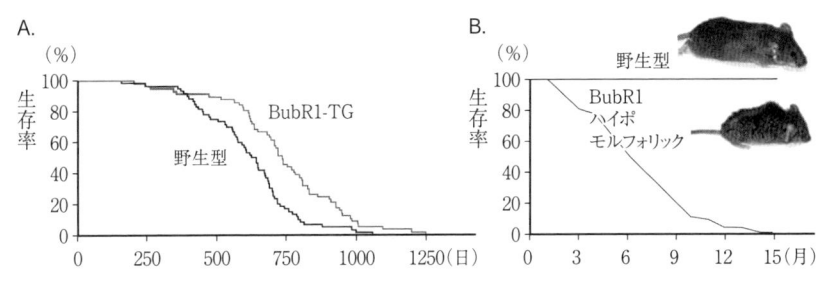

図 7.3　BubR1 の個体寿命への影響
A：BubR1 の大量発現によりマウスの個体寿命が延長される
（Baker DJ et al.：Nat Cell Biol 15: 96-102, 2013 ［18］より改変）
B：一方、BubR1 の不活性化で寿命短縮する
（Baker DJ et al.：Nat Genet 36(7): 744-749, 2004 ［19］より改変）

　この BubR1 のホモノックアウトマウスは胎生致死であり、それ以上の解析が難しかったが、バーカー博士らは非常に巧妙にタンパク量が 11％ まで減少するが生育可能な、BubR1 のハイポモルフォリックマウスの作成に成功した。このマウスは、野生型と比較して体重が半分くらいしかなく、寿命も約 1 年と短命であった。ハイポモルフォリックマウスでは染色体の不安定化とともに皮膚や目（白内障）、筋肉（サルコペニア）、脂肪減少などの老化症状が観察された。さらに多彩な内臓でも、p16Ink4a 陽性の老化細胞の蓄積が確認され、細胞老化が早期に起こり、個体老化につながる例と考えられた（Baker et al. 2004）［19］（図 7.3）。

7.9　スーパー p53 長寿マウス

　チェックポイント遺伝子 BubR1 が染色体の安定化を通じて個体の長寿効果を発揮する一方で、代表的チェックポイント遺伝子 p53 はどうであろうか。まず細胞老化における p53 の重要性は、もはや確定した事実といえる。しかし、個体老化における p53 の役割は、未解決のままであり、非常に判断の難しい課題でもあった。その理由として、p53 自身の特性が解析を難しくしていた。たとえば p53 を失活する例として、p53 ノックアウトマウスはがん好発により早死するため、老化の解析の題材として適切でない。逆に、p53 を活性化する

とアポトーシスが誘導されるので、そのような遺伝子改変マウスの樹立自体が難しい。

　p53の個体老化に対する影響に関する研究は、p53部分活性型マウスの樹立というセレンディピティを、突破口として始まった。彼らは当初、ノックイン技術による点突然変異型p53マウスの作成を企画した。が、その結果完成したマウスは、たまたま、なぜかエクソン1～6を消失した短縮型p53発現マウスであった。この短縮型p53発現マウスは、p53が機能的に部分活性化したモデルであることが判明した。p53失活モデルを意図した当初の予定に反して、部分活性型モデルが生まれたのである。さらにこの短縮型p53発現マウスは、早死にする傾向にあった。しかし、その早死の原因は、p53ノックアウトマウスでのがん好発による早死とは異なり、がん発生が少なくがん以外の老化による死亡と推測された。短縮型p53発現マウスでは、さまざまな老化の症状（白髪、発毛不良、ストレス耐性低下、骨粗鬆症、臓器萎縮など）が早期に観察され、老化促進モデルと判断された（Tyner et al. 2002）[20]。ほぼ同時期に、ハエ遺伝学研究の別のグループにより、神経組織のみでドミナントネガティブ型p53を発現するトランスジェネティックフライが作成された。このドミナントネガティブ型p53発現ハエは、通常のハエより長生きする。ハエにおいては、p53を失活すると逆に長生きすることが判明した（Bauer et al. 2005）[21]。上記を総合的に判断すると、細胞老化と同様、p53遺伝子を失活すると個体老化抑制するのかもしれない可能性が出てきた。

　しかし、結論を下すのはまだ早すぎた。まったく別の方法で、セラノ博士らはスーパーp53マウスの作成に着手し、成功していた。スーパーp53マウスとは、p53を1コピーだけ余分にもった遺伝子改変マウス（つまり合計3つのp53遺伝子をもつ）であった。スーパーp53マウスは、オス、メスともに約16%寿命延長し、長生きする。スーパーp53マウスではがんの発生も減っており、長寿に影響していると推測された。スーパーp53マウスは、マウスにおいてp53遺伝子機能の調節による長寿効果の最初の成功例であった（Matheu et al. 2007）[22]。この結果は、短縮型p53発現マウスにおける短命効果のデータとは逆であり、その解釈は今でも議論が分かれる。おそらく短縮型p53におけるp53活性化効果と比較して、スーパーp53マウスでは、全長p53がワンコ

ピーだけ増えているだけなので、p53の活性化は非常に微量と推測された。その微量にだけ活性化されたp53が、長寿効果を発揮したと解釈できる。従来のp53研究では、その下流標的である細胞周期停止（p21など）やアポトーシス（Baxなど）が注目されてきた。しかし、p53が微量だけ活性化すると個体寿命が延びたという事実は、細胞周期停止やアポトーシスの効果では説明できない。セラノ博士らの報告は、p53の下流に未知の老化抑制関連遺伝子が存在する可能性を示唆しており、非常に興味深い。セラノ博士らは、その候補遺伝子として酸化ストレス関連遺伝子を報告した。スーパーp53マウスでは、抗酸化力関連遺伝子（GST、Sesn遺伝子）の発現亢進の結果、酸化ストレス耐性が獲得された。p53の第4の標的として、抗酸化力の存在が浮上してきた。

チェックポイント遺伝子BubR1のケースとは異なり、スーパーp53マウスでは、ストレス耐性獲得という別の方法で長寿を達成したのかもしれない。

7.10　マウス個体でのテロメアとp53の関係

　p53と個体老化の関連に関する研究は、始まったばかりである。同じp53活性化モデルでありながら、短縮型p53発現マウスとスーパーp53マウスでは、短命と長寿というまったく逆の結果に終わったことは、不思議であり、謎が多い。推測の域を出ないが、p53の制御機構はわれわれがいまだ十分理解していない複雑さを有しており、そのコピー数や活性化・不活性化の方法の違いにより、その生理的効果や標的も変化するのかもしれない。そのような観点で、個体の中でのテロメアとp53の関係が再検証されている。

　先述したように、ヒトと比較して、マウスではテロメア長が非常に長いために、テロメアの老化に対する効果は限定的である。テロメア非依存性老化として、ストレス老化の存在が確認されているが、とくにマウスでは、このストレス老化の影響が大きいといえる。ストレス老化に関しては、p53などのがん抑制遺伝子が重要な制御因子であることも判明した。別のいい方をすれば、マウスにおいてテロメアとp53などがん抑制遺伝子の連関を調べることは非常に難しいと想定された。しかしながら、最新の報告では、徐々にその関係が明らかになりつつある。

ブラスコ（M.A. Blasco）らが作成したテロメラーゼノックアウトマウスでは、老化の症状が限定的であり、その理由は、テロメア長の減少が不十分であることが判明している。その証拠として、テロメラーゼノックアウトマウスの孫の孫（generation 4；G4と呼ぶ）や、その孫の孫の孫（同様にG6と呼ぶ）では、テロメア長短縮が明らかとなり、老化の症状が出現し、早死する。
　テロメアが短くなると、短縮したテロメアにチェックポイント遺伝子が結集し、チェックポイント機構を活性化することが、わかっている。このチェックポイント機構の活性化により、組織内の幹細胞の機能も低下し、分裂能も低下する（細胞周期停止する）ことから、再生能が低下し、老化の症状が現れる一因ともなっている。
　では最も単純な質問として、テロメラーゼノックアウトマウスG4やG6の老化症状は、p53を不活性化すれば、改善するのか。この質問に対する解答は、実は非常に難しい。なぜなら、p53ノックアウトマウスでは、がんが好発するという別の理由により、早死するからだ。そこで、レンハード・ルドルフ（K. Lenhard Rudolph）博士らは、p53の下流のひとつであるp21（細胞周期停止因子）のノックアウトマウスに注目した。このp21ノックアウトマウスは、p53の一部の機能のみが低下していると考えられ、がんの発生率は正常である。このp21ノックアウトマウスとテロメラーゼノックアウトマウスG4のダブルマウスを、彼らは作成した。その結果、テロメラーゼノックアウトマウスG4の短命が改善することが判明した。ダブルマウスでは、テロメア長は短いままで改善していないが、組織内幹細胞の組織再生能力が改善し、老化の症状の出現が遅れていると解釈された（Choudhury et al. 2007）[23]。
　ブラスコらも、スーパーp53マウスのもうひとつの長寿効果、がんが減って長生きするという点に関して、さらに詳細な報告をした。ブラスコらは、このスーパーp53マウスをテロメラーゼを恒常的に発現するトランスジェニックマウス（TgTert）と交配し、両者を発現するスーパーp53+TgTertダブルマウスを作成した（図7.4）。TgTertマウスは、先述したように過剰なテロメラーゼ活性化により、がんができやすいことが知られている（第4章）。しかし、スーパーp53+TgTertダブルマウスはスーパーp53マウスと比較しても、さらに長生き（26％の寿命延長）することが判明した。これらのマウス間では、が

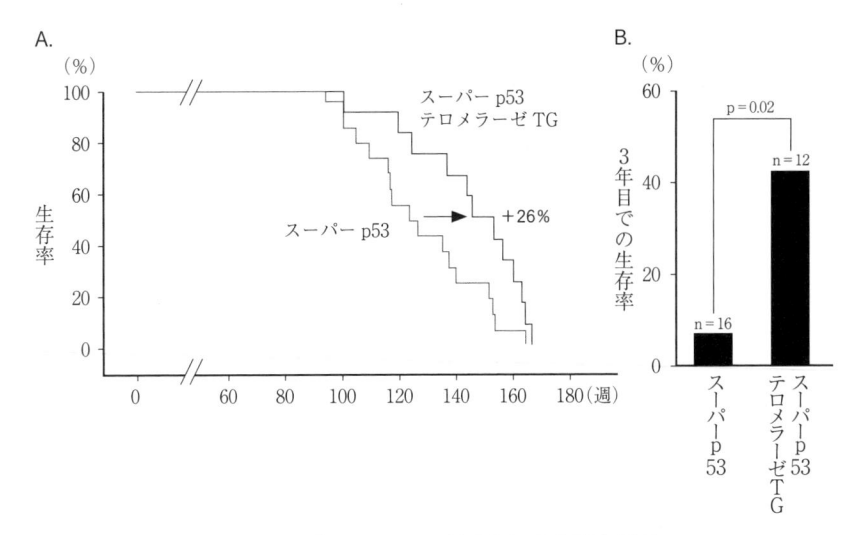

図7.4 スーパーp53マウスとテロメラーゼTGによる寿命延長
　　　スーパーp53マウスとスーパーp53・テロメラーゼTGダブルマウスに関して、生存曲線の比較（A）や高齢マウスでの寿命比較（B）を示す
　　　　　　　　　　（Tomas-Loba A, Blasco MA：Cell 135: 609-622, 2008 ［24］より改変）

んの発生頻度に差はなかったが、スーパーp53+TgTertダブルマウスではがんの発生する時期がより遅れることにより、がんになりにくくなっていることがわかった（Tomas-Loba et al. 2008）［24］。つまり、スーパーp53が、テロメラーゼ過剰活性化によるがん易発生性を消去したことになる。さらにテロメラーゼの恒常活性化のよい側面、幹細胞の維持に関しては、スーパーp53+TgTertダブルマウスではそのまま受け継がれており、皮膚や腸管上皮の若々しさが年老いたマウスでも顕著であることが確認された。

　テロメア長が長いマウスにおいても、テロメアはp53によるDNA安定性監視の対象になっていると考えられる。そして、ある特定の条件では、p53のテロメア監視能力が個体寿命にも影響するといえる。BubR1とは違う形で、やはりp53も個体寿命に関与するゲノムチェックポイント遺伝子と呼べる。

細胞周期老化仮説 | 097

第8章

退化した再生力と再生医療

8.1　進化上退化した再生能力

「すべての正常培養細胞は老化する」と先述したが、一部の例外も存在する。ここでいう正常培養細胞とは、正確には、初代培養細胞のことである。初代培養細胞とは、ある個体臓器（ヒトやネズミ）から培養室のプレートに移して培養されたままの細胞の総称である。多くの初代培養細胞には寿命があり、培養をほぼ無限に続けるためには、何らかの遺伝子操作が必要となる。そのような遺伝子操作や培養条件を整えることにより、無限に培養できるようになった細胞を樹立細胞株と呼び、多くはがん組織からつくられてきた。がん組織は、無限に増えつづける性質があるため、がん組織から培養細胞へ移行した場合、何らかの環境適応により細胞株が樹立しやすいからである。しかし、がん細胞は異常細胞なので、ここでの議論にはあてはまらない。

　初代細胞の中で老化しない例外的な細胞として、ES細胞（embryonic stem cell；胚性幹細胞）が知られている。ES細胞は、がん細胞と同様に、通常培養条件で老化せずに活発に増殖するという点は共通している。しかしながら、がん細胞と異なる点もある。まず第一に、ある条件で特定の組織・細胞に分化する能力をもつこと。そして次に、初代細胞として、ゲノム変異から守られていることである。なぜならば、ゲノム変異から守られていなければ正常に分化できなくなる恐れがあり、もはやそれはES細胞とは呼べない。

　われわれ人間の体は約30〜40兆個の細胞から成り立っているが、すべてが同一均一な細胞ではない。それぞれの細胞が体内でのそれぞれの役割を分担するために、別々の細胞へと分化し、多くの臓器を形成している。発生段階で最

初は、たったひとつだった受精卵から ES 細胞が形成され、分裂・増殖を繰り返し、しだいに心臓、神経、肝臓、筋肉などそれぞれの組織に特化した機能を発揮できる細胞に変化する。各臓器で最終分化した細胞は、臓器ごとの特異的な機能を獲得する代わりに、増殖能力を失う。ひとたび臓器が損傷すると自己修復が難しい理由は、最終分化した細胞が増殖できないことも原因と考えられる。第 2 章でも述べたように「ヒトは内臓とともに老化する」とも呼べるかもしれなし、そうとらえると、個体の老化とは、細胞の分化に対する代償であると考えることも可能である。

実は、ヒトは進化上、再生能力を大きく退化させたとも考えられる。魚類や両生類では、四肢や内臓、目などが損傷した場合、自力で再生する能力があり、例外的な動物（ヒドラやプラナリア）では、最少断片から体全体を再生することも可能である。それとは対照的に、爬虫類・鳥類・哺乳類ではこのような再生能力は、非常に乏しいと考えられる。ヒトがなぜ進化上再生力を犠牲にしたのかは謎である。ひとつの可能性は、第 4 章で述べたような、幹細胞維持に必要なテロメラーゼ活性の種間の違いである。マウスでは、通常組織でもテロメラーゼ活性が高いが、ヒトの通常細胞ではテロメラーゼ活性が消失しており、組織の再生能力低下の遠因かもしれない。ヒトでは、がんを防ぐために、再生能力の一部（テロメラーゼ）を犠牲にしたのかもしれない。

しかしこのように退化した再生力を補うために、「再生医療」という研究分野が発展してきた。先述の ES 細胞を人工的に特定の内臓に分化させ、患部に戻せば、その内臓を再生可能になると考えられたからだ。

8.2　iPS 細胞と他の幹細胞

実は、さまざまな臓器について、それぞれ自己再生および修復する能力が、ヒトにも備わっているということがわかってきた。古くは、肝臓を手術で部分切除しても、数カ月後には再生して元の肝臓の大きさに戻ることが知られている。あるいは血液学の分野では、血液幹細胞から白血球、赤血球、血小板という分化した血液細胞が生まれるということが知られており、血液病患者の骨髄移植に利用される。正常人でも、このような血液幹細胞からの補給という自己

再生能力により不足した血液細胞が充足されると考えられる。さらに血液幹細胞以外に、さまざまな臓器で少数ながら、組織特異的幹細胞が存在し、ES 細胞のような多能性は備えていないが、その部位での臓器自己再生に関与することがわかってきている。こうした知見から、各臓器にある幹細胞が老化すれば、その再生能力や臓器修復能力も低下し、徐々に臓器障害が蓄積することが予想される。そして最終的に臓器も老化し、個体も老化してしまうという仮説が提唱され、「幹細胞老化仮説」と呼ばれている。

　幹細胞研究は、再生医療への関心の高まりとともに、今最もホットな分野となりつつある。幹細胞を適切に分化させることが可能となれば、患者の臓器再生が可能になるかもしれないという期待が膨らんでいる。究極的には、病気の内臓だけではなく、老化した内臓を幹細胞を用いた再生医療で置換することも可能になるかもしれない。従来、幹細胞研究には大きな障壁があった。ES 細胞の培養は非常に難しく、とくにその樹立は複雑さを極めるという技術的課題以外にも、ヒト ES 細胞を実験に利用することに対する倫理的な問題が大きく取り上げられており、各国で議論となってきた。よって慎重な対応が科学者に求められており、政府からの実験許可を得るなど、さまざまな事務的プロセスも含めて時間がかかり、準備だけでも大変であった。これらの課題が、長年どうしてもヒト ES 細胞研究の足枷となり、十分な成果が出にくい時代が続いてきた。

　このような事態を打開するエポックメイキングとなったのが、日本人ならほぼ全員知っている、あるいはもはや世界中の人が常識として知る、京都大学の山中伸弥博士らによる iPS 細胞 (induced pluripotent stem cell；人工多能性幹細胞) の発見であった (ちょうど、iPod の流行したころであった)。iPS 細胞の出現は、ES 細胞樹立のための非常に複雑なプロセスを一気に短縮しただけではなく、ヒト ES 細胞を扱う際の倫理的な問題も解決した。誰でもいいので、あるヒトの皮膚から細胞を摂取し、それに山中博士が見つけ出した 3 因子を導入すれば、大量に幹細胞が樹立され、より簡単に幹細胞研究が可能になった (Takahashi and Yamanaka 2006) [1]。

　通常の ES 細胞であれ、iPS であれ、幹細胞という点は大きな違いはない。実は、「第 3 の幹細胞」と呼ばれる報告がある。東北大学の出澤真理博士らが

2010年に報告した、MUSE 細胞である。ヒト皮膚線維芽細胞や骨髄間質細胞などの間葉系細胞には、少数ながら多能性をもつ幹細胞が存在することを発見し、その性状から、MUSE（multilineage-differentiating stress-enduring）細胞と名づけた（Kuroda et al. 2010）[2]。MUSE 細胞は、多能性幹細胞であり、すなわち1細胞から外胚葉系（神経系や皮膚など）、中胚葉系（骨格筋や骨・軟骨など）、内胚葉系（肝臓や膵臓など）のそれぞれの細胞に分化可能である。この点は ES 細胞や iPS 細胞に似ているが、奇形腫（ES 細胞などの多能性幹細胞を免疫不全マウス精巣に注入した場合に形成される腫瘍。内部には外胚葉系、中胚葉系、内胚葉系のそれぞれの細胞が混在している）を形成しないという点で大きく異なる。

　この MUSE 細胞発見も、偶然の因子セレンディピティがあったと、出澤博士から聞いた。出澤博士は、細胞培養で間葉系細胞を培養していたときに、たまたま知人から電話で飲みにいく誘いがあり、慌てて培養細胞の実験を終えたそうだ。ところが、その時通常培地を加えるつもりが、誤ってトリプシンという液を加えて、飲みにいってしまった。トリプシンはプロテアーゼの一種なので、細胞にとっては毒なのだが、培養細胞をプレートから剥がす時によく使う液である。通常は数分トリプシン処理をして終了するが、このときは、一晩細胞をトリプシンにつけてしまったわけだ。翌朝博士が培養室に来て、多くの細胞が死滅しているのを見て、はじめて自分がトリプシンに放置したという誤りに思い至った。トリプシン長期放置により多くの細胞は死滅したが、その中に、一部生き残った細胞があり、それらが幹細胞の性質をもつことに博士は気づいた。MUSE 細胞は、トリプシン長時間処理という厳しい環境を生き抜いた細胞から見出されたわけである。

8.3　幹細胞の老化

　哺乳類での個体老化は、各内臓での再生能力の低下を反映するとも考えれらる。その再生能力を担うのは、各内臓に存在するといわれる幹細胞である。培養条件下での、iPS 細胞や MUSE 細胞は原則老化しないが、個体の中の組織幹細胞が老化するのかどうかという関心が集まりつつある。とくに細胞のターンオーバーの速い内臓、骨髄や腸管では、その重要性が従来から指摘されてい

たが、ターンオーバーが遅い内臓、脳や膵臓などでも幹細胞の存在が最近、とくにマウスなどで指摘されている。最近、驚いたことに、マウスのメスでも生殖幹細胞の存在が報告され（Johonson et al. 2004）[3]、京都大学医学部の斎藤通紀博士らはiPS細胞から機能的な卵子の樹立にも成功した（Hayashi et al. 2012）[4]。ヒトでは、そのようなターンオーバーが遅い内臓のケースで、どの程度まで幹細胞による再生が重要な意味をもつか、議論が分かれるが、マウスでは実験的にいくつかの報告がなされている（Sharpless and DePinho 2007）[5]。

まず、幹細胞自身が老化するのかという検証がなされなければいけないが、血液幹細胞においては、多くの報告がなされている。その理由は、血液幹細胞を回収し、その機能解析をする方法がすでによく確立しているからである。幹細胞老化により、各種の免疫反応の低下、骨髄不全や血液系悪性疾患の増加、軽度の貧血、抗がん剤治療による骨髄抑制の遷延、骨髄移植提供による受け入れ側のリスクの上昇など、多くの側面から報告が蓄積している（Linton and Dorshkind 2004 [6]，Lichtman and Rowe 2004 [7]，Guralnik et al. 2004 [8]，Lenhoff et al. 2006 [9]，Kollman et al. 2001 [10]）。よって、ヒト臨床で、血液幹細胞老化による機能低下は疑いがない。腸管にも幹細胞が存在し、老化することが確認されている（Rera et al. 2011）[11]。

神経幹細胞も老化により減少し（Kuhn et al. 1996）[12]、皮膚のメラノサイト幹細胞も老化が指摘されている（Nishimura et al. 2005）[13]。膵臓のβ細胞も、成人でも脱落と再生を繰り返し、老人では、その再生能が低下するため、細胞総数が低下し、糖尿病発症をしやすくなることが報告されている（Yoon et al. 2003 [14]，Butler et al. 2003 [15]，Meier et al. 2006 [16]]）。

なぜ組織幹細胞が老化するのであろうか。まず、マウスの血液幹細胞においては、DNA障害が幹細胞の老化・機能低下を加速することが、さまざまなDNA修復異常モデルマウス（テロメラーゼノックアウト、NER塩基除去修復異常、NHEJ非相同末端結合修復ノックアウトなど）を用いて報告されている（Rossi et al. 2007）[17]。

皮膚にも表皮幹細胞が存在し、炎症後の皮膚の再生や毛の成長に重要な役割をしている。テロメラーゼノックアウトマウスのG3では、この表皮幹細胞の機能が低下する一方、テロメラーゼ発現TGマウスでは、表皮幹細胞の機能が

亢進する（Flores et al. 2005）[18]。よって、細胞老化と同様に、幹細胞老化でもテロメアを含めた DNA 異常の蓄積が原因のひとつとして、考えられる。

次に、トリフノビック（A. Trifunovic）博士らの作成したミトコンドリア DNA ミューテーターマウスでは、神経や血液の幹細胞の老化も確認されている。ミトコンドリア機能が低下しており、抗酸化剤投与により機能が部分的に回復することから、幹細胞でもミトコンドリア由来の ROS が老化を誘導する可能性を示唆する所見である（Ahlqvist et al. 2012）[19]。

8.4 p16Ink4 と幹細胞老化

ヒトリンパ球で、若年と高齢で発現が変化する mRNA を網羅的に調べたところ、全体の約 2% で有意な差が観察された（Harries et al. 2011）[20]。予想に反して、老化により発現が変化する遺伝子は、非常に限られているのかもしれない。マウス個体の老化において、臓器網羅的に細胞周期制御因子の変化をシャープレス（N.E. Sharpless）博士らは、探索したところ、Ink4a/Arf がすべての内臓で老化とともに蓄積する老化マーカーであると結論づけた（Krishnamurthy et al. 2004）[21]。原因はさまざま（DNA 障害や酸化ストレス）であろうが、幹細胞老化においてもやはり最終的に p16Ink4 が老化マーカーとして蓄積し、細胞周期停止を引き起こしているという意見の一致がみられつつある。

マウスでも、脳室下帯 subventricular zone（SVZ）と呼ばれる領域に、神経の幹細胞の存在が指摘されている。この神経幹細胞も、マウスでは老化するとその機能が低下するとともに、老化マーカーである p16INK4a が蓄積することが知られている。p16INK4a ノックアウトマウスでは、この神経幹細胞の老化が遅延する（Molofsky et al. 2006）[22]。逆に ATM（アタクシア・テレガントエクターシアの原因遺伝子）（図 7.1 および第 7 章参照）＋テロメラーゼのダブルノックアウトマウスでは、神経幹細胞機能の低下が観察される（Wong et al. 2003）[23]。

同様に膵臓のインスリンを分泌する β 細胞も加齢とともに減少する。β 細胞特異的毒素であるストレプトゾトシン STZ 投与により、β 細胞が破壊された後、再生することが知られているが、その再生能力も老化により落ちることが

知られている。このようなβ細胞の再生能力低下が、高齢者が糖尿病になりやすい原因のひとつと考えられる。このβ細胞の再生能力に関しても、やはりp16INK4aノックアウトマウスでは、改善が観察された（Krishnamurthy et al. 2006）[24]。

さらに血液幹細胞においても、マウスの骨髄移植実験において、老化するとその再生力が低下する一方で、p16INK4aノックアウトマウスではその幹細胞の能力が維持されることが確認されている（Janzen et al. 2006）[25]。

一方で、もうひとつの細胞周期抑制因子 p21 も老化に関わるので、そのノックアウトマウスでの幹細胞解析がなされた。その結果は、むしろ幹細胞の消耗を招いて、寿命低下するという、Ink4 ノックアウトマウスとは逆の結果であった（Cheng et al. 2000 [26], Kippin et al. 2005 [27]）。幹細胞は常に細胞分裂して働いているわけではなく、ニッチェという場所で小休止して休息をとることも大事だといわれている。このケースでは p21 を欠損することにより、幹細胞の増殖にブレーキがかからなくなり、消耗してしまったと考えられる。もしそうなら、Ink4 蓄積も、幹細胞を休ませるための生体側の生理的反応である可能性がありうる。しかし、この結果は、ルドルフ博士のテロメラーゼノックアウトマウスの結果とは逆であり（第 7 章参照）、p21 と幹細胞に関しては議論が分かれる。

8.5　エピジェネティックスと老化

通常細胞は DNA 障害などのストレスにより老化する一方、ある特定の DNA 変異により細胞はがん化し老化しなくなる。がん細胞同様、幹細胞は培養条件下では老化しにくく増殖しつづけるが、がん細胞と異なり、幹細胞は分化能も両立するためにゲノム DNA は変異から守られている。現実に Ink4a/Arf は、多くのがん細胞で失活しているがん抑制遺伝子だが、正常幹細胞ではもちろん変異は起こっていない。実は、遺伝情報を書き換える方法は、DNA 変異や染色体異常などのゲノムの不安定化以外にもあり、それがエピジェネティックスである。幹細胞では、エピジェネティック制御を最大限利用して、老化しにくくなっていると考えられる。真核細胞のゲノム DNA は、裸（ネイキ

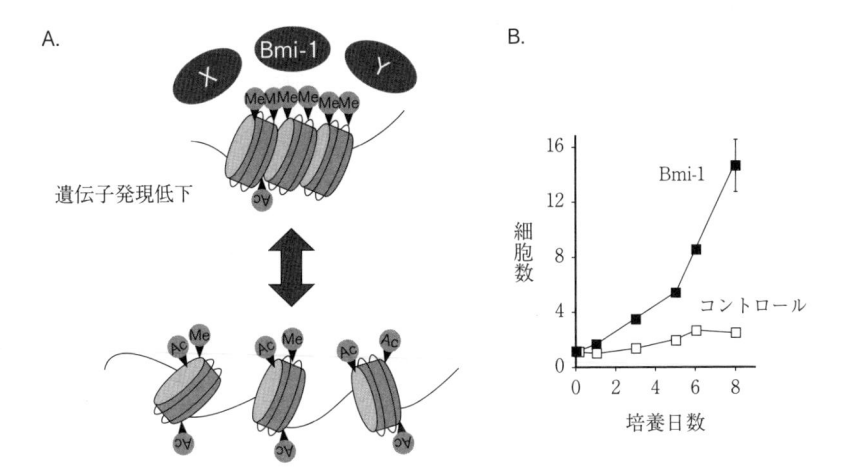

図8.1 エピジェネティック制御機構
A：Bmi-1 などのエピジェネティック因子によるクロマチン高次構造の変化が、遺伝子発現パターンに影響する
B：Bmi-1 の大量発現によるヒト初代繊維芽細胞の寿命延長
(Jacobs JJ et al.：Nature 397(6715)：164-168, 1999［34］より改変)

ッドDNA）ではない。大腸菌などには存在しないヒストンタンパクがDNAにまとわりついて、最小単位であるヌクレオソーム構造を形成し、それがさらに凝縮した高次構築をつくることにより、ゲノムDNAを核内にコンパクトにまとめることに成功した。ヒストン以外にもゲノムDNA周辺を取り巻くクロマチンタンパク質と呼ばれる因子群が存在する。クロマチンタンパク質の修飾や調節により、クロマチン構造をダイナミックに変化させ、遺伝情報の発現調節を行う機構を「エピジェネティックス」と呼ぶ（図8.1）。エピジェネティックスとDNA変異の大きな違いのひとつは、前者は原則可逆的反応であり、後者は修復されない限り非可逆的であるという点である。

ヌクレオソーム構造とは、コアヒストンと呼ばれる4種類のヒストンH2A、H2B、H3、H4が2分子ずつ集まった8量体に、約146bpのDNAが約1.65回巻き付いたものである。ヒストンはエピジェネティック制御の重要な標的であり、リン酸化、ユビキチン化、アセチル化、メチル化、脱メチル化などの修

飾を通じて、クロマチン構造の変換をもたらす。コアヒストンのさまざまな修飾が遺伝子発現を制御するという、ヒストンコード仮説が提唱されている（ちょうど、『ダビンチコード』が流行した時期であった）(Jenuwein and Allis 2001) [28]。

通常細胞において、いくつかのヒストン修飾は老化とともに変動する。ヒストン H4 のリジン（K）16 のアセチル化、K20 のトリメチル化、H3 の K4 トリメチル化などは亢進し、H3 の K9 メチル化や H3 の K27 のトリメチル化などは減少する（Han S and Brunet 2012 [29]、Fraga and Esteller 2007 [30]）。

ヒストンやクロマチンタンパク質の主に修飾に関与する因子を「エピジェネティック制御因子」と呼ぶ。ヒストンのメチル化を担う酵素メチルトランスフェラーゼの失活による長寿効果が、それぞれ線虫（H3K4 に関して）(Greer et al. 2010) [31] や、ハエ（H3K27 に関して）(Siebold et al. 2010) [32] で報告されている。あるいは、ヒストンコードと老化の関係で最初に注目されたのは、ヒストン脱アセチル化酵素サーチュインの発見であった。しかし、サーチュインはその後、ヒストン以外のタンパクの脱アセチル化の報告も相次ぎ、とくに哺乳類では PGC-1α などが注目されているので、別の章で後述したい。

さて、エピジェネティックスの調節により、老化が制御されるなら、その発現標的は何かという疑問が次にわいてくる。たとえば、線虫では、ヒストン脱メチル化酵素 UTX-1 の失活による長寿効果は、IGF-1 シグナルの阻害によると報告されている (Jin et al. 2011) [33]。あるいは、「エピジェネティック制御因子」の中には、直接の酵素活性をもたないが、重要な役割を果たすクロマチンリモデリング関連因子も含まれる。たとえば、H3 トリメチル化 K9 に結合しやすい HP1α タンパクに関しては、ハエで大量発現した場合に、リボソーム合成の抑制とともに、長寿効果を発揮する (Larson et al. 2012) [34]。

さらに最近、ダウン症候群と老化に関して、驚くべき報告がなされた。ダウン症候群は 21 番染色体トリソミーが原因の遺伝性疾患だが、マーティン（G.M. Martin）の老化スコア（1978）が一番高い疾患がダウン症候群という指摘もあった。21 番染色体にある遺伝子の中で、患者で実際に発現が上昇している遺伝子として、USP16 が注目された。USP16 は脱ユビキチン化酵素であり、ヒストン H2AK119 のユビキチン化を制御することより、エピジェネティック因子と想定される。ダウン症候群モデルマウスでは、ヒストン H2A のユビキチ

ン化が減少し、組織幹細胞の老化や、p16Ink4/p19arf の蓄積が観察された。USP16 のノックダウンにより、患者の組織やダウン症候群モデルマウスの細胞で老化が抑制され、ヒストン H2A のユビキチン化の回復、p16Ink4/p19arf の減少が確認された（Adorno et al. 2013）[35]。

　しかし、老化の観点から最もよく報告されているクロマチンリモデリング関連因子は Bmi-1（あるいは CBX-7）であろう。Bmi-1 は当初、がん遺伝子 cMYC と協調して働く新規がん遺伝子として同定された。しかし後に、Bmi-1 遺伝子をノックアウトした細胞では老化が促進され、逆に強制発現したマウス線維芽細胞では、細胞老化が抑制されることが確認され、老化制御遺伝子として注目されるようになった（図8.1）。Bmi-1 は、ポリコーム遺伝子と呼ばれるエピジェネティック制御因子の一員である。老化において Bmi-1 が制御する標的の同定が、大きな関心となった。

　そして、Bmi-1 がエピジェネティックに抑制する標的も p16Ink4 であると判明した（Jacobs et al. 1999）[36]。p16Ink4 は、p53 に次いで、ヒトのがんで変異が多いことが知られている主要がん抑制遺伝子である。p16Ink4 タンパクは、CDK 阻害因子としても同定されたが、他の抑制因子 p21 や p27 と異なり、細胞周期内でのタンパク質変動がほとんど観察されないために、本当に細胞周期のブレーキかどうか疑問視された時期もあった。しかし、細胞老化や個体老化において p16Ink4 の蓄積が確認され、老化において重要な CDK 阻害因子として注目されることになった。Bmi-1 が p16Ink4 を制御する点も、細胞周期制御というよりは、老化において重要というモデルを支持する結果である。

　Bmi-1 が老化に関わる重要なエピジェネティック因子であり、その標的 p16Ink4 が幹細胞老化に深く関与することより、Bmi-1 自身も幹細胞維持に関与すると推測された。実際、血液幹細胞や、神経幹細胞などのさまざまな幹細胞維持において、Bmi-1 が必須であると判明している（Lessard and Sauvageau 2003 [37], Molofsky et al. 2005 [38], Oguro et al. 2010 [39]）。

8.6　パラビオシス

　さて幹細胞老化の原因は、DNA 障害や酸化ストレス以外に、何らかの液性

因子の関与が報告されている (Cerletti et al. 2012 [40], Yilmaz 2012 [41], Lavasani 2012 [42])。老化における液性因子研究法として、並体結合 parabiosis（パラビオシス）が、再び注目を集めている (Eggel and Wyss-Coray 2014) [43]。パラビオシスとは自然な形であるいは外科手術により、2つの個体をつなげた状態を意味する。実際に、人間では、シャム双生児の名前で 1800 年代中ごろに、結合双生児の記録が残っている。パラビオシスを実験的に動物で行った記載は、1863 年フランスのバート (P. Bert) 博士が最初であろう (Bert 1863) [44]。パラビオシスを老化実験に応用しようとした試みは、1950 年代にすでに散見できるが (McCay et al. 1957) [45]、明確な結果が出た最初の報告は、1972 年のルートヴィッヒ (F.C. Ludwig) とエラショフ (R.M. Elashoff) によると思われる (Ludwig and Elashoff 1972) [46]。彼らは、年寄りと若いラットをパラビオシスして、観察した。結果、老化したラットにおいて寿命延長効果が確認された。パラビオシスでは2個体間で液性因子の交流が確認されていたので、若い個体からの何らかの液性因子が年老いた個体側によい影響を及ぼしたと想定された。しかし、その具体的なメカニズムは謎だった。

　近年、分子生物学的手法の発展を利用し、パラビオシスによる若返り効果（rejuvenation と呼ぶ）を研究する流れが加速している。とくに、上述した臓器幹細胞の老化に関して、重要な発見が相次いでいるので、紹介する。最もマイルストーン的な仕事は、ランドー (T.A. Rando) 博士らにより最初に報告された。彼らは、若いマウスと老化マウスのパラビオシスにより、筋肉や肝臓の幹細胞が担うと考えられる組織再生能力が、老化マウスで液性因子により改善することを最初に報告した (Conboy et al. 2005) [47]。彼らは筋サテライト細胞 muscle satellite cell（筋肉の幹細胞）を改善し、筋肉の線維化を阻止する因子として、Wnt/β-catenin シグナル経路が重要であることを見出した (Brack et al. 2007) [48]。さらに東京大学・大阪大学循環器内科の小室一成博士、内藤篤彦博士のグループが、筋サテライト細胞における Wnt/β-catenin シグナル経路活性化因子の同定に成功した。彼らは、Wnt 受容体に結合し、Wnt/β-catenin シグナルを活性化することを指標として、血液中で免疫反応の役割を担う補体の一種 C1q を同定した。C1q は老化マウスの血中で増加していた。さらに、C1q は C1r、C1s を介して、Wnt 共受容体 LRP6 を切断し、Wnt/β-catenin シグナル

を活性化することが判明した（Naito et al. 2012）[49]。

　老化すると神経幹細胞の減少や増殖能力の低下が観察されることも述べたが、ビレダ（S.A. Villeda）博士らは、若いマウスと老化マウスのパラビオシスにより、老化マウスの脳幹細胞が改善する一方、若いマウスの機能低下を観察した。その原因となる液性因子として、ケモカインのひとつ CCL11/Eotaxin の同定に成功した（Villeda et al. 2011）[50]。CCL11/Eotaxin はヒトでも老化によりその分泌増加がみられ、CCL11/Eotaxin 投与により、マウスの神経幹細胞の減少や認知機能悪化が引き起こされた。膵臓のβ細胞の再生能力に関しても、同様に若いマウスと老化マウスのパラビオシスにより、老化マウスの再生能が改善し、液性因子の関与が示唆されている（Salpeter et al. 2013）[51]。

第9章

慢性炎症
──免疫のトレードオフ

9.1 過剰な免疫（アレルギー）と免疫老化 inflamm-aging

　進化の過程では、循環系と並行して、血液免疫細胞が発達した。第1章で述べたように、終戦直後の日本における3大死因は、すべて感染症（結核、肺炎、急性胃腸炎）だった。人類において、感染症との闘いは、寿命延長のための大きな課題だった。ところが、今、先進国では約3人に1人がアレルギーに悩んでいるといわれている。アレルギーとは、本来、われわれの体を病原体から守るための免疫機構が過剰に反応し、われわれ自身を攻撃してしまうことであり、「免疫反応によって起こる過敏症」（世界アレルギー機構）と定義される。食物アレルギー、ぜんそく、花粉症、アトピーなどさまざまな症状が知られており、現在、世界には約4億人のアレルギー性鼻炎、約3億人のアレルギー性ぜんそく患者がいるといわれている。しかし、20世紀初頭、アレルギー患者はわずか0.3％だったので、この100年で、患者は100倍に増えたことになる。どうして、これほど爆発的にアレルギー患者が増えてしまったのか。

　すでに、19世紀初頭には英国で、ヘイ・フィーバー（枯草熱）の流行の記録が残っている。現代の日本でも、最も患者の多いアレルギーとは、約3800万人の花粉症（花粉が原因で起こるアレルギー性鼻炎・結膜炎）である。日本の花粉症患者の9割はスギ花粉が原因といわれている。日本でスギ花粉が爆発的に広まった理由のひとつは、木材不足解消の国策として1950年代から全国的にスギ植樹が始まったからである。花粉は異物ではあるが病原体ではないので、本来免疫反応の対象とはならないはずだが、生体が抗原（アレルゲン）と認識し、体の外に排除しようと攻撃してしまうのが、アレルギー反応である。このアレ

ルギー反応は、通常の免疫抗体反応の中でも、IgG や IgM ではなくて、IgE という抗体が仲介する。IgE をもっているのは、進化上哺乳類だけといわれており、アレルギー反応も人類の進化上のトレードオフの産物かもしれない。

　IgE を哺乳類が獲得したのは、約 2 億年前の恐竜の時代と考えられている。そのころの初期の哺乳類は、体調わずか 10cm 程度で、細菌、ウイルス、吸血ダニ、寄生虫なども、生命を脅かす大敵であった。とくに後者（寄生虫など）に対処するために、IgE という新たな免疫が獲得された。吸血ダニなどが皮膚を溶かすために放出する酵素や寄生虫に対応する IgE は、マスト細胞の表面に結合し、炎症物質の分泌を促し、ダニを攻撃するので、皮膚の柔らかいわれわれ人類を守るのに必要であった。本来寄生虫などの病原体を攻撃するはずの IgE だったが、花粉の成分がダニの成分と類似している点がアレルギーを生じるひとつの理由となった。もうひとつの理由として、最近の研究では、衛生環境の改善により、むしろ細菌への曝露が減ったことが、IgE 産生過剰反応の素地になっていると判明しつつある。この仮説は、「衛生仮説」と呼ばれ 1989 年英国のデビッド・ストラカン（D. Strachan）によって提唱された。20 世紀以降に急速に進んだ「超清潔社会」が、寿命を延ばす反面、アレルギー体質を助長したといえる。

　アレルギーは過剰な病的免疫反応の事例であるが、老化すると一部の免疫力は低下する。加齢による免疫機能の低下は、新規抗原に対する反応（第 1 次免疫反応）において、著しい。80 歳を過ぎると、インフルエンザ予防接種の生着率は非常に低下し、感染症にもかかりやすくなる。これは、利用可能なバージン T 細胞が外来抗原に出会うたびに、メモリー T 細胞へと変化していくため、バージン T 細胞のプールが老化とともに減少することで、説明されうる（Miller 1991）[1]。

　一方アレルギーとは別に、逆に老化すると少量の自己抗体を産生する傾向が強まり、体に有害である場合がある。フィリット（H. Fillit）博士らは、アルツハイマー病患者の 35％が、脳血管内のヘパリン硫酸プロテオグリカンタンパクに対する自己抗体を産生し、その結果脳血管が攻撃にさらされ障害を生むことを報告している。老化とともに、T 細胞や B 細胞の機能は反応性の低下や異常を示す傾向にある一方、マクロファージの機能は、ほとんど変化がない。

むしろ加齢により、マクロファージの機能は活性化するという報告もある。マクロファージの機能に注目し、免疫老化 inflamm-aging の言葉を最初に提唱したのは、フランチェスキ（C. Franceschi）らといわれている（Franceschi et al. 2000）[2]。加齢とともに、活性化したマクロファージが、慢性炎症を引き起こし、個体老化や臓器老化の原因となると考えたわけだ。

9.2 SASP

　個体は数多くの細胞が構成しており、すべての細胞が均一で同じ仕事をしているわけではない。いろいろな細胞が別々の細胞機能に分化して、各臓器などの別々の集団を形成し、別々の役割分担を担っている。しかし、別々の細胞がバラバラに仕事をしたのでは、個体全体としての調和がなくなってしまう。では、同一個体内の別々のあるいは、遠隔の細胞同士は、どのようにしてコミュニケーションをとっているのか。細胞間での情報のやりとりに重要なのは分泌物質であり、ホルモン以外にも、さまざまなサイトカイン・ケモカインなどがある。これら分泌物質それぞれが、その細胞自身や周りの環境の状況を、他に伝えるという重要なメッセージ性がある。

　たとえば、炎症現象では、免疫系担当細胞が異物、感染原因物質や障害に反応して、活性化され免疫反応を引き起こす。局所で炎症が起こると、活性化された免疫担当細胞から、炎症関連サイトカイン・ケモカイン（発熱・発痛物質も含む）が分泌される。炎症は、感染除去、障害修復に必要であり、炎症関連サイトカイン・ケモカインの分泌も免疫細胞を適切に活性化するためと考えられている。炎症の現場では、これら分泌物質が、効率よく協調した免疫反応には必要となる。しかしながら、炎症が長びくと局所的な組織障害や血管障害が惹起され、以前の正常な機能への回復が難しくなる。たとえば、炎症が蔓延し炎症細胞が長く局所に留まることにより、局所で酸化ストレスが励起され、線維組織などが取って代わり本来の実質細胞が減ってしまうことが知られている（慢性炎症）。

　最近、inflamm-aging の概念からさらに発展して、非免疫細胞でも炎症と老化の連関が明らかとなりつつある。さまざまな分泌物質の中で、これら炎症関

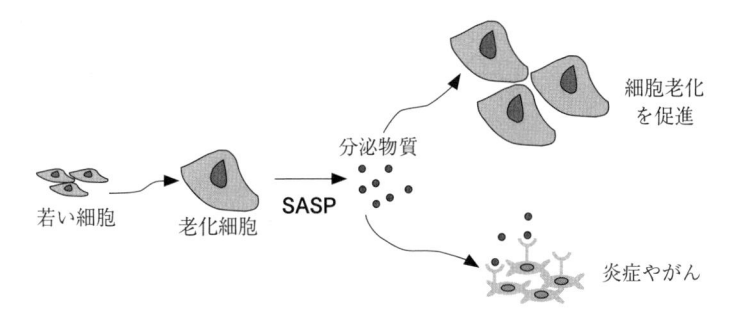

図9.1 SASP
若い細胞と異なり、老化細胞からは炎症性サイトカインやケモカインなど老化関連液性因子（SASP）が分泌される。SASPは、周りの細胞の老化を誘導したり、炎症や癌化を促進する

連サイトカイン・ケモカインが細胞老化に関わることが、最近判明してつつある。細胞が老化することは、ある側面では必要悪であり、とくに細胞のがん化を防ぐために生体防御バリアとして働いている（第6章）。では個体老化するほど、がんになりにくい体質になるのか。実際にはヒトでは、ある特定のがん（白血病、小児がんなど）を除いて、多くのがんは高齢者ほど頻度が増えることが疫学的に知られている。個体老化すると、がんができやすくなるといえる。最新の老化研究では、老化した細胞がやはりがん化に深く関与するという仮説が提唱されつつある。それは、老化した細胞が分泌する炎症関連サイトカイン・ケモカインが、自分自身ではなくて周りの細胞に悪影響（炎症や老化やがん化）を及ぼすという仮説であり、SASP（senescence associated secretary phenotype）と呼ばれる（Coppé et al. 2008）[3]（図9.1）。

SASPは、老化した非免疫担当細胞（線維芽細胞など）から分泌される。たとえば、PAI-1という分泌物質は、細胞が老化すると分泌が増加する現象がすでに報告されていたが、その意義や分子メカニズムは不明のままだった。オランダのベルナルド（R. Bernards）博士らは、PAI-1そのものが細胞老化を促進し、その産生はp53依存性であることを見出した（Kortlever et al. 2006）[4]。次にギル（J. Gil）博士らは、PAI-1のケースと同様に、もうひとつの炎症関連分泌物質（CXCR2リガンド）が細胞老化に直接関与することを報告した。しかし最も注目すべきは、PAI-1やCXCR2の不活性化による細胞老化抑止効果である。

ヒトがん組織のサンプルでCXCR2の変異が確認され、その変異により老化促進効果が消失していた（Acosta et al. 2008）[5]。よって、SASPにより老化細胞が周りの細胞にも老化を誘導する可能性が示唆された。

9.3 慢性炎症による老化細胞蓄積と抗アポトーシス作用

次に、特定の炎症性サイトカインのみならず、炎症全般が老化と関連することが示されつつある。アドラー（A.S. Adler）博士らは、老化により活性化するプログラムの解明のために、転写因子に注目した。さまざまな内臓（皮膚、腎臓、骨格筋、脳など）に関し、16歳から106歳までにわたるサンプルを対象に、老化で活性化する遺伝子のプロモーター領域を網羅的に解析した。結果、最も高い相関を示したのは、炎症性反応に関与する転写因子NF-κBであった。ヒトと同様、老化したマウスでも、転写因子NF-κBが最も活性化を示した転写因子であった。彼らは、マウスでNF-κB阻害により、老化予防効果も確認した（Adler et al. 2007）[6]。

さて、老化とともに、徐々にNF-κBが活性化し、慢性炎症が起こる理由はなぜか。ひとつの仮説として、「アポトーシス抵抗性獲得」がある。細胞がストレスなどにより障害された場合、自己死（アポトーシス）する現象が広く知られている。さまざまな報告により、実は老化細胞は、若い細胞に比較して、アポトーシス抵抗性であることが確認されている。その理由のひとつが、NF-κBの活性化だと思われる。NF-κBは、炎症性サイトカインの産生のための転写因子として有名だが、もうひとつの顔として、抗アポトーシス遺伝子の産生にも貢献している。老化細胞では、NF-κB活性化により、アポトーシス抵抗性が獲得された可能性がある。つまり老化細胞の生存戦略として、NF-κBを活性化することによりアポトーシス抵抗性となり生き残ることを選択したが、同時にNF-κB活性化により慢性炎症も引き起こしてしまうという負の遺産を受け継いだわけである。これは、老化細胞の生き残りのためのトレードオフともいえる。

さらに、慢性炎症が加齢性生活習慣病の原因となることは忘れてはならない。なぜ、慢性炎症が個体老化や加齢性生活習慣病の原因となるのだろうか。ズグ

リニキ（T. von Zglinicki）博士らは、慢性炎症モデルとして nfkb-/- ノックアウトマウスにおいてテロメア研究を行った。このマウスでは、NF-κB の一部の欠損により、持続性の炎症が発生し、その慢性炎症の結果、皮膚、脂肪、心臓、肝臓、脳など多岐にわたり早期老化を引き起こし、早死にすることが判明した。さらに nfkb-/- ノックアウトマウスでは、若い段階からテロメア障害 telomere-associated foci（TAF）が蓄積することが明らかとなった（Jurk et al. 2014）[7]。すなわち、少なくともマウスレベルでは、個体加齢によるテロメア異常は、テロメア長とは独立して、慢性炎症が一因と考えられる。

　TAF とは、テロメアとチェックポイントタンパクの結合を総称し、通常テロメア長が短縮したときに観察される。しかし、最近、野生型マウス個体の老化した肝臓や腸管においても、チェックポイント遺伝子の活性化による TAF が、観察されることが判明しつつある。しかし先述したように、通常マウス個体はテロメア長が非常に長いはずである。実際、上記の野生型老化マウスでの TAF では、テロメア長はほぼ正常である。よって、テロメア長とは無関係に、老化とともに徐々にチェックポイントが活性化し、テロメアに局在する傾向があると解釈できる（Hewitt et al. 2012）[8]。その原因の第 1 候補は酸化ストレスであろう。実験的に、酸化ストレスがテロメア 1 本鎖 DNA 障害を誘導することがすでに判明している。そして慢性炎症は、酸化ストレスが上昇する病態であると、よく知られている。

　興味深いことに、テロメラーゼと NF-κB の直接的な機能相関が、ゴーシュ（S. Ghosh）博士らにより報告されている。テロメラーゼが NF-κB と結合し、NF-κB 反応性プロモーター領域に局在し、NF-κB の転写活性を促進するという知見である。逆に、テロメラーゼを培養細胞やマウス個体レベルで不活性化すると、NF-κB 活性が抑制される。細胞が活発に増殖する場合、たとえば組織再生においてはテロメラーゼ活性化はもちろん重要であろう。そのテロメラーゼが炎症制御因子である NF-κB を直接活性化するという事実は、組織修復時には一時的に炎症が重要という知見とも一致し、理にかなっているように思われる。では、逆はどうであろうか。テロメラーゼノックアウトマウスでは、炎症が起こりにくいのであろうか。急性炎症に関しては、彼らもそのような報告をしている。しかし、慢性炎症に関してはどうであろうか。テロメラーゼノ

ックアウトマウス G4 以降から G6 へと早老症状が進むことはすでに知られているので、慢性炎症は進行しているのかもしれない（Ghosh et al. 2012）[9]。プロジェリアモデルである zmpste24 マウスでも、NF-κB 活性化による慢性炎症が観察された。NF-κB 阻害剤投与により、zmpste24 マウスの短命が改善した（Osorio et al. 2012）[10]。ここでも、マウスでは、テロメアあるいはテロメラーゼと慢性炎症の関係は、複雑であるといわざるをえない。

9.4 肝臓での慢性炎症と p53

　慢性炎症とがんの連関を最初に指摘したのは、病理学者のウィルヒョウ（R. Virchow）博士といわれている。彼は 1863 年に、がん組織にリンパ球浸潤がともなうことを見出し、がん形成に何らかの炎症機序が働くと考えた。本来、組織が損傷して治癒する段階では、必ず炎症反応が活性化することが重要といわれている。肉芽形成などのけがの痕跡部分は、治癒反応として炎症により線維芽細胞が活性化増殖した結果と思われる。ウィルヒョウ博士は、がんとは、このような組織修復時の炎症反応の延長にあると考えた。通常の組織修復なら、組織が修復完了すれば炎症は消退し細胞増殖もストップするが、がんでは、無限に炎症反応と細胞増殖が続くと考えたわけである。言い換えれば、過剰な組織修復反応ががんともいえる（Balkwill and Mantovani 2001）[11]。

　内臓の慢性炎症・線維化と老化・がん化の関係が近年よく解析された例として、肝臓が注目されている。肝臓の線維化が重要な課題である理由は、その最終発展形である肝硬変が、先進国（たとえば米国）では、死因の第 12 位という事実からも明らかである。そして肝硬変は、肝がんの発生母地となる。肝臓の線維化においては、肝星細胞 hepatic stellate cell（HSC）の役割が重要と考えられている。肝臓の間質細胞の一種で、伊藤細胞とも呼ばれている（伊藤俊夫博士により発見されたため）。この肝星細胞 HSC は、さまざまな肝障害や炎症で活性化され、αアクチンを高発現する筋線維芽細胞 myofibroblast（線維芽細胞の亜種のひとつ）へと形質転換し、活発な増殖とともにコラーゲンを含む細胞外基質（ECM）を産生し、線維化を促す原因となる、と従来考えられてきた。

　最近ロエ（S. Lowe）博士のグループは、肝臓における急性障害時に、炎症部

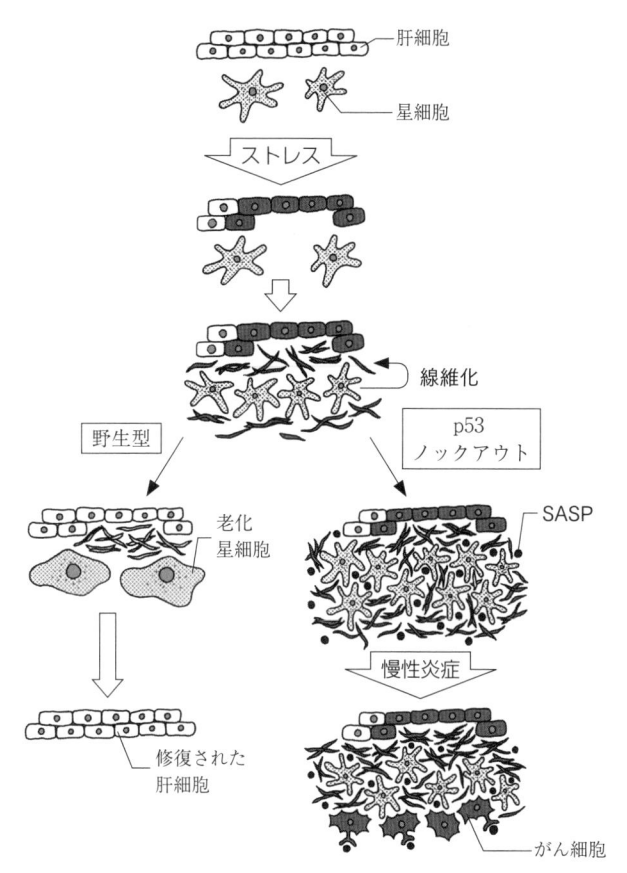

図 9.2 慢性炎症と肝臓がん
　　　　肝臓において、化学刺激などのストレスにより肝細胞が障害された場合、星細胞の増殖をともなう組織線維化が進む。組織修復が完了するころには、星細胞は老化し、免疫細胞により除去される。一方、チェックポイント機能に異常（たとえば p53 ノックアウトなど）がある場合、星細胞は老化せず、SASP 分泌とともに組織線維化を含む慢性炎症が持続する。最終的に、慢性炎症は細胞がん化に寄与する

位で老化細胞が存在することを見出した。その老化細胞とは、実は肝星細胞であった。老化した肝星細胞では、p53 や p21、p16 などの老化マーカーの蓄積とともに、SA-βGAL 染色陽性であった。この老化肝星細胞は、増殖能力や、コラーゲン産生能なども低いことが判明した。そして時間経過とともに、この老化肝星細胞は免疫細胞である NK 細胞により貪食され、線維化の消退と一致する。ところが、p53+Ink4a/ARF ダブルノックアウトマウスでは、老化肝星細胞が観察されず、障害で活性化した肝星細胞は増殖しつづけ、線維化がどんどん悪化することが判明した(Krizhanovsky et al. 2008) [12]。つまり、ここでは、老化した肝星細胞の存在が線維化の生理的バリアとして存在することが、初めて示された。

　さらにロエ博士のグループにより、肝星細胞でのみ p53 をノックアウトした場合、肝星細胞の老化が抑制され、肝臓がんが発生しやすくなることが判明した（図 9.2）。老化せずに増殖しつづける肝星細胞では、IL-4 などが産生され、M2 マクロファージの出現を促進し、腫瘍促進に働くことも判明した（Lujambio et al. 2013）［13］。

第10章

カロリー制限仮説

10.1　カロリー制限による寿命延長

　京都の有名な料理に、「懐石料理」がある。京都に来た観光客やお客さんは、一度は食べてみたいと期待すると聞く。源流は精進料理だが、京都で採れる京野菜や、海の幸、山の幸を材料にして、京風にアレンジ料理したものと考えればいい。私も、とくに外人の来客などのケースで、懐石料理に連れていくことがある。その際、料理が終わった時に、しばしば聞く言葉は、"I am not full"（満腹ではない）という言葉だ。懐石料理は、味だけでなく、その料理の香りや色彩、見た目も含めて五感で楽しむもので、一つひとつの料理が小さめの皿で出てくる。そういう雰囲気を受け入れる気になれば、大変満足でお腹が一杯になるのだが、初めての人は少し拍子抜けというか、もの足りないかもしれない。「懐石」という言葉も、実は「ふところに石を入れる」という意味で、お腹一杯にならないのが丁度いい、という意味を含む。まさに、日本で古来からいわれる「腹八分目」である。「腹八分目」の言葉の意味は、満腹よりも、8割くらいに食事の分量を抑えておくと、頭もよく回転してスッキリするというような教訓を含むといわれている。たしかに、満腹では眠たくなってしまって、食後の仕事も効率が上がらなくなってしまうかもしれない。古人の生活の知恵から生まれた言葉なのだろう。

　「腹八分目」という言葉そのものは、おそらく日本固有と思われるが、実はこの腹八分目が世界中の老化研究者を含めた多くの人びとから注目されている。「腹八分目仮説」と呼べる老化仮説があって、正式には古くから知られている老化仮説のひとつで「カロリー制限仮説」というものである。それは毎日

の摂取カロリーを制限すると長生きできる（長寿）、という非常に単純な仮説である。なぜ、別名「腹八分目」と呼ぶかというと、ネズミの実験で摂取カロリーを文字どおり 80％にすると、約 20％寿命が延びるという最初の発見が、きっかけである（1934）。さらに後に、同様な腹八分目処理（カロリー制限）で、他の生物種（酵母、魚、クモ、ネズミなど）でも寿命が延長することが確認された。線虫や酵母といったモデル生物でも、同様にカロリー制限すると寿命が延びる。

では、ヒトではどうか。ヒトで実際にカロリー制限による長寿実験をすることは物理的にも倫理的にも不可能だ。しかし、その可能性を示唆する傍証のようなものはある。それは、ヨーロッパの小さな村での出来事であり、戦争の産物でもある。この村は長寿の村として有名だが、実は第 2 次世界大戦中に、ある一定期間、食糧難のため、飢餓条件を経験せざるをえなかった人たちの生き残りの村だった。この村の人たちの長寿の原因が、飢餓というカロリー制限なのか、あるいは食糧難にも耐えて生き残るほどの強い生命力なのか判定は難しい。しかしこのエピソードより、ヒトでもカロリー制限が寿命に影響する可能性が示された。

このように、カロリー制限は、進化上高度に保存された寿命延長効果があるといえる。しかし、その分子メカニズムがわかりはじめたのは、つい最近のことだった。

10.2　長寿遺伝子 Sir2 の発見

カロリー制限すると長生きできる分子メカニズムの鍵は、まず出芽酵母遺伝学研究から見つかった。出芽酵母とは、ビールやパンをつくるときに必要な酵母だが、生化学研究などでは、古くから実験材料として用いられてきた。この出芽酵母も通常培養で老化し、カロリー制限で寿命が延びることが以前から知られていた。

米国のグアランテ（L. Guarente）博士たちは、1990 年代から、この出芽酵母を用いた老化研究を開始した。出芽酵母を使用した利点としては、非対象に分裂するので母細胞と娘細胞の区別が容易であり、老化も短期間で起こること、変異株などの遺伝学的研究を進めやすいことなどであった。最初に彼らは、こ

の出芽酵母が老化すると、核小体に異常が起こることに気づいた。通常細胞の中では、生命活動に必要なさまざまな物質や装置が、日々合成されている。核小体とは、タンパク質合成に必須な装置であるリボソーム・リボソームRNAをつくり出し格納する重要な場所である。老化酵母細胞では、核小体が徐々に腫れて変形してくることが判明した。そして、大きく膨らんだ核小体には、環状リボソームDNAが異常に蓄積していた。リボソームDNAとはリボソームRNAをつくるための鋳型DNAであり、染色体上に繰り返し構造として通常は存在する。ところが、老化した酵母ではこのリボソームDNAがゲノムから切り出されて断片化し、さらに環状へと構造変化していた。その異常な環状リボソームDNAが核小体に蓄積していた（Sinclair and Guarente 1997）[1]。

　彼らは、老化酵母ではリボソームDNAなどを含めた正常なゲノムDNA構造を維持できないという新説を主張した。リボソームDNAのような繰り返し構造をとるDNA配列は安定な維持が難しく、DNA異常が起こりやすい場所であることは、以前から知られていた。よって、彼らの提案は、第7章で述べたDNA障害仮説の一種とも呼べるが、あまりにも奇抜なアイデアのため、当時は酵母でのみ通用する特殊な老化現象のひとつではないかという否定的な意見もあった。その分子メカニズムも依然として謎のままだった。

　しかし彼ら自身によって、大きなブレイクスルーはもたらされた。彼らはこの酵母の核小体異常をともなう老化を防ぐ遺伝子をスクリーニングし、Sir2という遺伝子を発見した（Kaeberlein et al. 1999）[2]。Sir2遺伝子は、以前からゲノムのヘテロクロマチン構造の制御などに関与するエピジェネティック因子ではないかと考えられていた。しかし老化との関連は一切報告がなかった。Sir2遺伝子を強制発現し老化抑制された酵母を観察すると、核小体における異常な環状リボソームDNAも減少し、核小体の形も正常化していた。どうやらSir2遺伝子は、リボソームDNAのようなゲノム構造を安定化することで、寿命に関与するらしいと推測された。

　このSir2遺伝子は、よく似た遺伝子（ホモローグ）がヒトやネズミにも存在することが後に判明し、現在ではそれらを総称してサーチュインと呼ぶ。次に、サーチュイン遺伝子がゲノムの構造維持に関与するメカニズムに関心が集まった。グアランテ博士の研究室にいた今井眞一郎博士が、その謎を解き明かした。

サーチュインはヒストンデアセチラーゼ（ヒストン脱アセチル化酵素）であった(Imai et al. 2000) [3]。第8章で述べたように、ヒストンは、リン酸化・アセチル化などさまざまなタンパク修飾により制御されており、ゲノム高次構造の維持や遺伝子発現調節に関与する。このようなヒストン修飾を通じたクロマチン高次構造調節をエピジェネティック制御と呼ぶ。第8章で述べたように、エピジェネティック制御はES細胞や細胞老化にも深く関与することが知られている。サーチュインは、ヒストンデアセチラーゼという酵素として、エピジェネティック制御に関与すると考えられた。

グアランテ博士たちの更なる研究により、興味深いことに、カロリー制限すると、このサーチュインが活性化することが明らかになった。カロリー制限すると解糖系代謝は低下し、ミトンドリア呼吸が促進し、その結果産生される細胞内のエネルギー運搬分子NADが蓄積する。このNADが、サーチュインのデアセチラーゼ活性に必要であることが判明した。80年近く謎だったカロリー制限による長寿効果の分子機構が、NAD、サーチュイン、ヒストンデアセチル化というキーワードで語られるようになった。

しかし、問題はそれほど簡単ではない。酵母では、サーチュインがヒストンデアセチラーゼ活性により環状リボソームDNA形成を阻害し、老化を抑制すると説明される一方、酵母以外の他の生物種では、環状リボソームDNA蓄積をともなう老化現象があまり観察されない。サーチュイン遺伝子自身は酵母以外にも進化上よく保存されていることより、酵母以外ではサーチュインがヒストンデアセチラーゼ活性以外の別の仕事をしている可能性が考えらた。その後、サーチュインのデアセチラーゼ活性の新たな標的（基質）として、哺乳類でPGC-1α (peroxisome proliferator activated receptor〔PPAR〕gamma coactivator-1alpha) タンパクが報告された。PGC-1αはミトコンドリア新生に重要な転写因子である。サーチュインによるPGC-1α活性化が、新規ミトコンドリア造成、呼吸促進を誘導することが確認された (Rodgers et al. 2005) [4]。ハエでは、PGC-1α大量発現により、ミトコンドリア機能が改善し、長寿効果が報告されている (Rera et al. 2011) [5]。さらに最近、ヒトとチンパンジーの間の全ゲノム配列の比較が検討され、ヒトとチンパンジーで最も配列の異なる場所、HARs (human accelerated regions) が49カ所同定され、ヒトとチンパンジーの

進化上の違いを読み解くカギとして注目されている。その中で実は、HAR20 は、PGC-1αの遺伝情報座位であった（LeMoine et al. 2010）[6]。

哺乳類細胞では、サーチュイン遺伝子による PGC-1α脱アセチル化・活性化が、カロリー制限による長寿効果の原因と推測されたわけである。名実ともに、サーチュインが長寿遺伝子と呼ばれるようになった所以である。

10.3 サーチュインを活性化する物質レスベラトロールの発見

今や世界中で肥満・メタボリックシンドロームが注目される中、食事制限が寿命延長に有効という基礎研究の成果は、医療従事者の関心も集めている。しかし先述したように、人間にもカロリー制限仮説があてはまるかどうかは、実験検証が難しい。マウスの平均寿命ですら 2 年近いので、マウスの寿命研究は大変根気のいる仕事である。

ところが、都合のいいことに、最近、赤ワインに含まれる新種のポリフェノールの一種であるレスベラトロールが、サーチュインタンパクに結合し活性化することが判明した。よって、レスベラトロールを用いた寿命実験が検討された。まずは、マウスを用いて実験が行われた。高カロリー食を与えた野生型マウスは肥満し早死にする。この高カロリー肥満マウスにレスベラトロールを同時投与するという実験が行われた。その結果、レスベラトロールを投与しても、マウスは肥満したままだが、その寿命は通常食を食べている非肥満マウスと同程度まで回復した（Baur et al. 2006）[7]。これは、あたかも「フレンチパラドックス」の再現のような印象を与えた。フランス人はフランス料理の名前で知られるように美食家として有名である。実際、ヨーロッパの中で、コレステロール摂取率はフランス人が第 1 位といわれている。ところが、心筋梗塞の発症率は、ヨーロッパの中でフランス人は最低頻度である。フランス人が美食家にもかかわらず、動脈硬化が少ない理由はなぜか。それはフランス人の好きな赤ワインのおかげだという、古くからの迷信があり、それを「フレンチパラドックス」と呼んだ。レスベラトロールは、赤ワインに含まれる新種のポリフェノールという事実もヒントとなり、「フレンチパラドックス」の原因物質は、レスベラトロールかもしれないという考えに結びついた。赤ワインにはさまざま

なポリフェノールが抗酸化物質として豊富に含まれているが、具体的に長寿効果が確認できたのは、レスベラトロールが最初であった。しかしながら、赤ワインに含まれるレスベラトロールの量は非常に微量であり、「フレンチパラドックス」が迷信かどうか決着がついたわけではない。

　シンクレア（D. Sinclair）博士たちは、レスベラトロール以外にいくつかのサーチュイン活性化薬剤を同定し、その特許を取得し、その薬剤応用を目的としたベンチャー企業 Sirtris を立ち上げた。2009 年、このベンチャー企業は、英国有力製薬会社により 700 億円近い値段で買収され、大きな話題となった。製薬会社も真剣にメタボリックシンドローム治療標的として、サーチュインを考えている証であり、シンクレア博士は一夜にして億万長者になったことになる。肥満大国米国では、このころすでにレスベラトロールはサプリメントとして爆発的な売れ行きを見せていたが、日本でも 2011 年 NHK スペシャルで「あなたの寿命は延ばせる」という刺激的タイトルで、サーチュイン・レスベラトロールが紹介された。と同時にマスコミを中心に大反響が巻き起こり、放送前後でレスベラトロールの売り上げが 100 倍延びるという現象がおこった。とうとう、日本にもレスベラトロールが上陸したのである。ほぼ同時期、2011 年、ついにヒトでも肥満患者において、レスベラトロールによる健康改善効果が史上初めて報告され（Timmers et al. 2011）[8]、まさにサーチュイン研究の成果が、ヒト臨床へと応用されると大きく期待された。

10.4　サーチュイン・レスベラトロールの最新の論争

　ここまでのサーチュイン・レスベラトロール研究の流れは、老化研究の長年の謎のひとつであったカロリー制限仮説を分子レベルで証明したという最大の賞賛とともに、ノーベル賞確実とまでいわれてきた。少なくとも 2011 年ころまでのこの 10 年間、老化研究の最先端を引っ張ってきたのは、サーチュインだったといっても過言ではない。

　ところが 2011 年から、サーチュイン・レスベラトロール大論争が勃発する。そのきっかけは、2011 年 *Nature* に掲載されたヨーロッパのグループの論文である。サーチュインは進化上高度に保存された遺伝子であり、ハエや線虫でも

長寿効果があることがグアランテ博士たちにより以前報告されていた。しかしこの論文では、線虫やハエでは、サーチュインによる寿命延長効果はみられないと、いろいろなグループの共同で発表した（Burnett et al. 2011）[9]。これまでのグアランテ博士たちの主張を否定する論文が出てきたのである。グアランテ博士たちも黙っていない。同じ号の *Nature* で、寿命延長を再確認したという論文を発表したのである。が、そのデータでは、以前50％と報告していたサーチュインによる寿命延長は9％に下方修正されていた。

　レスベラトロールに関しても、その健康効果に疑問が投げかけられはじめた。2006年に肥満マウスでレスベラトロールによる寿命延長効果を報告したのと同じグループが、2008年に非肥満マウスではレスベラトロールによる寿命延長効果はなかったと結論した。また、レスベラトロールを含むサーチュイン活性化剤と報告されてきた薬剤が、実はまったくサーチュインを活性化できないという論文が発表される（Pacholec et al. 2010）[10]。さらに、先述したヒト肥満患者におけるレスベラトロールの健康効果に関して、別のグループが独自に再検討を行い、まったく効果がないという真逆の結果を報告した（Poulsen et al. 2013）[11]。

　一方で、サーチュイン肯定派の論文も依然として続々と報告されている。レスベラトロールはやはりサーチュインを活性化するという論文が報告された（Park et al. 2012）[12]。サーチュインファミリーのひとつであるSIRT6のトランスジェニックマウスは長生きするという論文も報告された（Kanfi et al. 2012）[13]。これは、マウスにおいてサーチュインそのものが寿命延長することを証明した最初の論文である。

　従来のサーチュイン・レスベラトロールのいくつかの成果に関して、賛成派と反対派が真っ向から対立する事態に直面することになった。われわれは、このような事態をどう考えればよいか。実は、最先端の研究の現場では、議論が真っ二つに分かれることは、時々ある。歴史的にも今までに、そういう研究成果がいくつかあった。もちろん最終的な決着はつくはずだが、それまでには数年かかることもある。それほど賛否両論分かれる場合があり、最先端な内容ほど決着に時間がかかる。サーチュイン研究が生命科学研究の最先端であることは間違いないので、われわれは早急に判断せず、根気強く待つ姿勢が求められ

る。

10.5 ヒトでもカロリー制限は有効か──小太り効果について

　サーチュイン・レスベラトロールの大論争とは別に、カロリー制限仮説そのものに関する最新の議論も追加しておこう。最大の関心事は、ヒトにおいてもカロリー制限による寿命延長効果があるかどうかという点だが、これは倫理的な問題も含めて総合的に考えて事実上不可能な実験である。

　そこで次善の策として、最近米国で、サルにおいてカロリー制限研究が現在進行中である。サルの寿命は17〜20年ほどである。そして近ごろ興味深い報告が2つなされた。2009年の報告では、70％にカロリー制限（腹八分目ではなく腹七分目）して、サルでも寿命が延長すると中間報告された（Colman et al. 2009）[14]。寿命延長の理由として、生活習慣病（糖尿病や心臓血管系疾患）の減少があり、それらが原因の死亡が有意に改善した。この報告のひとつの課題は、総死亡に関しては、統計学的差がなかった点であろう。著者たちは、この点に関しても、もう少し研究を続ければ結論が出るだろうと楽観的意見を述べている。

　一方、2012年の別のグループの報告では、サルではカロリー制限しても寿命が延びないという、真逆の結論がなされた（Mattison et al. 2012）[15]（図10.1）。サルでも、意見が真っ二つに分かれてしまったことになる。前者と後者では、いったい何が違うのか。注目すべき点のひとつは、食事の出し方にあるといわれている。前者では、通常の動物飼育の場合と同様で、餌はケージの中でいつでも手に入れることができる状態だが、後者では、1日3度の食事をきっちり給仕して、それ以外の時間帯は餌が手に入らないという飼育条件であった。

　このようなサルでのカロリー制限実験の論争は、カロリー制限仮説そのものに対する議論を引き起こしつつある。つまり、カロリー制限の実験は、動物施設という特殊環境で行われた結果なので、自然環境でもカロリー制限により寿命延長できるという証拠はないという否定的な意見が存在する。

　世界中の多くの動物実験施設では、数百という動物ケージにつき同時進行で

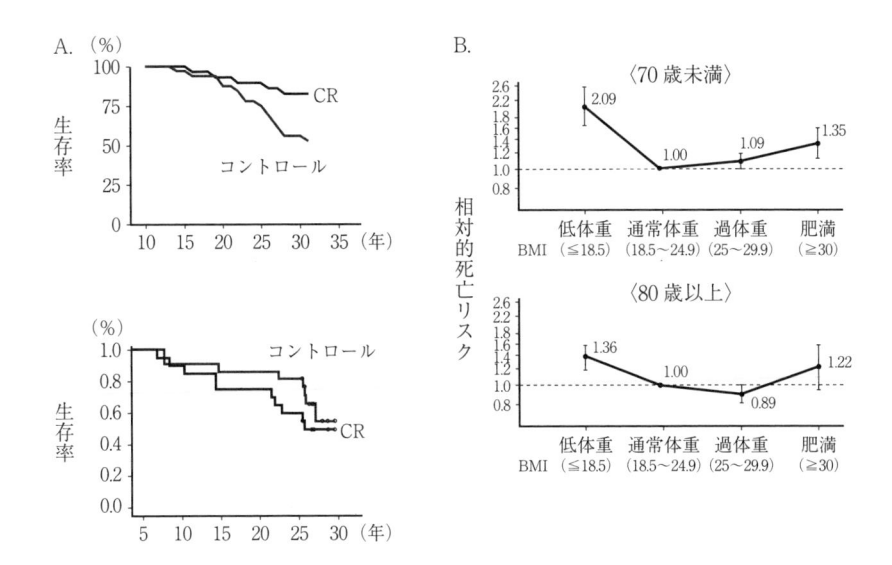

図 10.1 サルでのカロリー制限の効果とヒトでの小太り効果
A：サルでのカロリー制限（CR）により寿命延長（上）と寿命短縮（下）の両方の報告がなされている
（上図 Colman RJ et al.：Science 325(5937): 201-204, 2009 [14] より、下図 Mattison JA et al.：Nature 489(7415): 318-321, 2012 [15] より改変）
B：ヒト疫学調査により、高齢者においては過体重のほうがむしろ長生きできることが確認されている
（Corrada MM et al.：Am J Epidemiol 163(10): 938-949, 2006 [16] より改変）

実験を行っているのが現状である。通常は、餌の十分量をケージに放置して、24時間いつでも食べられる状況で動物は飼育される。すべての実験で1日3度の食事を給仕するやり方を数年〜十数年継続することは事実上難しい。マウスでの腹八分目実験も前者のやり方で行われたといわれている。しかし、自然界の野生ネズミは、むしろ滅多に食べ物にありつけなくて、1日の大半を腹ペコで過ごしていると推測される。つまり、動物施設での飼育条件は、自然環境とは異なる、一部人工的な環境と呼べるかもしれない。

サーチュイン・レスベラトロールの近年の大論争や、サルでのカロリー制限論争の決着にはしばらく時間がかかるかもしれない。さらにヒトにおいて、カロリー制限が寿命延長効果があるかどうかという議論は、まったく白紙の状況のままである。今後もヒトでのカロリー制限研究が事実上難しいことを考える

と、ヒトでは別のやり方での検証が必要であろう。

　実はヒトでは、小太りな人ほど長生きできるという疫学報告がなされている（小太り効果）。従来から高齢者では、低栄養やフレイル（虚弱）などが寝たきりなどの深刻な問題になることも指摘されている。ある年齢を過ぎると小太りなほうが健康を維持できるという意見もある（Corrada et al. 2006）［16］（図10.1）。やはりヒトで、カロリー制限による長寿効果を期待するのは慎重な議論が必要といわざるをえない。とくに健常高齢者におけるカロリー制限の無差別な推奨は、非現実的と思われる。

10.6　サーチュインによる長寿効果

　サーチュインに関しては、ヒトやマウスでは、そのデアセチラーゼ（脱アセチル化酵素）のドメインが保存されている機能ホモローグが、7つ（SIRT1～7）存在することが確認されている。酵母では、Sir2は1つしかないので、進化上、サーチュインファミリーと呼べる遺伝子群へと発展し、機能分化したと考えられる。SIRT1～7の中で、タンパク配列上、酵母のSir2に最も相同性が高いのはSIRT1であり、当初SIRT1の研究が先行した。全身でSIRT1を発現するトランスジェニックマウスなどが作成された時期もあったが、残念ながら長寿に関する期待されたデータに乏しかった。

　最近、SIRT1を含め、他のサーチュインに関する遺伝子解析が進み、興味深い報告が相次いでいる。まずSIRT1に関しては、米国ワシントン大学の今井眞一郎博士のグループがその長寿効果を史上初めてマウスで証明した。彼らは、巧妙に脳でのみSIRT1を発現するトランスジェニックマウスBRASTO（brain-specific sirt1-overexpressing）を作成した（Satoh et al. 2013）［17］。BRASTOは、野生マウスに比較して、メスは16％、オスは9％の寿命延長効果が確認された。今井先生自身から、その発見の経緯を教えていただいた。BRASTOマウスを担当していた学生が、ある日、そのマウスのほうがマウス舎で元気がいいように見えると言いはじめたそうである。それは印象の話であったが、彼らは実際に科学的に日内リズムを観察して検証した。その結果、老化したBRASTOマウスでは、同じ年の野生型マウスに比較し、日内リズムの乱れが

少ないために、活発であることが判明した。彼らは、SIRT1 が脳内で転写因子 Nkx2-1 と協調することにより、日内リズムに重要なホルモン・オレキシン（筑波大学の柳沢正史博士が発見した睡眠・覚醒のスイッチに重要なホルモン）の受容体 Ox2r の遺伝子発現を制御していることを見出した。サーチュインが、日内リズムを改善することにより寿命を制御するという最初の報告であった。

さらに SIRT6 を大量発現するトランスジェニックマウスが、イスラエルのグループにより作成され、オスで十数％の寿命延長効果が確認された（Kanfi et al. 2012）。このマウスでは、ホルモン IGF-1 シグナル伝達系が調節されており、それが長寿の一因と推測された。

SIRT2 の脱アセチル化活性に関しても、いくつかの基質が報告されているが、そのひとつに、チェックポイント遺伝子の BubR1 が最近報告された。SIRT2 は BubR1 に直接結合し、脱アセチル化状態を維持することにより、BubR1 タンパクを安定化し、そのタンパク量を維持することが判明した。BubR1 タンパク量が部分的に減少した BubR1 ハイポモルフォリック・マウスは、老化の症状が早期に出現し、約 300 日で早死にする老化モデルとして知られている。SIRT2 を大量発現するトランスジェニックマウスとこの BubR1 ハイポモルフォリック・マウスを交配し、作成したダブルマウスのオスでは、寿命が 400 日まで改善した（North et al. 2014）[18]。SIRT2 も、ある特定の条件では、マウス個体寿命延長効果を発揮するのかもしれない。

10.7　サーチュインの多彩な生理機能── SIRT6 を中心に

最近のサーチュイン研究では、SIRT1 以外の他のサーチュインも老化研究の注目の対象となりつつある。それを裏づけるかのように、SIRT6 に関しての興味深い知見が続いている（図7.2）。まず、モストスラフスキー（R. Mostoslavsky）博士らは、SIRT6 ノックアウトマウスを作成した。その結果、SIRT6 ホモノックアウトマウスは、リンパ球減少、骨量低下、皮膚異常、代謝異常などの症状を早期に呈し、約 4 週という超短命で早死した。SIRT6 ノックアウト細胞では、さまざまな染色体異常が観察され、染色体が不安定化していることが推察された（Mostoslavsky et al. 2006）[19]。そこで、來生（道下）

江利子博士らは、テロメアにおける SIRT6 の関与に注目した。SIRT6 を不活性化すると、初代培養細胞では、早期老化が誘導され、テロメアの異常が観察された（Michishita et al. 2008）[20]。さらに詳しく解析すると、SIRT6 はテロメア領域に局在し、ヒストン H3 のリジン 9（H3K9）の脱アセチル化を担うことにより、テロメア構造維持に関与することが判明した。その際、WRN タンパクが、SIRT6 依存性にテロメア結合することが重要であることもわかった。WRN タンパクは、ヒト早期老化症候群ウェルナー症候群の原因遺伝子 WRN 遺伝子により、コードされている。WRN タンパクは、DNA 損傷修復ヘリカーゼであり、DNA 障害の修復に重要であると先述した（第 7 章）。ヒトウェルナー症候群の患者の細胞はテロメア異常が観察される点、WRN ノックアウトマウスは、テロメラーゼノックアウトマウスとダブルノックアウトにすると、早期老化の症状が観察できる点などより、WRN タンパクがテロメア維持に重要であることは、以前に報告されていた（Chang et al. 2004）[21]。來生（道下）らの報告により、WRN とテロメアの結合がいかに制御され、老化と結びつくかという従来の謎のカギが、SIRT6 であることが判明した。

　次に、來生（道下）博士らは、SIRT6 と炎症の関連に注目した。SIRT6 は、テロメア領域のみならず、炎症関連転写因子 NF-κB の制御 DNA 領域のヒストン H3 のリジン 9 の脱アセチル化を担うことにより、炎症反応も制御していることが判明した。SIRT6 は NF-κB の RelA サブユニットと直接結合する。RelA ヘテロノックアウトマウスと SIRT6 ホモノックアウトの交配によるダブルノックアウトマウスでは、超短命な SIRT6 ノックアウトマウスの寿命の改善がみられた（Kawahara et al. 2009）[22]。

　さらに、モストスラフスキー博士らは、SIRT6 ノックアウトマウスでは、低血糖が超短命の原因のひとつであることにも注目した。その結果、SIRT6 は、解糖系代謝制御転写因子 HIF-1α の制御 DNA 領域のヒストン H3 のリジン 9 の脱アセチル化も担うことが判明した（Zhong et al. 2010）[23]。SIRT6 ノックアウトマウスでは、HIF-1α の活性化にともない、解糖系代謝が過剰に活性化され、全身の低血糖を引き起こしていると考えられた。

　以上のように、SIRT6 ノックアウトマウスは、解糖系と炎症異常亢進により、生後第 4 週で早死にしてしまう。よって、そのがんにおける関連は、解析が難

しかった。しかし、モストスラフスキー博士らは、SIRT6 ノックアウト細胞はある条件ではがん化しやすく、がん遺伝子である転写因子 Myc と協調してリボソーム合成に影響することを確認した (Sebastián et al. 2012) [24]。SIRT6 は転写因子 Myc の制御 DNA 領域のヒストン H3 のリジン 56 (H3K56) の脱アセチル化も担うことが判明した。興味深いことに、Myc が制御する解糖系遺伝子に関しては、SIRT6 の影響は少ないので、解糖系に関してはやはり、HIF-1α と SIRT6 の協調が大事であることが確認された。

　カロリー制限時の酸化ストレス軽減に関し、SIRT3 が関与するという報告もなされた。カロリー制限時には、NADPH の増加により、グルタチオンの還元型が増加し、抗酸化力が発揮されるが、その際、ミトコンドリアのイソクエン酸デヒドロゲナーゼ isocitrate dehydrogenase (IDH2) が活性化し、NADPH が増産されることも一因である。ミトコンドリアに主に局在することが知られていた SIRT3 は、カロリー制限により活性化し、IDH2 に直接結合し脱アセチル化することにより、酵素活性を上昇させることが判明した (Someya et al. 2010) [25]。よって、SIRT3 は、NADPH 増産を介して、抗酸化力を増強することが考えられる。

　さらに、SIRT3 はミトコンドリアのラジカルスカベンジャーである、MnSOD に直接結合し、脱アセチル化することにより、MnSOD を活性化することも判明した (Tao et al. 2010) [26]。

　総合的に判断すると、SIRT3 は、さまざまな基質の脱アセチル化を通じて、抗酸化力を発揮することが考えられる（図 7.2）。

　興味深いことに、SIRT6 ノックアウト細胞のみならず、他の多くのサーチュインノックアウトマウス（SIRT2、SIRT3、SIRT4、SIRT6）では、がん好発が観察される (Kim et al. 2011 [27], 2010 [28], Jeong et al. 2014 [29])。サーチュインは、がんを抑制することにより、寿命延長効果も発揮するのかもしれない。

10.8　カロリー制限のもうひとつの標的 ──AMP キナーゼと TOR キナーゼ

　もうひとつ、カロリー制限仮説に関して議論しておかなければいけない点がある。それは、カロリー制限で活性化される遺伝子はサーチュインだけではな

いという点である。たとえば、エネルギー欠乏状態でAMPが蓄積したときに活性化するAMPキナーゼ（AMPK）というシグナルタンパクが知られている。AMPキナーゼは、カーリング（D. Carling）博士により、エネルギーセンサー・キナーゼとして最初に報告され、体内のエネルギー貯蔵からエネルギー合成へのスイッチ変換をするマスターキーともいわれている。驚いたことに、AMPキナーゼは、サーチュインと同様に、カロリー制限やレスベラトロール処理でも活性化し、PGC-1などを標的とする。さらにAMPキナーゼ活性は、サーチュイン活性に密接に関わることも最近判明した。以上の事実を総合的に判断すると、カロリー制限仮説において、サーチュイン以外の大事な役者のひとりは、AMPキナーゼかもしれない。

　実は、AMPキナーゼを活性化する薬剤は、昔からメトフォルミン（AICAR）という名前で知られた糖尿病治療薬でもある。メトフォルミンは、現在糖尿病治療における第一選択薬として、再評価を受けている。糖尿病患者でこのメトフォルミンAICARを飲んでいる人も多い。では、このメトフォルミンを飲んでいる人は寿命が延びるのであろうか。ヒトでは証明が難しいが、最近マウスでその検証が行われた。個体マウス実験において、低濃度メトフォルミン（0.1％）の投与により、5.8％の寿命延長効果がある一方、高濃度メトフォルミン投与（1％）では、むしろ14.4％の寿命短縮が観察された。低濃度メトフォルミン投与によりAMPキナーゼ活性化が確認され、その時の代謝プロファイルは、カロリー制限時に似ていた。AMPキナーゼ活性化により、抗酸化力の改善と炎症の減少が確認された（Martin-Montalvo et al. 2013）[30]。あるいは線虫遺伝学においては、グルコース飢餓によりAMPキナーゼが活性化すると、ミトコンドリア酸素消費の増大とともに、酸化ストレスが増大し、一種のミトホルミーシスが誘導され、長寿効果を発揮することが判明した(Schulz et al. 2007) [31]。

　さらにAMPキナーゼ以外にも、カロリー制限時に注目されるキナーゼがいくつかある。当初、出芽酵母研究の成果として、栄養源枯渇時の重要なシグナル伝達キナーゼの中で、TORキナーゼ、PKAキナーゼ、Sch9キナーゼなどの失活変異で、長寿効果が確認された（Wei et al. 2008）[32]。この中でも注目すべきは、TOR（target of rapamycinの略）キナーゼ（哺乳類のホモローグ複合体のひとつがmTORC1）である（図10.2）。TORキナーゼは、S6キナーゼなどを通

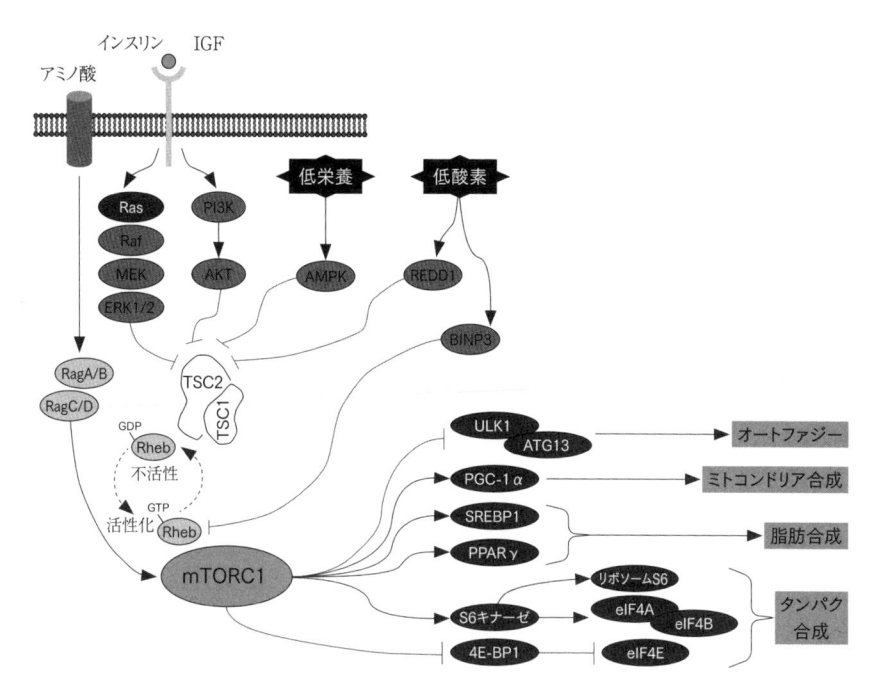

図 10.2　TOR シグナル経路
　　　　TOR キナーゼは細胞環境の変化に応じ、活性調節され、タンパク・脂肪合成、
　　　　ミトコンドリア合成やオートファジーに関与する

じてタンパク合成などを制御し、個体の大きさなどに影響する。TOR キナーゼは GTP 結合型低分子 G タンパク質 Rheb により活性化され、その GAP 制御因子は TSC1/TSC2 というタンパクである。実は、TOR キナーゼは、AMP キナーゼの重要な標的のひとつでもある。AMP キナーゼは、TSC1 を直接リン酸化することにより、TOR キナーゼを不活性化する。その他にも、免疫抑制剤ラパマイシンによっても、TOR キナーゼは抑制される。

　AMP キナーゼが TOR キナーゼを抑制することより、メトフォルミン以外にも、TOR キナーゼ抑制（たとえばラパマイシン）により、寿命は延長するのあろうか。実は、TOR キナーゼ抑制により、酵母から線虫、ハエにおいて寿命延長効果が確認されている（Kaeberlein et al. 2005 [33], Vellai et al. 2003 [34], Bjedov et al. 2010 [35]）。さらにマウスにおいても、ラパマイシン投与により、

オスが9～10%，メスが13～18%寿命延長効果が確認された（Harrison et al. 2009 [36]，Miller et al. 2011 [37]）。なぜかメスのほうが効果が強い。TOR のホモノックアウトマウスは、胎生致死により表現型解析が難しく、そのヘテロノックアウトマウスは寿命に差がなかったが、ある特定の条件では、メスだけ長生きすることが報告された（Lamming et al. 2012 [38]）。さらに、TOR キナーゼタンパクの量が減少するハイポモルフォリックマウスが作成された。このマウスでは、TOR タンパク量が 1/4 程度までに低下し、その活性も低下していることが確認された。このマウスでは、オスメスともに 20%前後の寿命延長効果が観察された。TOR ハイポモルフォリックマウスでは、老化のマーカーである p16 やユビキチン蓄積などが改善していた（Wu et al. 2013）[39]。しかしながら、ラパマイシンには、いくかの副作用（創傷治癒遅延、インスリン抵抗性、白内障、精巣機能障害など）が指摘されており、長寿目的での健常人への応用は、やはり難しいのが現状である。

　ではカロリー制限時の、TOR キナーゼによる寿命効果のターゲットは何であろうか。出芽酵母では、最近、リボソーム合成がそれらの下流にあると注目されている。リボソームとは、細胞内でのタンパク質合成に必要な装置である。リボソームは 100 個以上のタンパク質が構成する巨大複合体である。カロリー制限すれば、タンパク合成も阻害されて体や細胞のサイズが小さくなることは知られている。酵母遺伝学を用いて、これらのリボソームタンパク質 1 個ずつの変異株が作成され、寿命延長効果の有無が検証された。結果、107 個の変異のうち 14 個の変異で寿命延長効果が観察され、同時にこれらの変異では、リボソーム合成が低下していた（Steffen et al. 2008）[40]。酵母では、リボソーム変異株だけでなく、リボソーム合成を阻害する薬剤処理でも、同様に寿命延長効果が確認された。これらリボソーム変異による寿命延長は、TOR キナーゼシグナル伝達経路により影響を受けるが、サーチュインは関与しないことも判明している。

第11章

飢餓の記憶と現代の飽食
―― かつての生存戦略に長寿をまなぶ

11.1　進化上、カロリー制限はどのような意味をもつのか

　このような飢餓対応の遺伝子たち（サーチュイン、AMPキナーゼ、TORキナーゼなど）が、進化上保存されたのは、なぜだろうか。それは飢餓時代の人類の遠い記憶の遺産であると、興味深い学説「倹約遺伝子型 thrifty genotype 仮説」を1962年、ニール（J.V. Neel）博士が提唱した（もちろんニールの時代には、サーチュインなどの存在はまだ知られていないのだが…）（Neel 1962）[1]。太古、飢餓の時代を生きた人類にとって、過剰の糖分を効率よくエネルギーとして蓄えておくという体質は、生存に有利に働いたのかもしれない。しかし、このような飢餓適応体質は飽食の時代においては、肥満、糖尿病の原因となってしまうと、ニールは推測したわけである。

　約20万年前、われわれホモ・サピエンスの先祖がアフリカに出現したころは、サバンナの草原地帯で狩猟採集生活を営んでいた。道具を使えるようになったとはいえ、狩猟で野生動物を捕まえることは困難もあったはずだ。狩猟がうまくいかず、獲物がゼロのときには、木の実などの植物が、重要な食料だったのだろう。生きていくために必要最低限な食事が用意されるのみであり、いつでも好きなだけ食物を食べるという贅沢とは、ほど遠い環境であったろう。しかし、約1万3000年前、画期的な出来事が起こる。「肥沃な三日月地帯」と呼ばれる、アフリカから中東の地域で、農耕が始まった。農耕が定着するにつれ、命を脅かすほどの飢餓体験は、人類と無縁になっていった。さらに社会の近代化とともに、工業化と1次産業の技術革新がさらに豊かな食事の提供を可能とし、飽食の時代へと突入していった。同時に交通手段の発達によって、運

動量は激減し、カロリー消費はさらに減っていった。現代も、わが国のみならず、世界中の多くの国で、生活習慣の西欧化により糖尿病が増加の一途にある。世界の糖尿病人口は 2012 年で約 3 億 7000 万人、2030 年には約 5 億 5200 万人（国際糖尿病連合）と推計されている。近年の糖尿病患者の爆発的増加も、ニールの考えに則れば、倹約遺伝子型のヒトを多く含む集団がカロリー過剰にさらされた結果と考えることができる。

実際、いくつかの疫学的調査により、ニールの学説の傍証がみられる。多くは、文明化にともなって糖尿病が増加したある一定の集団の観察報告であり、ハワイ移住日本人、米国のピマ・インディアンやヒスパニック、オーストラリアのアボリジニー、パプアニューギニアのナウル島民などを含む。ナウルでは、リン鉱石の資源のおかげで税金のない豊かな国となり、肥満とともに島民の糖尿病有病率が 40% を超えてしまった。また、氷河期時代（1 万 7000～4 万年前）にアジアから米国に移住してきた人種を先祖とするピマ・インディアンは、狩猟採集生活を営んでいたが、ヨーロッパ系米国人の進出により、保護地区での生活費支給による生活へと追いやられてしまい、やがて肥満と 50% を超える糖尿病有病率に悩まされることになる。

11.2 DOHaD 学説

ニールの「倹約遺伝子型仮説」は、人類の進化上非常に魅力的な仮説であったが、糖尿病のすべてを説明できるものではなかった。ナウル島民や、ピマ・インディアンの実例は、むしろ遺伝子ではなく、環境因子が大きく影響するとも解釈可能である。

実は現代においても、特殊な環境で、人類が強烈な飢餓体験を経験した記録が、残っている。それは、第 2 次世界大戦中のヨーロッパのオランダで起こった。オランダは、大戦の早い段階でナチスドイツに屈服し占領されていた。が戦争末期に、ドイツの旗色が悪くなりはじめると、占領軍ドイツが寒い冬の時期に配給をストップ（食糧封鎖）し、むしろ略奪を開始するという最悪の事態に陥った。この 5 カ月間、物資は途絶え（1 日の食事は 400～800kcal くらいで、妊婦の必要カロリーの約 1/4 であった。当時は週にパン半分くらいしか手に入らなかっ

たという証言も残っている)、オランダ市民数十万人が餓死し、限られた人たちが生き残り、「飢餓の冬」という名前で歴史に記憶された事件である。

　オランダでは、現在でも、この時に「飢餓の冬」を経験した人やその子孫の追跡調査を継続している。アムステルダム大学医学部の研究によると、胎児期に「飢餓の冬」を経験した約 2400 人は、その後多くが糖尿病を発症し、あるいはその予備軍であることが判明した。外的環境を栄養不足と判断した胎児においては、省エネルギー(エネルギー消費抑制)が優先され、体や筋肉量が小さくなり、膵臓の発達も抑制され、インスリンを節約する体質になってしまったと考えられている。飢餓に適応するための体づくりが、胎児の中で進んだことになる。ところが、終戦後、急速に食糧事情が改善し、彼らが成人になったころには、飢餓とは正反対の飽食の環境が待っていた。節約型の体質に対して、想定外の過剰なカロリーが体内に流入し、糖尿病になってしまったのである。

　この研究をきっかけに、他の国でも、妊娠初期に飢餓にさらされた母体から生まれる赤ちゃんは、成人後、肥満、糖尿病、心血管疾患などになるリスクが高いことがわかってきた。その具体例として、インドが知られている。今インドは、糖尿病の「世界の首都」という不名誉な名称で呼ばれている。2005 年 4000 万人の糖尿病患者を抱えるインドは、2030 年には 8000 万人に倍増すると推定されている。インドでは、現在 3 ～ 4 人に 1 人の赤ちゃんは低出生体重児である。その大きな理由のひとつは、貧困だ。農村部の貧しい栄養環境の悪い場所で生まれた子どもたちが成長し、最近のインドの急速な経済発展で豊かになった都市部へと移動し、その後糖尿病を発症していると考えられる。このように、健康や疾病の素因が、胎生期のきわめて早い段階に形成されるという「DOHaD (developmental origins of health and disease) 学説」が形成された。そのきっかけは、英国サウザンプトン大学バーカー (D.J. Barker) 博士が 1980 年ころから唱えはじめた「FOAD (成人病胎児期発症) 説」にある (Barker 1990) [2]。ニールの「倹約遺伝子型 thrifty genotype 仮説」に対抗して、「倹約表現型 thrifty phenotype 仮説」とも呼ばれている。彼は、低出生体重児では、心筋梗塞のリスクが 1.3 倍あることを最初に報告し、後に世界各地で同様の結果が確認された。実はバーカー教授は、「フレンチパラドックス」に関しても、赤ワインが原因という従来の解釈とは異なり、フランスで妊娠女性や子どもの栄

養改善に真剣に取り組んだ結果心臓の病気が減ったとする「DOHaD」に沿った仮説を提唱している。DOHaD 現象は、今、とくにアジア、東南アジア、アフリカ、南米などの発展途上国の深刻な問題となりつつある。

11.3　肥満と進化

「倹約遺伝子型」であれ、「倹約表現型」であれ、われわれ人類は、飢餓に対する緻密な対応に比べると、飽食に対する防御系をほとんど持ち合わせていない、あるいは非常に脆弱であると考えられる。しかし、そのような肥満の科学も最近進展しつつある。

肥満マウスモデルには、従来有名な ob/ob マウスがあった。ロックフェラー大学のフリードマン（J.M. Friedman）が、その原因遺伝子である分泌タンパクレプチンを発見した（Zhang et al. 1994）[3]。その名前の由来は、ギリシャ語で「やせ」を表すレプトス leptos であった。レプチンは脂肪組織から分泌されるホルモンであり、その受容体の存在する脳に作用して、食欲を抑制したり、脂肪分解を促進することにより肥満を防ぐフィードバック機構を担うことが明らかとなった。後に同様に肥満マウスモデルである db/db マウスは、レプチン受容体の異常であることが見出された。

興味深いことに、ob 遺伝子変異のヘテロ接合体は体重が正常であるにもかかわらず、飢餓状況での生存期間が野生型より改善することが報告されている。つまり、レプチンは、倹約遺伝子とまったく逆の働きをするにもかかわらず、進化上保存されたことになる。これはなぜであろうか。マウスにもレプチンは存在するので、飽食の時代に対する適応と考えるのは難しい。推測の域であるが、過度の肥満は、哺乳類にとって、逃げ足が遅くなるという致命的な欠点となるのではないだろうか。外敵から身を守るためには、適切な体重を維持することも、倹約型と同じくらい大事であったのではなかろうか。

われわれ人類はエネルギーの貯蔵として、脂肪組織を発達させたと考えられるが、ここで、その脂肪組織の進化上の出発点を考えることは無駄ではあるまい。それは、魚類の肺の原基に関してである。水中生活から陸上生活へと進出したものたちでは、この肺の原基が肺へと発展したわけだが、やはり海へと戻

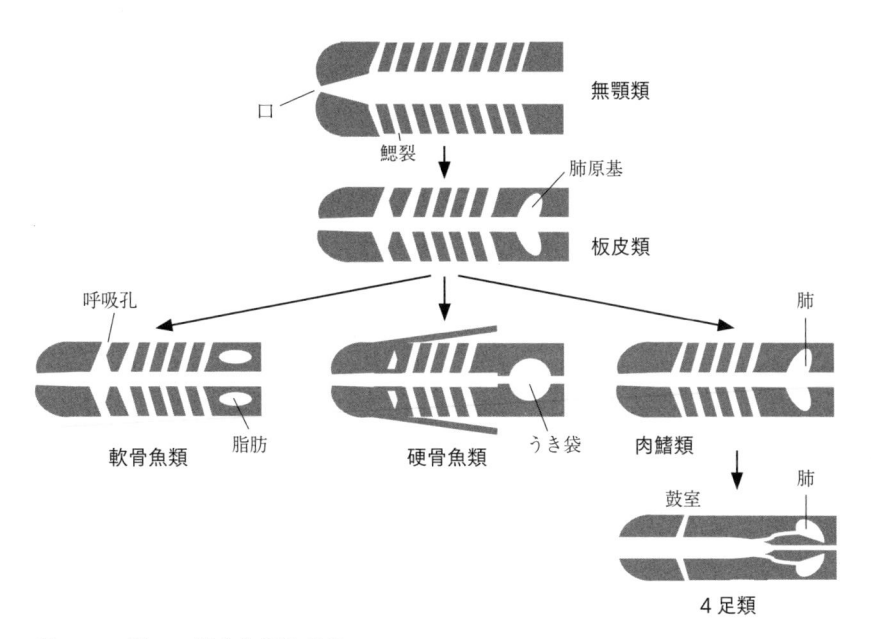

図 11.1　肺への進化と脂肪組織
　　　　魚類での鰓呼吸は開放性であるが、進化が進むにつれ、鰓裂が減少する傾向にある。板皮類では、閉鎖性の肺の原基が観察でき、陸上生物では後に肺へと進化し、硬魚類ではうき袋へと変化する。軟魚類では、うき袋は存在せず、代わりに脂肪組織が発達した
　　　　（岩堀修明：図解内臓の進化―形と機能に刻まれた激動の歴史、講談社ブルーバックス、2014、p.38、図 2-18 より改変〔Smith HM：Evolution of Chordate Structure, Holt, Rinehart and Winston, 1960〕）

っていった魚たちも多い。そのような魚たちにとって、鰓呼吸ができれば、肺の原基は無用の長物である。そこで、この小さな袋は、空気の袋（うき袋）へと進化したと考えられている。うき袋は、魚が水中で浮力を調節するのに便利な道具であった。しかし、魚の中には、このうき袋（肺の原基）を獲得できないものたちもいた。彼らは、体を軽くすることで浮力を獲得するように進化し、軟骨魚と呼ばれるようになった。そして軟骨魚は、骨格や皮下組織、筋肉、肝臓、腸管膜などに脂肪を蓄積し、さらに浮力を獲得することに成功した。脂肪の比重が水より軽いことを利用したわけである。うき袋の代わりに脂肪組織が発展したのならば、その増減の両方を制御するメカニズムは重要であり、原始

のころにはそれが存在したのだろう。この戦略が、後に哺乳類でも別の形（エネルギー貯蔵）で採用されるたのかもしれない（図11.1）。しかし主に肝臓に脂肪を蓄積するサメにはレプチンが存在しない一方で、白色脂肪をもつコイなどにはレプチンが存在することより、現状ではレプチンだけで解釈するのは難しい（Gesta et al. 2007）[4]。

実は、ヒトの通常の体脂肪率15～25%に比較して、大人のニホンザルやチンパンジーのそれは5～10%ほどしかない。ヒトでは体脂肪蓄積機構が非常に発達しており、その理由のひとつはやはり巨大化した脳へのエネルギー補給かもしれない。

11.4　ミトコンドリア自身の進化

あるいは飽食の時代に対する対応は、レプチンとは別の方法に委ねられたのかもしれない。ここで、もう一度ミトコンドリアに登場してもらう。ミトコンドリアという真核生物全般に普遍的に存在するオルガネラが、エネルギー産生以外に、哺乳類においてアポトーシス、免疫、老化に深くかかわるようになったことは、第5章で詳述した。さらに進化の過程で、ミトコンドリア自身も飽食の時代に適応をした可能性がある。

人類が進化するための大きなイベントに、出アフリカ（アフリカ脱出）がある。人類の始祖ホモ・サピエンスは、アフリカで生まれたといわれている。しかし徐々にその増加にともない、約6万年前に新天地を求めて、アフリカを飛び出した一群が、ヨーロッパやアジアに広まった（2回目の出アフリカ）。たとえば、ミトコンドリアゲノムDNA変異の疫学調査の結果によると、アフリカにいる人類のミトコンドリアゲノムパターンから、ヨーロッパにいる人たちのミトコンドリア変異パターンへの変化と、アジア人のミトコンドリア変異パターンへの変化が観察され、出アフリカのエピソードが支持されている（Wallace 2005）[5]。

ミトコンドリアは、食べ物中の炭水化物あるいは脂肪由来の水素を、呼吸で得た酸素により酸化する過程でエネルギーを創出する。ミトコンドリア内で酸化還元反応により形成された電子を伝達する際に、水素イオン（プロトンイオン）

を膜外に排出することにより、イオン勾配を創出し、その蓄積したイオン勾配をエネルギーに変換する。実はミトコンドリアで生み出されたエネルギーには、使いみちからみて二つの形態がある。ADP から ATP（生体のエネルギー）の変換に用いるか、あるいは ATP を合成せず熱産生に用いられる。

　このエネルギー産生方法は、限定的な食べ物しか手に入らなかった飢餓環境では、高効率にエネルギーを獲得するためには有効である。しかしながら豊かな過食環境で、なおかつ運動不足の状況においては、体内に流入する過剰カロリーが、水素イオン勾配の hyperpolarization を生み、電子伝達系の停滞を生み出す。なぜなら、ATP 合成酵素（コンプレックスV）は、運動不足によるADP の少ない状況では、作動できないからだ。停滞した電子伝達系は、酸素に電子を付加する形で、活性酸素（ROS）を生み出すことになる。

　さて、人類の始祖であるアフリカ人のミトコンドリアは、この ATP 合成の効率性を追求したタイプと考えられている。アフリカという過酷な飢餓住環境においては、そのようなミトコンドリアのほうが有利に働いたと思われる。しかし出アフリカ後に、ヨーロッパ人の一部に観察されるJタイプというミトコンドリア変異では、ATP 産生能が低下していると推測される。なぜならば、このJタイプ変異では、ATP 合成酵素であるコンプレックスⅢにおけるコエンザイム Q の結合部位に変異が入っているからだ。Jタイプ変異では、ミトコンドリア内の ATP 合成能力が下がる一方で、熱産生能力は亢進していると考えられている。この変異は、暑いアフリカ環境から、食環境はより豊かだがより北方で寒冷なヨーロッパに移動した人類にとっては、寒冷気候に適応して体温を維持することがより重要な問題として浮上した結果とみなされている。興味深いのは、Jタイプ変異をもつ人種は、長寿の傾向や神経疾患減少傾向があることが、疫学調査より指摘されている。実は、Jタイプ変異では、カロリー過剰状況でも、ATP 合成効率が悪く、熱へとエネルギー転換が振り分けられるため、ミトコンドリア由来の酸化ストレスが蓄積しにくいと考えられる。ミトコンドリア自身の進化が、老化予防に働いている一例である。

　ミトコンドリアでのプロトン勾配エネルギーを ATP 産生（カップリングと呼ぶ）ではなく、熱産生に向ける方法（アンカップリングと呼ぶ）は、脱共益タンパク UCP という熱産生能を担う特殊なプロトンチャネルによって、本来行わ

れる。UCP は、植物から昆虫、ホヤさらに脊椎動物に広く進化上保存されて存在する。UCP にはタンパクの1次配列より、ホモローグとして UCP1〜3 さらには最近 UCP4、UCP5 の存在が判明している。とくに UCP1〜3 は脊椎動物で広く保存されており、おそらく UCP 遺伝子の起源となる遺伝子（Proto-UCP）が脊椎動物の祖先においてコピー（遺伝子重複）されて、UCP1 と Proto-UCP2/3 の2つとなり、さらに後者から UCP2 と UCP3 が発生したと考えられている。それぞれの UCP は、臓器発現分布パターンや転写制御が異なる。UCP1 は褐色脂肪細胞、UCP2 は全身のさまざまな組織、また UCP3 は骨格筋・心臓・脂肪細胞において発現している。

UCP1 に関しては、肥満との関連が注目されている。その理由は、① UCP1 高発現マウスでは、やせ効果が観察される点、② UCP1 が褐色脂肪細胞に発現が多い点、③最近ヒトでも褐色脂肪組織の存在が確認された点、④肥満動物では UCP1 の機能低下が観察されている点、などである。しかし、UCP1〜3 それぞれのノックアウトマウスの解析より、三者とも肥満の表現形は観察できない。なぜであろうか。

UCP1 遺伝子そのものは、魚類から哺乳類まで保存されているが、発熱器官としての褐色脂肪組織も同時に確認されているのは、哺乳類のうちの有胎盤動物のみである。たとえば、褐色脂肪組織が存在しない鳥類では、UCP1 は筋肉や一部心臓や肝臓で発現がみられる。魚類のコイでは、肝臓に機能的 UCP1 の存在が確認されているが、一部脳にも存在する。ある種の魚（カジキ類）は、頭部に筋肉から特殊に進化したと考えられる発熱器官を備えており、脳や目の周囲を水温より高い温度に維持することにより、視力を維持していることが知られている。哺乳類の褐色脂肪細胞も筋肉と同じ起源細胞から発生することを考えると、UCP1 による発熱システムは、進化上相当早い段階で備わったに違いない。よって、UCP1 の本来の機能（目的）は発熱による体温維持であり、付加的に抗肥満効果が付与されたのかもしれない（岡松 2014）[6]。

UCP2、UCP3 に関しては、体温調節よりむしろ、活性酸素の抑制や細胞内 ATP 量の調節に関与する可能性が高いと考えられている。UCP2 は全身のさまざまな組織で発現しているのだが、そのホモノックアウトマウスは生存可能であった。UCP2-/- ノックアウトマウスでは、ミトコンドリア由来の ROS 産

生が80％上昇しており、その結果免疫力が大きく増強されていることが確認された（Arsenijevic et al. 2000）[7]。つまりUCP2は免疫力を犠牲にして、ROS産生を抑制するために進化上発展したUCPサブタイプである可能性がある。

　さて、UCPの機能亢進モデルでは、どうであろう。熱産生効率の上がったJタイプ変異をもつ人種は長寿の傾向にあることより、UCP機能が亢進すれば理論上ROSの減弱による効果が期待できる。答えは、イエスである。ハエやマウスにおいて、UCPを発現した場合（Fridell et al. 2009 [8]、Gates 2007 [9]、da Silva 2008 [10]）や、アンカップラーと呼ばれる薬剤を投与した場合に、長寿効果が確認された。しかしこの長寿戦略は、再び飢餓の時代に戻った場合、弱点となってしまうと予想される。

第12章

老化のペースメーカー

12.1 臓器が寿命を決定する？

　第2章で述べたように、ヒトの個体老化とともに、多くの内臓も老化する。が、その老化の過程は多様であり、内臓により老化のスピードが違うのではないかという議論もある。たとえば、各内臓の加齢による機能低下を解析数値化した報告がある。30歳のときの内臓の機能を100とした場合の各内臓の年齢別の機能低下を相対値として数値化している。90歳での肺活量は60%、腎機能は50%、心機能は70%というように、内臓により低下していくスピードは確かに違いがある。しかしある内臓の機能が低下しても、本人が気づかない場合が多々ある。なぜならば、各臓器には予備能が備わっており、少しくらい機能低下しても通常の生活では問題なく無症状で過ごせるからだ。老化するスピードが速い内臓ほど、発症も早いとは断定できないわけだ。体の中のさまざまな臓器の中で、老化の速度を主導したり決定する臓器や細胞があるのではないか、という推測に基づいて、「老化のペースメーカー」という言葉が生まれた。ペースメーカーとは、陸上競技や自動車競技でレースや集団に先行あるいは伴走してその速度を主導する人や物のことである。

　すべての内臓は、その分担した役割を担い個体にとってどれも重要である一方、各内臓の障害や関連疾病は、個体の寿命に負に働くと容易に予想される。実際、ヒトの4大死因も、それぞれの内臓の主要病名が占める。よって、ある内臓の機能低下が寿命を短縮するというのは、当然予想できる結果である。

　どの内臓が寿命のペースメーカーかという議論は、どの内臓によって寿命が延長したかという観点でないと、科学的検証は難しい。ある臓器の遺伝子変異

や機能調節により、寿命が延びたという事例は、モデル動物では、いくつか報告がある。たとえば、トランスジェニックフライ（ハエ）の実験で、寿命が延長したという報告の多くは、神経細胞特異的にタンパクを発現したケースが多い（Parkes et al. 1998）[1]。ハエでは、神経が老化のペースメーカーなのかもしれない。また、哺乳動物では、脳重量の対数と寿命の対数に、密接な相関があるといわれている。神経細胞数が個体全体の老化の進行速度を規定すると提唱する学者もいる。もちろん哺乳類の中で、最も脳が巨大化しているのは人間であり、進化上人間の寿命延長の一因が、脳の巨大化ではないか、と議論されている。

12.2 脳の進化

　石器文化を創始したホモ・ハビリスは、アウストラロピテクス・アフリカヌスと比較して、体の大きさの増加はなかったが、脳の増大という著しい進歩があった。ホモ・ハビリスの脳の拡大は均一ではなく、ブローカ領域にあたる前頭葉下部や、ウェルニッケ言語中枢に対応する頭頂葉下部などの重点的な拡大が観察されている。ハビリスの脳における言語野の増大は、コミュニケーションのための言語において、重要な進展を推測させる。しかし、ホモ・ハビリスもまた、約90万年の間、進化の停滞を迎える。

　ホモ・ハビリスの次に出現した新種ホモ・エレクトスは、ホモ・ハビリスの脳容量650ccに比較して、800〜1200ccというさらなる脳の拡大に成功していた（Tobias 1983）[2]（図12.1）。当初この新種は、1890年代にデュボア（E. Dubois）らによりジャワで発見（ジャワ原人）された後、1920年代に同様にペキンでも発見（ペキン原人）され、アジア発祥の人類の祖先の可能性が指摘された。しかし、さらに後に、アフリカのタンザニアとケニアで、同様の化石が発見され、分類上の混乱が生じた。分析の結果、これらアジアとアフリカの化石は、頭蓋骨、下顎骨、歯、脳のサイズなどが類似しており、学術的にホモ・エレクトスとまとめて単純化することが提唱された。ホモ・エレクトスと思われる化石は、後にヨーロッパのハイデルベルクでも見つかっている。アフリカにのみ局在したアウストラロピテクスやホモ・ハビリスとは対照的に、ホモ・

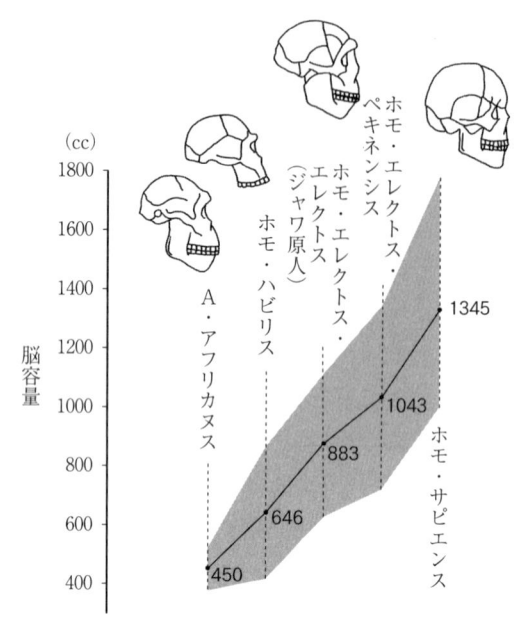

図 12.1　ヒトの進化と脳の巨大化
ヒトの進化にともなう脳容量の巨大化を示す
(Tobias P：Chagas C (Ed.)：Recent Advances in the Evolution of Primates, Vatican City: Pontificiae Academiae Scientiarum Scripta Varia 50: 85-140, 1983 [2] より改変)

　エレクトスは東アフリカからヨーロッパ、極東、アジアへと広範に移動したことになる。これは、人類が最初に経験した大移動である（1回目の出アフリカ）。この点において、ホモ・エレクトスが高度な石器文化をもった非常に成功したヒトであると同時に、極東への移動には約50万年要したと推測されることも忘れてはならない。
　ホモ・エレクトスがアフリカ・ヨーロッパ・アジアと広く点在した中から、ホモ・ネアンデルターレンシス（ネアンデルタール人）が系統的漸進により、何十万年もかけて徐々に進化したと考えられている。ネアンデルタール人はさらに脳拡大に成功していた。ホモ・エレクトスからネアンデルタール人への移行は、50万～12万年前に起こった。しかし、次の新種ホモ・サピエンスもまたアフリカから発生し、人類にとって2回目の出アフリカとともに、このネアン

デルタール人に取って代わることになる（ネアンデルタール人の中の跳躍的進化によりホモ・サピエンスが生まれたとする学説もある）。

　人類の脳の巨大化は、明らかに多段階を経ており、複合的要因によるのだろう。ヒトの脳のサイズを決定する遺伝子に関しては、いつか報告がある。ヒト遺伝病である原発性矮小脳 primary microcephaly（MCPH）という、脳が小さく生まれる病気の解析がなされている。MCPH に関わる遺伝子座位がいくつか同定され、MCPH1 ～ 7 と呼ばれている。これらのうち、MCPH1、MCPH3、MCPH6 などは、類人猿から人類への進化の過程で、脳の巨大化に関与した可能性が示唆されている。興味深いことに、MCPH 遺伝子の多くは、細胞周期関連遺伝子である（Barbelanne and Tsang 2014）[3]。

　ヒトとチンパンジーのゲノムは約 99％同じだが（第 6 章）、遺伝子の発現に関しては、臓器により異なり、とくに脳ではその差が約 10％に及ぶことにより、何らかの転写因子の働きの違いが推測される（Gilad et al. 2006）[4]。

　最近 FOXP2 という FOX 転写因子に関して、脳の進化上注目される報告がなされた。この FOXP2 は脳や肺の正常な発達に必要であることが、ノックアウトマウスの結果から判明した。興味深いことに、ヒトの発達性言語協調障害の患者家系（英国の KE 一族 4 世代）において FOXP2 遺伝子変異が見出された。この患者では認知障害などは存在せず、fMRI により言語中枢とされるブローカ野と被殻の活動異常が観察されているため、FOXP2 は別名「言語遺伝子」とも呼ばれる（Enard et al. 2002）[5]。FOXP2 は、魚類や鳥類、爬虫類、サルなどにも存在し、進化上よく保存されている。エナード（W. Enard）博士らは、ヒトとチンパンジーの間で、FOXP2 は 2 アミノ酸しか違いがないが、その変化が、まさしくヒトへの進化上に起こったと推察している。ちなみに、ネアンデルタール人では、現生人類と同じ FOXP2 であることが確認されている。彼らは、このたった 2 アミノ酸の違いが、ヒトとチンパンジーの間の言語能力の違いを生んだと提唱しているが、科学的にはさらなる検討が必要である。

　第 7 章で述べたように、マキナニー（J.O. McInerney）博士らは、進化上、ヒトでは脳の巨大化戦略のために、脂肪酸合成酵素 FAS 活性が亢進しているという仮説を提唱している。最近、その傍証となる報告がなされた。マウス脳では、脳室下帯（SVZ）など神経幹細胞の集積する領域で、FAS タンパク活性の

亢進が確認された。FASの阻害剤処理や、FASノックアウトマウスの作成により、神経幹細胞は著明に増殖低下したが、脳シュワン細胞では変化がなかった（Knobloch et al. 2013）[6]。進化上他の生物種（魚、ネズミ、ニワトリ、サルなど）と比較し、ヒトではFASタンパクは非常に活性化されているので、ヒトの脳巨大化の理由のひとつかもしれない。

12.3 ホルモンが寿命を制御する

ヒトでは、更年期を境として、いくつかのホルモンの変動が体内で起こることを先述した（第2章参照）。これら40歳代をピークとして更年期に低下するホルモンの中で、IGF-1に関しては、基礎老化研究の分野で遺伝学的解析が非常に進んでいる。IGFとは、insuline like growth factorの略であり、配列上はインスリンホルモンのホモローグである。インスリンとIGF-1は、脊索動物以降、明確に2つのシグナル経路に分化し、前者は主に代謝調節、後者は主に成長制御と住み分けするようになったと考えられる。老化との連関が注目されているのは、後者のほうであり、進化上もハエや線虫にも保存されている（図12.2）。

ヒトの更年期では共通してIGF-1ホルモンが低下し、老化の始まりかもしれないと考えられたが、他の生物種ではまったく逆で、このIGF-1ホルモンが低下すると、ハエや線虫レベルでは長生きすることが知られている。ネズミでも、メスはIGF-1が低下していると酸化ストレス耐性となり、カロリー制限と同様、体重が減り、長生きしやすいことが報告されている。線虫、ハエ、マウスでは、IGF-1が少ないほど長生きする点で一致している。

各ホルモンにはその受容体が存在し、その受容体にリガンドであるホルモンが結合することにより、細胞内へシグナル伝達が行われる。IGF-1受容体の下流には、Aktキナーゼなどのシグナルカスケードが知られている。IGF-1の低下により、Aktキナーゼ活性が低下し、その結果、FOXO転写因子活性化によるストレス耐性などの遺伝子の増強や、TORキナーゼは逆に低下し、長寿にかかわる可能性が示唆されている。これらは、進化上よく保存されている経路でもある。Aktキナーゼ経路に拮抗する、PTENホスファターゼを増強し

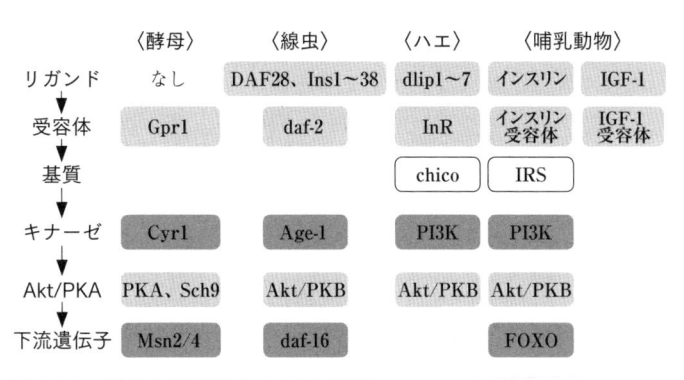

	〈酵母〉	〈線虫〉	〈ハエ〉	〈哺乳動物〉	
リガンド	なし	DAF28、Ins1〜38	dlip1〜7	インスリン	IGF-1
受容体	Gpr1	daf-2	InR	インスリン受容体	IGF-1受容体
基質			chico	IRS	
キナーゼ	Cyr1	Age-1	PI3K	PI3K	
Akt/PKA	PKA、Sch9	Akt/PKB	Akt/PKB	Akt/PKB	
下流遺伝子	Msn2/4	daf-16		FOXO	

図 12.2　進化上保存された IGF 経路
IGF シグナル経路の基本因子は、進化上よく保存されている。哺乳動物においては、代謝調節は主にインスリンシグナルが関与し、成長制御に関しては IGF シグナルが担うという住み分けがなされている

（Kappeler L et al.：Med Sci 22(3): 259-265, 2006 より改変）

た遺伝子改変でも、線虫やマウスにおいて寿命延長し、その際 IGF-1 シグナルカスケードの抑制が観察されている（Ortega-Molina et al. 2012）[7]。

　ではなぜ、ヒトでは更年期に IGF-1 などが低下することが老化現象と考えられ、他の生物種では、IGF-1 が低下したほうが長寿になりやすいという、一見矛盾した結果になるのか。

　ヒトには、IGF-1 異常症の報告はあまりないが、IGF-1 の分泌を促す上流のホルモンである成長ホルモンに関しては、いくつかの知見がある。たとえば、ヒトの成長ホルモン受容体異常症（ラロン型小人症）の患者では、がんや糖尿病が激減し、寿命の延長の可能性が指摘されている（Guevara-Aguirre et al. 2011）[8]。同様に、マウスで成長ホルモン受容体のノックアウトマウスが作成された。このマウスは、ラロン型小人症ヒト患者同様の症状を示し、寿命延長が確認された。このノックアウトマウスより、はるか以前に、小人モデルマウスが作成され、Dwarf（dw）マウスと名づけられていた（Snell 1929）。この dw/dw ホモマウスの体は非常に小さくて、野生型の体のサイズの約 1/3 しかない。このマウスの原因遺伝子 pituitary-1（pit-1）が見出され、この変異により、脳の下垂体の発育不全と、成長ホルモン分泌不全が引き起こされていた。その後、1961年、シェーブル（R. Schaible）とゴウエン（J. W. Gowen）は、もうひとつ別の小

人マウスを見出し、Ames dwarf（df）と名づけた。Ames dwarf マウスは、Snell dwarf マウスとほぼ同じ表現形を示すが、その原因遺伝子は pit-1 ではなく、その上流の、Prophet of pit-1（Prop-1）であった。これら dwarf マウスは、野生型と比較して、40〜65％という驚異的な寿命延長を示す。

ホルモン補充がヒトでは寿命延長効果がない点（第2章）、ヒトやマウスでもいくつかの成長ホルモン低下の状況では寿命延長が認められる点などを総合的に考えると、実は IGF-1 低下による寿命延長効果は、一部ヒトでも保存されているという解釈に到達する。観点を変えると、更年期を老化の始まりとする解釈のほうが誤りではないかという別の疑問にいきつく。

ヒトにおいては2足歩行という特殊事情のために、他の生物ではみられない閉経というイベントがあり、われわれの分析を難しくしているのかもしれない。残念ながら、ヒトでは、IGF-1 以外のホルモンも同時に減少してくるので、IGF-1 のみが減少することによる生物学的効果の確認が難しい。

12.4　草食の代償として──腸内細菌とのトレードオフ

IGF-1 に関しては、さらに臓器特異的ノックアウトが線虫で試されており、腸管特異的に IGF-1 をノックアウトすると寿命が延長する。腸管が実は寿命を決定しているのであろうか。

本来動物の多くは肉食であったと考えられている。しかし肉食のケースでは、獲物の獲得が常に保障されないと生きていけない一方で、獲物を捕るのが下手な個体もいたであろう。そういうものが生きる術として草食を選んだのも自然な流れだったかもしれない。本来は肉食であったものが、草食に進化することにより、食べ物の種類の選択肢は飛躍的に拡大し、肉食動物との棲み分けも可能になったと考えられる。

では、草食を可能にするためには、どのような適応が必要だったのだろうか。糖分は生物にとって重要なエネルギー源であり、草食の場合、糖分も植物から摂取する必要がある。植物にはセルロースというデンプンがあるが、これを糖分として利用するためには、セルラーゼという分解酵素が必要だ。しかし、ほとんどの動物はこの酵素をもっていない。細菌ではセルラーゼが発現している

にもかかわらず、である。そこで、このセルラーゼをもっている細菌と共生し、細菌にセルロース分解を手伝ってもらうという選択がなされた。細菌の住む場として、自分の体の一部を提供しなければならないが、それは必然的に消化する場所であり、腸管となった。腸内細菌の誕生である。腸内細菌には発酵物をつくり栄養供給するという仕事もあった。腸内細菌に活躍の場を与えるために、草食動物では、腸管は長く進化した。ヒトの腸管も、7〜9mと非常に長い。

実は、ヒトやマウスでも、腸内細菌の変化が疾患の原因となるのではないかと、最近注目されている。われわれヒトには、さまざまな微生物（ウイルス・細菌・真菌・原生動物）が共生していることが知られていて、マイクロバイオームと呼ばれている。たとえば、皮膚には、ブドウ球菌などが常在し、皮膚の弱酸性・衛生状態などを保つことにより、有害細菌が増殖するのを防いでくれている。同様に、腸内には、腸内細菌が1000種程度、細胞総数約100兆、総重量1.5kg存在すると推定されており、食べ物の消化を助けたり、真菌の体内への侵入を防ぐバリアとなったり、ビタミンK_2などヒトに有用な物質を産生するなどの役割を担っている。

以上のように、腸内細菌と共生するために、腸管を長くしたことが、草食動物の寿命に影響したであろうと、推測された。しかしヒトを含めた霊長類においては、むしろ腸管を短縮できたことが、寿命に影響したという意見もある。霊長類では、アイエロ（L.C. Aiello）らにより、脳の重量と腸管の容量に負の相関があることが報告されている。彼らは、腸管短縮に成功したことが、脳重量の増加、ひいては寿命延長に貢献したと提唱している（Aiello and Wheeler 1995）[9]。エネルギー消費の多い腸管を短くする代わりに、脳へのエネルギー配分を増加することが可能になったという仮説である（高価組織仮説）。ヒトの新生児の脳は摂取カロリーの40％、大人でも20％を消費するといわれており、エネルギー分配の効率化が、大きな脳の維持につながった可能性がある。アイエロらによると、ヒトでは、二足歩行による手の自由度向上から、石器や火を使用したことが、腸管に大きく影響した。石器を使用し食物や肉を刻む技術の向上や、火を用いた調理の発達による腸への負担軽減が、腸の短小化を可能にしたと考えられている。

さらに原 英二博士の最近の仕事により、うまく共生していた腸内細菌が、

一部のがんの原因になる可能性が示唆されている。ヒトでは、肥満と同時に動脈硬化危険因子が蓄積した病態を、メタボリックシンドロームと呼ぶが、このような肥満の人たちは、がんになりやすいことが疫学調査で知られている。原博士らは、マウスを高栄養食により太らせて、肝がんになりやすい条件を見出した。この肥満マウスの肝臓では、肝星細胞が細胞老化を起こし、SASP を誘導し、肝臓がん発がんを促進していた（第 9 章参照）。さらに、肥満マウスでは、腸内細菌叢が劇的に変化し、ある特定の代謝産物 DCA がその細菌叢により産生されやすくなっていた。彼らは、その代謝産物 DCA が直接、肝がんの原因となることも確認した（Yoshimoto et al. 2013）［10］。原らの報告は、腸内細菌の代謝産物が、ある特定の疾患の原因となりうるという、非常に興味深いものである。今後、ヒトやマウスで、寿命に関与しうる腸内細菌代謝産物の同定の可能性も否定はできない。

12.5　脂肪組織と寿命

「メタボリックシンドローム」という言葉に代表される現代という飽食の時代では、欧米だけでなく、日本でも肥満状態の人が増えつつある。内臓脂肪の増加にともない、動脈硬化の基礎疾患となる高血圧、糖尿病、高コレステロール血症がドミノ倒しのように引き起こされ、心筋梗塞や脳梗塞になる危険性が高まる。このように肥満を端緒として動脈硬化に進展する経過に注目し、肥満とそれ以外の基礎疾患を併発する生活習慣病患者をメタボリックシンドロームと呼ぶ。メタボリックシンドロームを放置すると重篤な血管病変へと進展するので、その予防医学の重要性が叫ばれている。さらに、心血管イベントはヒト寿命にも影響するので、老化研究の対象にもなっている。第 10 章で述べたように、カロリー制限すると体が小さくなり、長生きすることが、ネズミや線虫、ハエなどさまざまな生物種で証明されている。逆にヒト肥満者は、血管病変やがんにも罹患しやすい。では、肥満の主役である内臓脂肪組織そのものが寿命を制御できるのであろうか。

脂肪には、内臓脂肪、皮下脂肪などがあるが、前者は、さまざまなホルモン（アディポカインと呼ぶ）を放出する内臓の一種でもあることが最近判明しつつ

ある。脂肪から他臓器へ、ホルモンを介してさまざまな体内情報の交流があり、それらホルモンを通じて個体全体の寿命に影響する可能性もある（レプチンのヘテロノックアウトマウスは飢餓耐性となる点は、第11章で紹介した）。

マウスでは脂肪組織改変による寿命延長が報告されている。脂肪細胞特異的にインスリン受容体を破壊したマウスが作成された。先述したように、インスリン・IGF-1シグナル低下は長寿につながるという遺伝学的解析が、線虫やマウスですでに報告されていた。ここでは、脂肪組織限定でインスリンシグナル経路を破壊した。このマウスの詳細な解析の結果、脂肪組織が減少し、長生きすることが判明した (Blüher et al. 2003) [11]。よって、脂肪組織そのものがインスリン・IGF-1シグナルを通じて寿命制御する可能性が考えられた。

さらに、新潟大学医歯学総合研究科循環器内科・南野　徹博士の最近の成果を紹介しよう。彼らはテロメラーゼノックアウトG4マウスの脂肪組織では、p53を含めた老化マーカーが蓄積することを見出した。脂肪特異的p53ノックアウトマウスによって、脂肪組織の老化は改善し、糖尿病も改善した (Minamino et al. 2009) [12]。この報告より、同じように肥満していても、寿命や健康に大きな違いがある可能性が示唆された。肥満の量だけではなく、その質も問題となる可能性がある。脂肪組織から分泌されるさまざまなケモカイン、アディポカインが個体に好影響・悪影響の両方もたらせることが知られている。脂肪組織にも、「善玉」と「悪玉」という質の違いがあるかもしれない。

12.6　ヒトは骨？

カルシウム代謝も老化制御に重要であることがわかっている。鍋島陽一博士らは、トランスジェニックマウスの作成中に偶然起こった挿入突然変異により、ヒトの老化に似た多彩な表現形（体脂肪萎縮、性器萎縮、動脈硬化、異所性石灰化、骨粗鬆症、皮膚萎縮、肺気腫など）を示す老化モデルマウスを発見した。彼らは、この原因遺伝子を同定し、ギリシャ神話の生命の糸を紡ぐ女神の名にちなんでKlothoと命名した。

Klotho遺伝子をノックアウトした老化モデルマウスは、血中のカルシウム、リン、ビタミンDの濃度が異常に高く、生まれて100日ほどで早死にするこ

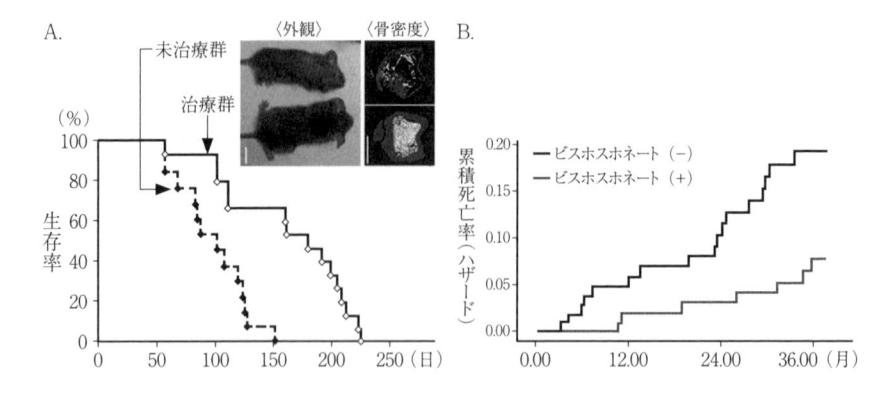

図12.3　骨の治療と寿命
骨粗鬆症治療薬ビスホスホネートによる寿命延長効果が、Zmpste24マウス（A）およびヒト大腿頸部骨折患者（B）において報告されている
（図AはVarela I et al.：Nat Med 14(7): 767-772, 2008 ［14］より改変、図BはBeaupre LA et al.：Osteo Int 22(3): 983-999, 2011 ［15］より改変）

とより、何らかのカルシウム代謝異常の関与が疑われた。後に、カルシウム恒常性の維持に重要なFGF23遺伝子をノックアウトしたマウスも、Klothoノックアウトマウスとよく似た老化現象を示すなど研究が進み、Klothoは、副甲状腺ホルモンと並んで重要なカルシウム代謝制御ホルモンであることが判明した（Nabeshima 2008）［13］。

　鍋島博士の言葉を借りれば、Klothoの老化遺伝子としての発見は、生命の恒常性維持の機構の破綻が、老化のプロセスを進行させることを明確に示唆する。つまりKlothoは老化遺伝子として発見されたが、老化を制御するわけではなく、カルシウム制御の破綻が老化症状に結びつくという発見を導いたという意味で重要である。しかしながら、Klothoノックアウトマウスが老化表現形を示すことは間違いない事実であり、このモデルを通じて、今後ヒトでもカルシウム代謝異常が老化に影響する機構が解明されることが期待される。

　ヒトでは、他の生物種と違い、寝たきりという病態が、大きな課題としてある。ヒトの4大死因は内臓の病気が主だが、寝たきりの原因は内臓以外のケースが多い。とくに女性では、更年期以降、骨がスカスカになりやすく（骨粗鬆症）、骨折しやすい。女性の寝たきり原因の第一位は、骨折である。進化上、ヒトは

2足歩行により多くの恩恵を享受したが、その代わり大腿骨骨折による寝たきりのリスクが格段に増えたといえる。これも、進化上のトレードオフといえるかもしれない。

　最近ヒトでの疫学研究で、骨折した人は、そうでない人に比較して、寿命が短いことが判明した。ヒトでは、骨が寿命を制御している可能性がある。この疑問に対する答えとして、骨の治療による寿命延長効果の検討がなされた。マウスでは、zmpste24というプロジェリアモデルで、骨粗鬆症治療薬（ビスフォスフォネート製剤）と高脂血症治療薬（スタチン）の同時投与により、骨粗鬆症が改善し、寿命が2倍（100日から200日へ）に改善した（Varela et al. 2008）[14]。また、ヒト骨折患者において、RCTにてビスフォスフォネート治療による寿命の10％改善（Beaupre et al. 2011）[15]（図12.3）、あるいはメタアナリシスにてSERM製剤による10％改善が、最近報告された。骨粗鬆症を治療すれば、寿命が延びるそのメカニズムはまだ不明だ。一部では、治療群での肺炎減少が観察されており、免疫力の改善が原因ではないかという推測もある。

第13章

加齢性疾患（生活習慣病）と老化
—— 発症は進化とのトレードオフ？

　炎症や、幹細胞を通じてある程度再生できる能力をもつ臓器がある一方、再生能力を備えていない体の部位もある。たとえば、ハエの硬いクチクラ質や翅の傷は治癒せず、時間とともに障害が蓄積する。ハエなど昆虫の多くが老化とともに苦しむこのような損傷は、「機械的老化」と呼ばれる。われわれヒトでも、酷使した関節の摩滅により修復不能な損傷が引き起こされるのは、機械的老化のひとつである。歯も機械的老化を起こす。たとえば、ライオンは歯が擦り切れると、もはや自分では獲物を獲ることはできないので、他のライオンの獲物の残りをもらうしかない。ゾウの歯は、非常に興味深い。ゾウは、他の哺乳類と異なり、一生の間に、6組の臼歯を使う。ゾウは草食なので、堅い植物を嚙みつづけるため、臼歯が徐々に擦り減っていく。約10年で1組の臼歯が使い切りとなり、新しい臼歯が生えてくる。これを繰り返すことにより、ゾウの寿命である70年の間、臼歯が常に機能することが可能となる。

13.1　腰痛── 2足歩行のもたらしたもうひとつのトレードオフ

　ヒトは、2足歩行を選択したので、体格を支える足腰の重要性が飛躍的に増してしまった。ヒトは、片方の足をけがする、膝を痛める、大腿骨頸部骨折するなどさまざまな理由で、寝たきりになりやすい動物といえる。寝たきりの以前に、より身近な問題として、「腰痛」がある。ヒトの約8割は、一生に一度腰痛を経験するといわれている。日本での病気の自覚症状で一番多いのは腰痛である（厚生労働省：平成19年 国民生活基礎調査）。腰痛はもはや現代日本人の「国民病」とも呼べる。さて、どうしてヒトは腰痛に悩むようになったのか。

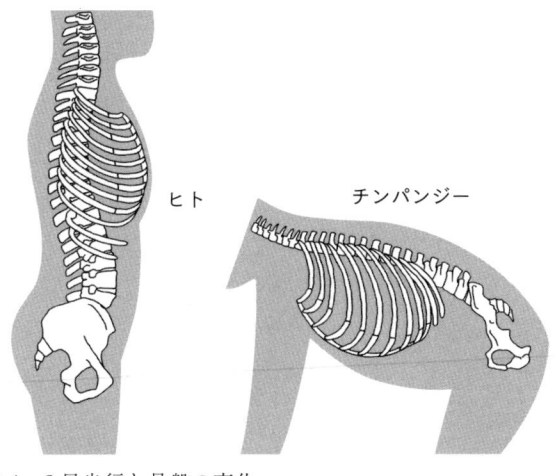

図 13.1　2足歩行と骨盤の変化
サルと2足歩行の人類では、脊柱と骨盤の構造が大きく異なる
(Tobias P：Chagas C(Ed.)：Recent Advances in the Evolution of Primates, Vatican City: Pontificiae Academiae Scientiarum Scripta Varia 50: 85-140, 1983 より改変)

　チンパンジーの腰の骨格をみると、骨盤が縦に長く、腰椎は4つで、そのうちの2つは、骨盤の中にはまり込んで、ほぼ固定されている。このような頑丈な腰の構造は、前後左右自在に腰を動かすことは不可能な半面、森の木で生活するチンパンジーにとっては、腰椎の損傷を防ぐためには有意義だったと考えられる。一方2足歩行を始めたアウストラロピテクス・アファレンシスの腰椎は6個で、前後左右自由な可動性を確保した。腰椎と腰椎の間には、コラーゲンなどに富んだ弾力性のある椎間板と呼ばれる柔らかい軟骨組織があり、クッションのように体への衝撃を和らげると同時に、人間の腰が前後左右となめらかに動くことを可能にしている。この椎間板は加齢とともに、徐々に水分が減少し、弾力性を失って、劣化してしまう。このような劣化した椎間板が原因で、腰椎がずれたり（腰椎すべり症）、近くの神経を圧迫したり（椎間板ヘルニア）すると、腰痛に至る。つまり2足歩行を可能にした、人類の腰椎と骨盤の構造そのものが、腰痛を生みやすい構造になっている（図13.1）。
　では、腰痛はいつごろから人類を苦しめはじめたのか。実は、このような人類の腰の構造は、200万年以上続いた狩猟生活の中で、長時間2足歩行で活動

しつづける人類にとっては、好都合だったといわれている。実際、元陸上長距離選手 24 名の椎間板を MRI 検査で詳しく調べると、非常に水分と弾力性が維持されて若々しいものであることが証明されている（カナダ・アルバータ大学タピオ・ビーデマン〔T. Videman〕博士）。よく歩いたり走ったりすると、むしろ椎間板はいい状態に維持されるのかもしれない。腰に関しては、「機械的老化」とは、逆の効果があるのではないか。ところが、約 1 万 3000 年前に始まった、農耕生活やその後の文明社会での長く座った姿勢の持続などが、椎間板の負担と腰痛をもたらしたと考えられる。実際、人類最古の農耕の遺跡（約 1 万 3000 年前）といわれるアブ・フレイラ遺跡（シリア北部ユーフラテス川近く）から出土した人骨の多くに、すでに背骨の強い圧迫と変形が観察されている。

奇しくも紀元前 370 年ころ、医学の父と呼ばれるヒポクラテスがこのような言葉を残している。「一般的に、機能をもつ全身のすべての部位は、適切に慣れ親しんだ方法で使い鍛えられれば、健康でよく発達し老化しない。一方、もし使用されずに放置されると、その部位は劣化し、急速に老化する。」人類において、かつて 2 足歩行で狩猟に明け暮れた時代から、現代の生活スタイルへの変化により歩行や立位姿勢の時間が減少した結果が、現代の国民病「腰痛」である、といえるかもしれない。

13.2　高血圧──2 足歩行で重力に対抗するために

生活習慣病は、以前は成人病と呼ばれていたように、多くは高齢になって発症する。老化そのものが疫学的危険因子であり、加齢性生活習慣病とも呼ばれる所以である。日本で最も多い生活習慣病のひとつに、高血圧がある。日本全体で 3000 万人の患者がいるとも、いわれている。血圧とは、動脈内部の圧力を意味する。循環する血液に圧力をかけて、体のすみずみまでいき渡らせる仕組みであり、適切な血圧が維持できなければ、末梢のさまざまな内臓に血液を送ることができなくなる。よって最低限の血圧は、生きていく上で絶対必要である。しかし、必要以上に高い血圧は、血管の老化（動脈硬化）を進めることが、実験モデルでもヒト疫学でも、よく知られている。また、個体の老化とともに血圧も徐々に悪化していく。30 代の男性平均は 120mmHg、女性は同 110 く

らいだが、60代では男性が同140、女性は同134と上昇する（厚生労働省：平成23年 国民健康・栄養調査）。

　魚類の血圧は20mmHg、両生類は同30、人間では同120～140と、進化とともにその値は発展していく。その理由は重力に抗して血液循環を維持することが必要だからだ。水中に比べて、地上での重力は約7倍あり、進化の過程で、陸上生活に移行する際に、その適応を迫られた結果とも思われる。とくに2足歩行の戦略を採用した人類では、血圧調節は重要な課題であった。心臓は全身に血液を送る仕事を担うが、最優先は脳への血流分配である。たとえば、首の非常に長いキリンでは、脳に血液を送るため血圧は200mmHg以上あるといわれている。ヒトの首はキリンほど長くはないが、ヒトは2足歩行により、脳が巨大化し、足も長くなり、重力に抗して、血液を脳に送る必要があるので、血圧を維持することは非常に大事である。他の四足動物と異なり、重力に対抗して血圧を維持する必要が増したことが、ヒトが老化したときに高血圧になりやすい理由のひとつではないかといわれている。脚が「第2の心臓」（「骨格筋ポンプ」とも）との言葉はよく聞かれる。脚の筋肉が収縮すると血管（静脈）が締め上げられて、血液が心臓に戻ることを助けることになるからだ。2足歩行の人類では、血液の2/3は実に腹部より下の下半身にたまるので、この足の骨格筋ポンプの働きは非常に重要だ。実際ヒトのふくらはぎのヒラメ筋はチンパンジーのそれより2倍以上大きい。よって、よく歩くことは、心臓を助けることになる。最近、心臓機能が弱った患者への、心臓リハビリテーションとして歩行が推奨されている。第2の心臓を鍛えることにより、心筋梗塞の再発率は28％減り、死亡は56％減ったというデータもある。

　血圧調節のひとつの方法は、自律神経系である。交感神経系が興奮すると、神経末から放出されたノルアドレナリンの作用により、血管が収縮し、心拍数や心ポンプ力も亢進し、血圧が上昇する。よって、高血圧に関しては、「倹約遺伝子型仮説」と同様の可能性が指摘されている。つまり、太古の狩猟採集時代には危険に遭遇した時に速く激しく反応できるヒトのほうが生き残るためには有利に働くので、ストレス時や緊急時に緊張して興奮する交感神経系が強く反応できるように伝えられた可能性がある。しかし、農耕生活に移行し、外敵の脅威や運動も減って、過剰な交感神経系こそが現代の高血圧を生む理由とな

ったのかもしれない。

13.3　高血圧——陸上生活とのトレードオフ

　交感神経以外に血圧を調節するもうひとつ重要な仕組みは、体内の塩分（ナトリウム濃度）調節との密接な関係にある。多くの血圧調節ホルモン（レニン・アンジオテンシン・アルドステロン〔RAA〕系やANP系）は、塩分調節ホルモンでもある。血液内塩濃度を維持すれば、体液維持により血圧維持できるようになる。

　血液中のナトリウムは尿、汗、大便などの形で排泄されるが、尿が最も重要な排泄経路といわれている。尿中のナトリウム排泄は、精巧な機構により精密に制御されている。血液は、腎臓の糸球体において一度は濾過されるが、後に尿細管にて大部分が再吸収される。遠位尿細管でのナトリウム再吸収を調節するホルモンは、副腎皮質から分泌されるアルドステロンである。アルドステロンを制御するのが、アンジオテンシンIIと呼ばれる別のホルモンである。アンジオテンシンIIは、アンジオテンシノーゲンを前駆体とし、その部分断片であるアンジオテンシノーゲンIから変換されるという2段階を経て、最終合成される。前者の切断反応は、腎臓傍糸球体細胞の分泌するレニンが担当し、後者の変換反応は、肺などで産生されるアンジオテンシン変換酵素（ACE）が担う。レニンは、糸球体近傍の緻密斑のナトリウム変化を感知し、分泌される。アンジオテンシンIIは、血圧上昇において2つの作用を発揮する。①血管収縮作用と、②アルドステロン分泌促進作用である。

　血液の成分、とくに塩濃度（ナトリウム濃度）は、太古の海水（5億4500万年前に始まったカンブリア紀）に非常に似ていること（約0.85%）が指摘されている。一方、細胞内のナトリウム濃度（約0.06%）は、生命が誕生した原始の時代（約40億年前）の海の濃度に近く非常に低い（ちなみに現在の海の塩分濃度は約3%と高濃度であり、淡水への適応を経験していない軟骨魚類などの体液塩分濃度はこの濃度に近い）。これは、進化の過程で、海中生物が陸上に上がるときに、血液成分がそのまま海水と同じ濃度になったと考えられている。よって、人類が高血圧で悩むのは、水中生活から陸上生活へと移った進化上のトレードオフだという

仮説も存在する。

　血液を全身に送るポンプの役割を担う心臓や、血圧調節に重要な腎臓は、進化上脊椎動物が獲得したものであり、血圧の存在は、脊椎動物以降での血管と心臓（心血管系）の発生とともに始まったと考えられる。つまり、血圧の調節は、脊椎動物の誕生とほぼ同時に生まれた仕組みともいえる。それと一致するように、RAA系調節に関連する遺伝子のうち、AGT（アンギオテンシノーゲン）、REN（レニン）、ACE（アンジオテンシン変換酵素）などは、進化上、硬骨魚類以降の脊椎動物にオルソローグ（共通の祖先がもつ単一遺伝子から派生した異種間の機能相同遺伝子）が保存されていることが確認されている。一方、脊椎動物出現以前のホヤやナメクジウオなどの原索動物や無脊椎動物のゲノムには、現時点では相同遺伝子は見つかっていない。よって少なくとも、レニン・アンジオテンシンに関していえば、進化上脊椎動物が獲得した形質と考えられる。

　しかしアルドステロンに関しては、肺魚や両生類以降から存在が確認できる。肺魚類は、後述するように、肺と鰓の両方を備えており、陸上生活にも対応した魚で、陸上生活する両生類の祖先と考えられている。もちろんアルドステロンが過剰にあると、ヒト高血圧と同じ病態になることはよく知られている。どうやら、このアルドステロンこそ、水中生活から陸上生活へと移った進化上のトレードオフだったのかもしれない。

　現在、ヒトの高血圧に対する治療として、ARB（アンジオテンシンII・リセプター・ブロッカー）という薬剤がある。ARBは、高血圧の患者でよく上昇がみられるアンジオテンシンIIホルモンの受容体を阻害することにより、血圧を下げる薬であり、臨床の現場でよくつかわれる。このアンジオテンシンIIホルモンの受容体のノックアウトマウスの寿命を、イタリアの研究グループが解析した。ARB薬を飲みつづけているのと似た状況である。その結果、このノックアウトマウスでは、血管の若々しさが維持され（動脈硬化になりにくい）、個体の寿命延長が確認された（Benigni et al. 2009）[1]。

　RAA系は、血圧調節のみならず、臓器線維化（第2章）やアルツハイマー病（後述）などにも多面的に深く関与するので、総合的に寿命に影響するのかもしれない。

13.4 高血圧——出アフリカとのトレードオフ

　塩分調節に関しては、ウィルソン（T.W. Wilson）とグリム（C.E. Grim）の提唱した「奴隷仮説」も存在する。これはアフリカ系米国人には食塩摂取過剰により高血圧になるタイプ（食塩感受性高血圧と呼ぶ）が多いことに対する説明として、提唱された。人類の負の歴史として、16〜19世紀において、自発的意図ではなく、強制的に「出アフリカ」させられてアメリカに渡った多くの人たちがいた。彼らは、移送の船の中での船酔い嘔吐や、奴隷としての重労働による発汗など、塩分を喪失し脱水となる過酷な環境により、半数以上が死亡するという悲劇を経験した。その子孫である現在のアフリカ系米国人は、そのような過酷な生活を生き抜くためにナトリウム貯留能力を高めた人たちであり、その結果食塩感受性高血圧になりやすくなってしまったのではないか、と考えられている。

　確かに現代でも高血圧の見られない部族がいくつか報告されている。アフリカ（コンゴのピグミー族、カラハリのブッシュマン、ウガンダやケニアの遊牧民など）、南米（クナ、ヤノマメ、ブラジルのインディアンなど）、東南アジア（ポリネシアン、ニューギニア高地人、ソロモン島メラネシアン、オーストラリアのアボリジニーなど）などで、伝統的な狩猟採集生活を守っている人たちであり、調味料としての食塩を使用しない（Wales 1998）[2]。これらの地域の人が、移住の結果、環境変化により血圧が上昇したことも観察されており、塩分摂取という食生活の変化が原因と考えられている。

　人類全体の進化を考えた場合、高血圧の原因である塩分過剰摂取の原因は、6万年前にあるといわれている。人類の出現はアフリカが起源といわれているが、徐々に人口の増加にともない、約6万年前、アフリカを飛び出し（2回目の出アフリカ）、ヨーロッパやアジアに人類が広まったといわれている。実は、アフリカの大地は、塩分が少ないことが知られている。塩分は尿や汗などの形で、体から徐々に失われていく。そのため、多くの動物が岩をなめたり、塩分を求めて移動する行動が観察されている。アフリカのウガンダとケニアの国境にあるエルゴン山の中腹に、キツム洞窟という幅60m、奥行き200mの大きな洞窟が存在する。この洞窟は、昔から、多くのアフリカゾウが列をなして中に

入っていく姿が目撃される有名な場所である。実は、このキツム洞窟の土には、通常の 100 倍もの塩分が含まれており、アフリカゾウだけではなく、アフリカ水牛やブッシュバックなどの草食動物が、その塩分を目的として集まってくるという。肉食動物は肉に含まれる塩分を摂取可能だが、草食動物は草には塩分が含まれていないので、このような場所を探すのだろう。キツム洞窟は、このような草食動物たちが何百年もかけて塩分を求めて岩を掘り進み、このような洞窟として完成したといわれている。

　塩分（ナトリウム）は、筋肉や神経の機能を発揮するために、必須であり、ヒトも潜在的に塩分を欲する本能があるといわれている。

　最近九州大学の二ノ宮裕三教授のグループが興味深い報告をした。味覚を感じる味細胞には、塩味を感受する塩味受容体も存在することが知られている。塩味受容体のうち、ナトリウムに特異的に応答する AS 成分に関しては、アミロライド感受性上皮型 Na^+ チャネル（ENaC）$α$ サブユニットがその役割を担う分子である。食塩飢餓状況では、この AS 成分を含む塩味感受性が特異的に低下し、高濃度の食塩水やナトリウムイオン（Na^+）を好んで摂取するように変化することが判明している。実は味細胞では、アンジオテンシンⅡ受容体 AT1 も発現しており、マウスにアンジオテンシンⅡを投与すると、味細胞の AS 成分が減少し、塩味感受性が特異的に低下することが判明した（Shigemura et al. 2013）[3]。この効果は、アンジオテンシンⅡの下流ホルモンであるアルドステロンにより拮抗されることが判明し、巧妙なフィードバック機構が存在する。

　人類が塩分を欲する体質のまま、出アフリカし、塩分が豊富なヨーロッパやアジアにたどりついたことで、潜在的に塩分摂取過剰になりやすい危険性、つまり高血圧の危険が芽生えたのかもしれない。さらに塩は、防腐効果があるので、食べ物の保存に適していることに人類は気づいた。出アフリカで進出した緯度の高い地域は、塩分は豊富だが、季節ごとの気温変化の激しい場所であった。確保した食物を塩漬けで保存すれば、食物の乏しい冬の時期でも食糧確保が可能となる。日本の寒冷地帯の漬物や、北欧の魚の塩漬けは、生活の知恵でもあった。一方暑い夏には、汗で塩分が体から失われやすいので、塩分を多めに補給する必要がある。さらに塩分は、味を引き立てる調味料としても活用さ

れるようになった。人類にとって、塩は、栄養成分以上の意味をもつ大切なものとなった。

「サラリー」の語源は、古代ローマ時代に給料として兵士に与えられた「塩」を意味するラテン語「サラリウム」に由来する。当時は、塩が給料として支払われるほど、貴重なものだった。日本では、「敵に塩を送る」という故事も知られている。山間部に領地のあった武田信玄が、今川氏と北条氏の経済封鎖にあって塩不足に陥った際、ライバルである上杉謙信が塩を送って助けたという話に基づいている。日本には岩塩としての資源が存在しないので、海水から製塩するしかなく、日本海側にいた上杉謙信は豊富な塩分を蓄えていたのであろう。その上杉謙信が、後に、高血圧による「中風（脳出血）」に倒れたと、歴史上伝わっている。

13.5　高血圧——日内リズムとのトレードオフ

　血圧を規定する交感神経系や塩分調節以外に、最近注目されている第3の因子が、日内リズムである。夜間勤務の仕事に従事するケースや、寝不足、日内リズムの乱れにより、高血圧になることは、疫学的に知られていた。しかし、その分子機構は詳細が不明であった。

　京都大学薬学部の岡村 均博士、土居雅夫博士のグループは、日内リズムの異常になるマウスの解析を端緒として、その機構の一端を明らかにした。彼らは、日内リズムの維持に重要な体内時計の関連遺伝子であるCry遺伝子に注目した。Cryノックアウトマウスを作成すると予想どおり、生体リズムが消失した。このマウスは、通常状態では正常血圧を示すが、塩分摂取により、野生型マウスより高血圧になりやすいことが判明した。このマウスでは、副腎皮質でアルドステロンが過剰に分泌されており、その理由は、アルドステロン産生を担う3β水酸化ステロイド脱水素酵素（3β-HSD）が活性化していることと判明した（Doi et al. 2010）[4]。

　この知見は、塩分調節アンジオテンシン系以外に、日内リズムもアルドステロンを制御していることを示唆しており、予想外の発見であった。なぜ、日内リズムがアルドステロンを制御する必要があったのであろうか。推測ではある

が、人類の祖先である最初の哺乳類は体の小さな小動物で、外敵を避けるために夜行性であったといわれている。現在のネズミとほぼ同じである。そのころ、夜行性の活動性を維持するために、日内リズムと血圧を何らかの形でリンクする必要があったのではないだろうか。

本来規則正しい食事や睡眠という毎日の生活リズがは、人類の安全で健康な生活の基盤であったはずだが、現代の飽食の時代となり、ゲームのやり過ぎによる寝不足や24時間営業のファーストフードやコンビニエンスストアの乱立のみならず、長時間労働や残業、夜間勤務の増加など、都市部はさながら不夜城と化しつつある。われわれの便利になったナイトライフの代償として、高血圧が発症するなら、皮肉なことである。

13.6　アンジオテンシン変換酵素（ACE）とアルツハイマー病とアポリポタンパク

アルツハイマー病は、認知症の原因のおよそ60%を占める。その原因は、アミロイド前駆体タンパク質 amyloid precursor protein（APP）から産生されるアミロイドβタンパク amyloid β-protein（Aβ）の重合・蓄積である。Aβ/には、主にAβ/40とAβ/42の2種類存在し、Aβ/40が9割を占める。Aβ/42は重合能および神経毒性が強い一方、Aβ/40は抗酸化力やAβ/42凝集阻害効果により神経保護作用を発揮する。家族性アルツハイマー病の原因遺伝子として、APP、プレセニリン1、プレセニリン2などが同定され、これら遺伝子変異により、Aβ/42増加が引き起こされることが確認されている。よって、Aβ/42の脳内凝集・蓄積がきっかけとなり、神経原線維変化、神経細胞脱落、認知症が引き起こされると考えられている（アミロイドカスケード仮説）。

最近、マウスおよびヒトの脳で、Aβ/42をAβ/40に変換する酵素が発見された。驚いたことに、それは血圧の制御因子であるアンジオテンシン変換酵素ACEであった。さらにマウスモデルで、血液骨髄球系特異的にACEを発現するトランスジェニックマウスが作成され、このマウスではアルツハイマー病の原因となるAβ/42蓄積の減少が確認された (Bernstein et al. 2014) [5]。よって、脳内のACE活性を維持すれば、アルツハイマー病予防の可能性が考えられた。

ACEは高血圧治療の標的として、すでにそのACE阻害剤が臨床で応用さ

れている。その ACE 阻害剤を飲むと、アルツハイマー病が悪化する恐れが指摘されたが、実は結果は予想とは逆であった。脳血管関門を通過できる ACE 阻害剤は、むしろ認知機能改善する効果がカナダや東北大学から報告された (Gao et al. 2013) [6]。さらなる検討が必要であるが、アルツハイマー病と ACE に密接な関連があることは、明らかになりつつあるのが現状である。

さらにホルモンそのものと認知機能障害との連関が指摘されている。それは、ストレスホルモンと呼ばれる、コルチコステロイドである。ステロイドが高値のケースでは、記憶を司るといわれている海馬の障害が強まることがヒトでも判明している。スタンフォード大学のサポルスキー (R. Sapolsky) とマギル大学のミーニー (M. Meany) は、新生ラットに短期間のストレスを加えた。幼少期にストレスを受けた時には、コルチコステロイドが上昇するが、成熟後は、逆にストレスから回復力が強まった。このラットでは、老化しても海馬の神経脱落が減少することを見出している。別の報告では、コルチコステロイド値の高い老齢ラットでは、海馬の神経変性が多いが、副腎皮質除去によりこのホルモン値を下げると、神経脱落が遅くなる。

脂質代謝に関わる遺伝子のひとつでアポリポタンパク E (APOE) は、いくつかのサブタイプ (APOE2、APOE3、APOE4) が存在する。APOE は、血液中で脂質を LDL 受容体に輸送するリポタンパクのひとつである。白人の約5％が APOE4 型の遺伝子をもつ。APOE4 は、他の APOE に比較して、小腸でのコレステロール吸収効率がよく、体内コレステロールを上げるためには都合がよい。おそらく、飢餓の時代には、APOE4 をもったグループのほうが、栄養確保に有利に働いたのであろう。

しかしながら、APOE4 型をもつ人は、脳梗塞（約3倍）や冠動脈疾患（約1.4倍）の危険性が増加する。デューク大学のロージズ (A. Roses) らは、APOE4 型のコピー数とアルツハイマー病発症の危険率に強い相関があることを見出した。APOE4 型対立遺伝子を2コピーもつ人は、実に90％が80歳までにアルツハイマー病を発症する。他の APOE 型のヒトに比べて、アルツハイマー病発症リスクは約10倍である (Corder et al. 1993)。逆に APOE2 型は若い人よりも長寿者に多いとの報告もある。

実験ネズミでは、その最高齢である4歳近くなっても、アルツハイマー型変

化をまったく示さない。一方で、老化したネズミでは脳下垂体腫瘍の劇的な増加を観察する。ほとんどのメスのネズミでは、2歳までに脳下垂体の肥大化が見られるが、ヒトでは、加齢とともに脳下垂体腫瘍が増加する傾向はないし、非常に珍しい病気である。さらにネズミでは、高コレステロール血症の研究が難しいのは、スタチン（HMG-COA 還元酵素阻害剤）の開発秘話としても有名な話である。

　ネズミとヒトで、アルツハイマーとコレステロール血症に関し、発症頻度が大きく異なるのは、偶然とも考えられた。しかし、そのカギとして、APOE タンパクが注目された。実はネズミには APOE4 が存在しない。APOE4 の重要性を検証すべく、ヒト APOE4 をもつトランスジェニックマウスが作成された。このマウス単独では、不完全な表現型だったので、ヒトアミロイド前駆体タンパク質 hAPP を発現するトランスジェニックマウスとの交配により、ダブルマウスが作成された。このマウスでは、ヒトアルツハイマーに類似した表現型が確認された（Buttini et al. 2002）[7]。この実験により、奇しくも、いかにネズミがアルツハイマー病になりにくいか、そしてその理由の一部は APOE4 の欠落にあることが証明された。しかし、なぜマウスでは APOE4 が欠落しているのかは、謎のままである。

13.7　心臓病の起源

　心臓は、休みなくポンプとして血液を、体中に送り出す役割を担う。1分間に 70 回前後、1日に約 10 万回、一生では 30 億回、死ぬまで休まずに拍動しつづけている。世界中の死因の第 1 位は心筋梗塞であり（WHO）、年間 700 万人以上が死んでいる。ヒトの心臓自身を養う栄養血管である冠動脈が 3 本あり、そのいずれかが動脈硬化により閉塞すると、閉塞部位より下流への血流は閉ざされ、その部位の心筋細胞は死滅し、心筋梗塞と呼ばれる病態となる。

　なぜヒトは心筋梗塞になるのか。実は、ヒトの心臓の構造そのものに、ひとつの原因がある。原始的な心臓は、ホヤなどの原索動物にその原型がみられるが、非常に未熟なものだった。ハエの心臓も、1本のチューブ状のものである。より発達した心臓がみられるのは、脊椎動物以降である。魚類、両生類、爬虫

類、哺乳類と進化するとともに、2心房1心室から2心房1心室、そして2心房2心室へと、より複雑な形に進化してきた。爬虫類でみられる2心房1心室と、哺乳類の2心房2心室では、冠動脈に大きな違いがある。前者では、冠動脈は非常に未熟で、心臓全体の10％程度の血流しか担当していない。その理由は、心室の違いにある。爬虫類の心室は、小さな部屋が集まってたくさんの穴が開いているスポンジ状構造を示し、心臓内部の血液が直接浸み込むような形で心筋細胞へと行き渡るので、冠動脈の必要性がそれほど高くない。一方、哺乳類の心室は、筋肉細胞がびっしりと詰まった部屋の構造を取っており、冠動脈からの毛細血管で血流供給を受けているので、冠動脈の重要性がはるかに高い。このような心室の構造の違いは、心臓のポンプ能力にも大きく影響する。爬虫類の心室はスポンジ状なので、あまりポンプの力が強くない。よって、爬虫類は血圧が低く、長時間の運動も不可能である。爬虫類は1心室という構造上、肺へも、全身へも同じ心室から血液を送り出すしかない。肺は、酸素呼吸をするために、びっしり毛細血管が集まった構造をしているので、高い圧力がかかると潰れてしまう。よって、1心室の爬虫類では、肺を守るためには、血圧を低く保つしかない。一方、右心室からは肺へ、左心室からは全身へという分担された2心室の構造をもつ哺乳類では、右心室系の圧は低く、左心室系の圧力は高くすれば、肺を守りながら、全身への血流を確保し長時間の運動が可能となる。

　高度に発達した心臓のポンプ能力がヒトの高運動性や2足歩行を支えたのは間違いない一方で、心筋梗塞になりやすいという代償を払ったのかもしれない。

13.8　細菌共生の代償として——萎縮性胃炎

　高齢者に最も多い胃の疾患は、萎縮性胃炎である。実は、萎縮性胃炎の原因の約90％は、ヘリコバクター・ピロリ *Helicobacter pylori* 菌感染による慢性炎症の結果だといわれている。胃内のピロリ菌の存在の証明は、比較的最近である。19世紀ころの細菌学的手法では、胃の中の細菌の分離培養には成功できず、胃は胃酸による殺菌作用もあることから、多くの研究者が懐疑的であった。後に、オーストラリアの科学者バリー・マーシャル（B.J. Marshall）とロビ

ン・ウォレン（J.R. Warren）が、ヒトの胃からピロリ菌の分離培養に成功した（Marshall and Warren 1984）[8]が、彼らは特殊な培養法を用いており、先人たちが気づかなかったのも仕方ないと思われる。後に、ピロリ菌は自らウレアーゼを産生し、胃液中尿素を二酸化炭素とアンモニアに分解することにより、局所的に胃酸を中和して、強酸環境に適応している特殊な細菌であることが判明した。実はピロリ菌の祖先は、深海底に住む、「イプシロンプロテオ・バクテリア」と呼ばれる微生物であることが、遺伝子解析により判明している（独立行政法人海洋研究開発機構〔JAMSTEC〕2007）。この細菌はすでに約14億年前に地球上に出現し、熱水に含まれる硫黄を栄養源とする。貝類などの生物に寄生し、感染能力に関与する遺伝子の一部はピロリ菌と共通している。

　ピロリ菌は、いつごろから人類と共生するようになったのだろうか。実は、ピロリ菌は、ヒトのみならず、他の多くの哺乳類や鳥類でも感染が観察される。おそらく、進化の相当早い段階で、ヒトの胃には常在菌として存在したと考えられる。実際、ピロリ菌遺伝子の変異の多様性を人種間でたどると、ピロリ菌の始原は約6万年前にアフリカを出発点として、欧州や中央アジア、東アジアから、北南米に伝播したと類推されており、人類の出アフリカのエピソードと奇しくも一致する。つまり、ピロリ菌と人類は太古の昔より、仲よしとして共生していたことがうかがえる。

　現在では、ピロリ菌除菌療法が確立し、保険認可もおりており、一般的治療として、ピロリ菌治療が行われている。よって、ピロリ菌は悪であるというイメージが強い。確かに、ピロリ菌感染は、慢性胃炎や、胃潰瘍、胃がんの原因となることが指摘されており、とくに細菌の中で唯一ヒト悪性疾患との関連が証明された菌として名高い。しかしながら、ピロリ菌感染していても、無症状のヒトもいることは事実である。一方で、除菌療法を行い、ピロリ除菌に成功した1/3ほどの人たちは、逆に胃酸過多状況となり、逆流性食道炎（GERD）を発症するといわれている。つまり、場合によっては、ピロリ菌がほどほどに胃内胃酸を中和してくれることが、胃液の逆流を防いでくれているケースもあるらしいということである。人類とピロリ菌の共生も、実は進化のトレードオフの結果だったのかもしれない。

13.9　陸上生活の代償として── COPD

　第2章で説明したように、老化すると、肺の内部がスカスカな、慢性閉塞性肺疾患（COPD）にかかりやすくなる。肺内部の肺胞という最小単位が構成する細かい網目構造が消失した状態となり、呼吸困難症状などが出現する。ヒトはどうして、肺胞という複雑で脆弱な呼吸器構造を採用してしまったのだろうか。

　それは進化の過程で、動物が水中から陸上へと進出したときに、呼吸器系を劇的に変化させたことが最初の遠因と考えられている。個体の中での呼吸には2種類あり、細胞の中でエネルギー獲得のために働く「内呼吸」と、外界から酸素を取り入れる「外呼吸」である。細胞の内呼吸で産生される炭酸ガスを外界に放出するのも、「外呼吸」の仕事である。この外呼吸を担うのが、水棲動物では主に鰓なのに対して、陸棲動物では肺である。

　水呼吸は空気呼吸に比較して、非常に効率が悪い。その理由のひとつは、水中の酸素含有量が空気に比べ、非常に少ないからである。水の酸素含有量は温度の影響を受けるが、大体、大気の酸素含有量（20%）に比較すると、1/30程度しかない。水は液体であるために、酸素の拡散速度も空中の1/50万しかない。水呼吸では、分の悪い酸素獲得効率を上げるため、鰓の中を水が常に内から外へと一方向性に流れるように、終末端は、水中へと開いた構造になっている。実はこの開放性の構造こそ、空気呼吸との大きな違いである（後述）。実際よく観察すると、魚類や両生類では、鰓の後ろに小さな袋状の構造物がすでに存在している。この小さな袋は開放性ではないので、水呼吸にはあまり貢献できない器官である。この小さな袋こそ、将来の「肺」の原器である。水中から陸上へと進出する際、鰓は退化し、この小さな袋が肺へと進化した。進化とはまったく新しい装置をつくるわけではなく、旧来の装置を工夫改善して適応していく過程なのである。

　水生動物では、食べ物も呼吸用の水も口から取り入れる。ヒトでは、口と鼻がつながっているため、主に口から食べ物が入り、鼻から空気が入るように工夫されている。しかし、この鼻もある日突然できたわけではない。魚類も水中のにおい物質を識別するため、口とは独立した器官として鼻をもっている。魚

の鼻腔は口腔とは独立して存在するが、実は魚の中にすでにこの鼻と口がつながっている種類がいる。肺魚類といって、鰓と肺の両方で呼吸している魚だ。進化上、これらの魚はデボン紀の乾季と雨季が交互にやってくる時代に、乾季で水が干上がっても適応して生き残るために、両呼吸器機構を採用したといわれている。そしてそのような魚の中から、陸上生活へと進出する両生類が出現したといわれている。このようにある種の動物が陸上に進出し、空気呼吸（肺呼吸）に進化することにより、水中の環境に比較して、はるかに容易に酸素を手に入れることが可能になり、エネルギー効率も改善したと推定される。

実は、陸上に進出した後も両生類では、皮膚呼吸も重要で、肺はあまり発達していない。両生類の皮膚が常に湿っているのは、皮膚呼吸が原因である。肺が本格的に発達するのは、爬虫類以降である。空気中の酸素を肺呼吸で体内に取り込むために、鰓と比較してどうしても必要な工夫とは、何だったのだろうか。酸素は水に溶けた状態でないと血液中に拡散できないという性質があるため、空気中の酸素を体内に取り込むためには、肺の内部は湿っていなければいけない。肺の内部は常に薄い水の皮膜で覆われており、また乾燥しないように、肺は閉塞した構造（ひとつの袋）を取らざるをえなかった。水中呼吸（鰓）では開放性構造が有利だったわけだが、空気呼吸（肺）では閉鎖構造のほうが便利となる。さらに体が大型化した哺乳類では、小さい肺胞と呼ばれる空間が肺をびっしり埋め尽くし、ガス交換効率を飛躍的に高める必要があったのだ（図11.1）。

空気肺呼吸により得られる高効率な酸素摂取とその生み出す莫大なエネルギーが、後に動物から人類への進化をサポートした一方で、肺胞をもつ閉鎖構造の脆弱性が老化したときに COPD を生む素地となったのであろう。

13.10　顔面の変化と睡眠時無呼吸

空気呼吸には非常に都合のよい肺だが、弱点もあった。まず、乾燥を防ぐため、肺の内部は水分で覆われて閉鎖構造を取っているが、逆にそこに細菌などが混じると細菌性肺炎を起こしやすくなってしまう。いま超高齢社会の日本では、肺炎が死因の第3位に上昇し（2012年）、再び高齢者における肺炎治療の

重要性が叫ばれているが、老化したヒトが肺炎になりやすい理由のひとつには、このような進化上のトレードオフがあった。

その後、肺炎に対する防衛手段として、進化上鼻腔は徐々に拡大し、吸い込んだ空気の中の塵や異物が肺に到着するのを防ぐ役目をもつようになった。鼻腔が徐々に拡大するとともに、もうひとつの進化が顔面構造の変化をうながした。それは、2足歩行によって自由になった手による「石器」の使用である。石器の使用により、肉や骨という硬い食べ物を細かく切ったり砕くことが可能となり、良質なタンパク質や脂肪をエネルギー源として獲得し、食べ物が柔らかくなったので、歯や顔のさまざまな筋肉を使う必要がなくなった。このころより、人類の歯や顎が小さくなりはじめる。と同時に、舌も変化してくる。顎が小さくなり、頸が立っているヒトでは、チンパンジーの前後に長く平べったい舌とは対照的に、舌は丸くなるが大きさは変化せず、自在に動きやすい構造へと変化していく。

このような顔面の劇的な変化は、人類にさらなる大きな変化をもたらした。それは言葉を話す能力である。チンパンジーの前後に伸びた平べったい舌は、前後方向には動かせても、上下方向に動かすことは難しい。チンパンジーの舌の構造では、「ア」「ウ」「オ」は発音できても、「イ」「エ」は難しい。一方、2足歩行で頸が垂直に立つようになった人類では、喉頭が下降し、顎も退縮したことにより、舌が丸くなった。丸く自由に動く舌を獲得した人類は、「ア」「イ」「ウ」「オ」「エ」5音の発音に成功し、言葉を話す能力を獲得した（図13.2）。

以上のような顔面構造の変化は、猿人であるアウストラロピテクスでは、まだ観察できない。約330万年前に生息したアウストラロピテクス・アファレンシスは2足歩行しながらも、顔面構造はチンパンジーに似て、まだ頸が前傾していた。アファレンシスはまだ石器が使えなかったので、堅い草の根や木の実をかみ砕くためには頑丈で大きな顎が必要で、口は前のほうに出っ張っていて、舌も前後に長い形であったと推測される。一方同じ猿人で、アウストラロピテクス最後期の種で最初に石器を使いはじめたといわれるガルヒ（約250万年前）も、顎や頭の形は、アファレンシスによく似たままである。おそらく、ガルヒ以降の石器を使用する人類において、顔面構造の変化が始まったと考えられる。

しかしこのような顔面構造の変化は、負の側面ももたらした。現代人では、

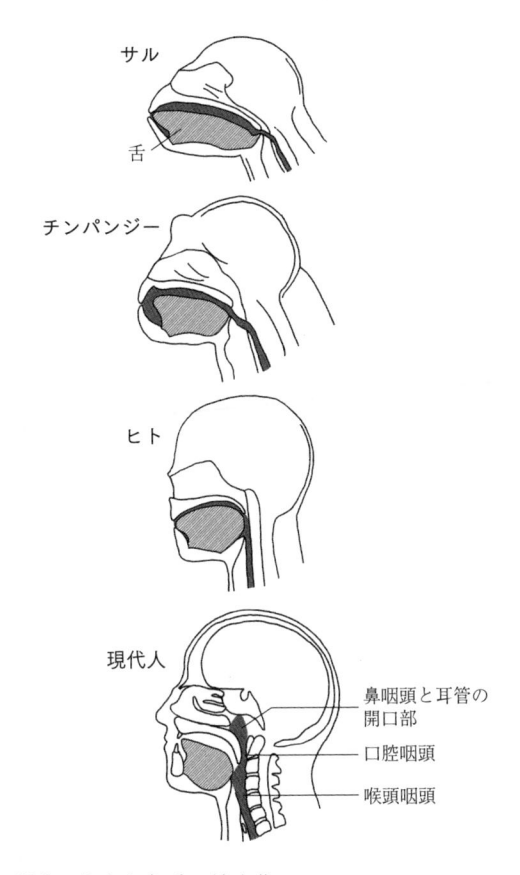

図13.2 進化にともなう舌の縮小化
人類はサルからの進化にともない、縮小化した丸く自由に動く舌を獲得し、言葉を話すことが可能になった
(Tobias P：Chagas C(Ed.)：Recent Advances in the Evolution of Primates, Vatican City: Pontificiae Academiae Scientiarum Scripta Varia 50: 85-140, 1983 より改変)

さらに顎が小さくなっており、頸が垂直に立っているので、空気の通り道である咽頭が非常に長くなってしまった。空気の通り道（気道）は上方では、口腔の背側に発達したが、下方では消化管の前方に完成したため、その途中の咽頭部で消化器と呼吸器が交叉（咽頭交叉）する構造になってしまっている。この形は、万が一食べ物が肺側に流入すれば、誤嚥の原因となる。誤嚥を防ぐため

に、鳥類や爬虫類は、食べ物をあまり咀嚼せず丸ごと飲み込んでいるが、体の大きな哺乳類は咀嚼してよく栄養を吸収しないとエネルギーを維持できなくなってしまう。そこで、哺乳類では咽頭交叉に、周囲を塀で囲うような構造物、喉頭蓋を完成させた。喉頭蓋のお陰で、誤嚥はめったに起こらないことになったが、老化して嚥下の機能が落ちてくると、誤嚥に苦しむことになる。高齢者に誤嚥性肺炎が多いことを考えると、進化上のトレードオフとも呼べる。

　さらに、この非常に長くなった気道が、新たな病気を現代人に引き起こしている。それは、「睡眠時無呼吸症候群 sleep apnea syndrome（SAS）」（睡眠時無呼吸症）である。日本では、2003年ころ、この病気の患者である鉄道運転士による居眠り運転事故が相次いで報告され、一般にも広く知られるようになった。

　ヒトは、1日に2万回以上の呼吸を繰り返しているが、睡眠時無呼吸症候群とは、「睡眠中、10秒以上の呼吸停止が1時間あたり5回以上、もしくは7時間以上の睡眠中に30回以上起きること」と定義されている。その原因は、大きく分けて2つ、「閉塞型」と「中枢型」があるが、ここで問題となるのは、前者のタイプ（睡眠中に気道が閉塞し呼吸ができなくなる）で、実際、SAS患者もほとんどがこのタイプに属する。睡眠時無呼吸症候群の大きな特徴は、「いびき」である。いびきは、気道が何らかの理由で狭くなって空気が通りにくくなることから起こる。長い気道は、いびきの原因を生じやすくする。実は、いびきをかく人は、中高年男性の約6割ともいわれていて、日本で約2000万人と推計され、そのうち約500万～1000万人が睡眠時無呼吸症候群と推定されている。あるいは別の調査では、成人男性の2/3に睡眠障害が観察され、そのうちの13%がSAS患者とも推定されている。肥満した人には、いびきをかく人が多いといわれており、SAS患者も多い。睡眠時無呼吸症候群では、夜間に良質な睡眠が得られず、翌日もぼーっとしてしまう以外に、深刻な健康被害もある。睡眠中に呼吸が止まることにより、相対的に体内の酸素は減ってしまうため、心血管系への負担が増す。実際、睡眠時無呼吸症候群の重症患者では、高血圧、心筋梗塞や脳卒中を発症するリスクが非常に上昇している。人類の進化により獲得した長い気道が、ここでもトレードオフとして病気を引き起こしている。

13.11　がんも生活習慣病

　糖尿病、高血圧、肥満からその後に続く動脈硬化や、骨粗鬆症は、食生活や運動習慣の影響を大きく受けることから、生活習慣病という名前がついている。実は、がんも生活習慣病の認定を正式に受けているのだが、知っている人は案外少ない。

　1981年英国のリチャード・ドール（R. Doll）博士とリチャード・ピート（R. Peto）博士は、米国国立衛生研究所（NIH）の依頼を受け、がん発生の疫学的要因に関して、詳細な解析を行い報告した。そこでは、食生活が35％、タバコ30％、感染症10％、出産・性生活7％、職業4％、アルコール3％という結果であり、実にヒトのがんの原因の80％近くは、生活習慣に関するものであった。

　これらのがんに悪影響する生活習慣は18世紀産業革命以降のものが多い。それらには、環境因子や化学物質の関与が指摘されている。1775年英国では、すでにパーシバル・ポッツ（P. Pott）博士が、煙突掃除業では、陰嚢がんが多いことを見出している。煙突の中の「すす」が、がん原因となるわけだ。19世紀には、パラフィンやタールを扱う工場で、皮膚がんが多いことも判明した。コールタールに関しては、1915年、日本の山極勝三郎博士が発がん性を最初に証明した。

　肺がんが増えはじめたのも20世紀になってからだ。最初、コロンブスたちがアメリカの先住民が吸っているタバコをヨーロッパに紹介したといわれている。当時、ヨーロッパでは、タバコはむしろ万能薬と信じられていた。日本でも16世紀に来日したヨーロッパの宣教師がタバコを伝えた。そして明治期には、一般人にも普及した。タバコは、肺がんのリスクを4～5倍に増やし、肺がん以外にも多くのがんのリスクとなる。その後1960年代には、ダイオキシンの発がん性も指摘された。

　乳がんも世界的に増加している。日本では、乳がん罹患率は16人に1人、欧米では8～10人に1人だ。乳がんのリスクとして指摘されているのは、妊娠、出産の未経験、少ない出産回数、早い初潮、遅い閉経、短い授乳期間、飲酒、タバコ、脂肪の多い食事、などである。乳がんに大きく影響するのは、女性ホ

ルモン・エストロゲンである。社会の現代化により、現代女性は体内で浴びるエストロゲン総量が相対的に増加しているといわれている。まず栄養状態の改善で初潮年齢が早まりつつある（昭和20年代が14歳で、現在は12歳くらいといわれている）。晩婚化、妊娠出産回数の減少により、日本の出生率は1.37（厚生労働省：平成22年度 出生に関する統計）となり、粉ミルクの普及なども授乳期間の減少につながっている。エモリー大学ボイド・イートン（B. Eaton）博士によると、現代人の月経総数は300〜400回程度で、太古の祖先に比較して、2〜3倍に相当するといわれている。

一方で、近代化により、とくに電球の発明（1879年トーマス・エジソン）により、人類は夜でも活動することが可能となった。夜間勤務の職業も増加した。ところが、このような夜間勤務の看護婦に、乳がんが多いことが判明しつつある。2003年 *JNCI*（米国国立がん研究所ジャーナル）では、ハーバード大学が、30年以上夜間勤務のある看護師は、通常勤務より1.36倍乳がんのリスクが上がることを報告した。同様の結果がシアトルのグループからも報告された。2011年デンマークの看護師では、常に夜間勤務があると、乳がんリスクが2.9倍高いことが報告された。

夜間勤務でがんが増える理由のひとつとして、「メラトニン仮説」が提唱されている（米国コネチカット大学リチャード・スティーブンス〔R. Stevens〕博士）。メラトニンは、脳の松果体から分泌されるホルモンの一種で、光に反応し夜になると分泌が亢進する。このメラトニンにがんを抑制する効果があるとの学説である。米国ニューオリンズのテュレーン大学デビッド・ブラスク（D. Brask）博士は、ネズミでは、メラトニンにがん抑制効果があることを見出している。

オーストラリアでは、毎年診断されるがんの、実に80％が皮膚がんといわれている。もともとオーストラリアの原住民アボリジニの先祖は、肌が黒いことにより、皮膚がんを防いでいるといわれるが、17〜18世紀にオーストラリアに移住してきたヨーロッパ人は肌が白く、オーストラリアの強い日差しに耐えられないわけだ。

さまざまながんに関わる生活習慣が注目され、がんに対する予防法として、今後さらに真剣に取り上げられることになろう。その際には、第7、9章で述

べた、がんにおける炎症、代謝や細胞周期異常が、どのように老化とトレードオフしたかが、ヒントとなろう。

13.12　出アフリカの代償として——骨粗鬆症

　骨粗鬆症の大きな原因のひとつは、ビタミンDやカルシウム欠乏である。ビタミンD（ヒトではとくにビタミンD_3；コレカルシフェロール）は食事から摂る栄養素だが、実は多くの脊椎動物では皮膚の中にあるコレステロール（7-デヒドロコレステロール）に紫外線が作用して内因性につくられるので、ホルモンの一種と呼ぶ人もいる。ビタミンD_3は、肝臓で代謝され25-ヒドロキシコレカルシフェロール（カルシジオール）へと変化する。さらに腎臓で、活性型ビタミンD（1,25-ジヒドロキシビタミンD_3；カルシトリオール）へと変化する。活性型ビタミンDは、腸からのカルシウム吸収促進や、腎臓での尿へのカルシウム排出抑制などの効果により、血中のカルシウム濃度を維持するために必須である。ビタミンDの不足は、カルシウム濃度を維持できなくなり、骨がスカスカになる重要な原因となる。

　ビタミンD活性化のために日光が必要という点が、人類の皮膚の色に影響したといわれている。約600万年前に出現した猿人は、森と草原の間をいったりきたりして、その住処としたと思われるが、さらに足の発達したアウストラロピテクス・ガルヒのころ（約250万年前）から、獲物を求めて森を出てサバンナを歩きはじめるようになった。その結果、まだチンパンジーのような体毛をもっていたアウストラロピテクス・アファレンシス（約330万年前）と異なり、ガルヒは、灼熱の環境サバンナを生き抜くために、効率よく体温を下げる必要に迫られた。体毛のない皮膚のほうが、発汗した時の蒸発で、体の熱を奪い、急速に体を冷却するには適していた。ガルヒが体毛を失うことにより、長時間サバンナで活動することが可能となった。しかし体毛を失うことにより、有害な紫外線に皮膚をさらすという負の側面が現れた。そこで、メラニン色素の多い褐色の肌を獲得した。メラニンは、メラノサイト細胞が産生する褐色色素の一種で、われわれの皮膚や体の細胞を紫外線から守る効果がある。

　現在の人類ホモ・サピエンスの祖先は、約20万年前にアフリカに誕生し、

その最初のグループも褐色の肌をもっていたと考えられている。しかし、約6万年前、人類は人口増加にともない、さらなる獲物を求めてアフリカを脱出し、世界に広まっていった（出アフリカ）。その中には、より緯度の高いヨーロッパに移動したグループもいた。太陽光の弱い高緯度の地域では、紫外線量も減少するので、今度は逆に、褐色の肌（メラニン）が、ビタミンDの合成を邪魔するという新たな問題に直面した。太陽光の強い赤道付近では、紫外線から体を守るためにメラニンが必要だが、太陽光の弱い高緯度地域では、逆にメラニンが少ないほうがビタミンD不足に陥らないためには好都合だった。このようにして、皮膚の白い人種白人が生まれた。実際、日光量は骨と密接な関係にある。日本で骨折が最も多いのは日照時間の少ない1月で、最も少ない6、7月の1.5倍の件数がある。緯度の高いフィンランドでの骨折件数は、日本のそれの約2倍であり、その理由のひとつは日照時間の格差といわれている。また18世紀の産業革命期の英国で、ロンドンの空はいつもスモッグで覆われ日照量が減少し、多くの子どもが深刻なビタミンD欠乏に陥り、くる病（骨が軟らかくなってしまう病気）に苦しんだ。人類にとって皮膚の色や体毛を変化させてでもビタミンDを確保し骨を安定に保つことは、重要なテーマだった。

第14章

これからの老化学

　これまでの章では述べられなかったが、今後の展開の期待できる新しい老化学の可能性について、最終章では触れたい。

14.1　再びホルミーシスについて

　第5章では、適度な酸化ストレスが、長寿につながるという例、ホルミーシスを紹介した。それとは別に、DNA障害によるホルミーシスという概念もある。ハエでは、非常に低線量の放射線照射により、野生株やある特定の変異株（アポトーシス関連や、Sir2、オートファジー関連）では、寿命が延びると報告されている（Moskalev et al. 2007 [1], 2011 [2]）。マウスでも同様の報告があるが、線虫では見あたらない。ヒトではラジウム温泉がホルミーシスだと主張する人もいるかもしれないが、科学的根拠はない。

　DNA障害によるホルミーシスの賛否は、おいておくとして、カロリー制限こそホルミーシスではないかという意見もある。しかし、継続的にカロリーを80%に制限するのは、ホルミーシスの定義とは、やや異なる。京都大学生命科学研究科の西田栄介博士らは、線虫において、間欠的絶食により、劇的な寿命延長効果を報告した。2日ごとの絶食と飽食のサイクルにより、カロリー制限のケースよりさらに大きな寿命延長効果とストレス耐性効果を確認している（Honjoh et al. 2009）[3]。断食修行というものがあり、「断食すれば悟りをひらく」といっても、一般の人は乗り気がしないかもしれない。しかし「断食すれば寿命が延びる」（断食ホルミーシス？）といえば、反応はどうであろうか。

　一方、ミトホルミーシス（ミトコンドリアの軽度障害）による長寿のメカニズ

ムはいくつか提唱されており、近年さらに進展しつつある。

1番目は、ストレス時に変性タンパクなどに結合しタンパク構造など品質管理を行う、熱ショックタンパク質 heat shock protein（HSP）のうち、ミトコンドリア変性に関与するミトコンドリア HSP タンパク群が、ミトホルミーシスにより増強され、ストレス耐性に寄与するという報告である（Durieux et al. 2011）[4]。

2番目には、どうやらミトホルミーシスによる寿命延長時に HIF-1 が重要らしいと判明しつつある。ミトホルミーシスにより、ミトコンドリア由来の酸化ストレスが増強し、HIF-1 の活性化をうながし、長寿効果を及ぼすと報告されている（Lee et al. 2010 [5]、Hwang et al. 2014 [6]）。ストレスの程度や生育環境の微妙な違いにより、HIF-1 の活性化も変化し、寿命に影響するのかもしれない。その際、どの程度のストレスが、あるいはどの程度の HIF-1 活性化が、最終的に長寿に必要なのか、さらなる検討が必要である。

HIF-1 と老化に関する話は、これまで線虫が主であったが、最近マウスでも注目されはじめている。まずマウスでは、テロメラーゼノックアウトマウス G4 において、老化が加速すると、徐々に p53 が活性化し、PGC-1 を阻害することにより、ミトコンドリアが減少することが報告された(Sahin et al. 2011) [7]。別のグループであるシンクレア（D. Sinclair）博士たちは、通常マウス個体の老化においてもミトコンドリアが減少することを確認した。彼らは、マウスの老化とともにサーチュインが徐々に低下し、むしろ HIF-1 が活性化してしまうことが老化の原因であると主張している。この現象は、通常酸素下で観察されたので、彼らは、偽低酸素状況と呼んでいる（Gomes et al. 2013）[8] いずれにしろ、結論は線虫でのデータと逆である。

HIF-1 は細胞がん化にも関与する（第7章参照）ことより、HIF-1 と個体老化の関係の解釈は複雑で難しいのが、現状かもしれない。

3番目は、大変驚くべき結果であるが、ミトホルミーシスの過程で生まれるミトコンドリア由来の酸化ストレスが、一部のアポトーシス関連遺伝子を活性化するが、アポトーシスを誘導せず、むしろストレス耐性を引き起こすという報告である（Yee et al. 2014）[9]。従来のアポトーシス関連遺伝子である CED-3、CED-4、CED-9 ではなく BH3 ドメインのみの CED-13 が、ミトホルミー

シスプロセスに関与することが、線虫遺伝学で判明した。

　ミトコンドリアとアポトーシスの関係は、同じ道具を利用して、ミトホルミーシスにも流用されたのだろうか。第5章で述べたように、線虫のアポトーシス経路には、ミトコンドリアは関与しない。線虫ですでに別々の経路として存在したアポトーシス経路とミトホルミーシス経路が、進化の過程で、BH3 ドメインタンパクを共通点としてミトコンドリアを巻き込む形で融合したのかもしれない。あるいは、上述の DNA 障害ホルミーシスのデータが示すように、アポトーシスそのものは、高等生物でのホルミーシスに重要な関与をもつのかもしれない。今後の研究の進展が待たれる。

14.2　老化細胞の除去

　個体老化では、老化細胞が蓄積することを第9章では紹介した。最近、「老化細胞の蓄積が個体老化の原因ならば、その老化細胞を除去すれば、個体老化を遅らせることができるかどうか」という興味深い仮説が存在する。もし可能ならば、この老化細胞除去こそ、人類の望む究極の若返りかもしれない。

　ある種の老化促進マウスでは、p53 欠損により老化が改善したという報告が散見される（Cao et al. 2003）[10]。現時点では、p16Ink4 や p53 の蓄積を指標とした老化細胞除去が、可能性のある方法なのかもしれない。

　バーカー（D.J. Baker）博士らは、BubR1 ハイポモルフォリックマウスを用いて、この検証を試みた。彼らは、ある薬剤投与で p16Ink4a 陽性の老化細胞だけが死滅するような巧妙なマウスを作成し、BubR1 のハイポモルフォリックマウスと交配し、ダブルマウスを作成した。このダブルマウスに同じく薬剤を投与し、観察したところ、p16Ink4a 陽性の老化細胞の減少が確認され、薬剤による老化細胞除去に成功した。と同時に、筋肉、眼、皮膚、内臓脂肪などの臓器の老化現象も改善することが判明した（Baker et al. 2011）[11]。

　しかしながら、別の老化促進マウスでは、p53 ノックアウトマウスとの交配により、むしろ老化症状が悪化したケースもある（Begus-Nahrmann et al. 2009 [12]，Murga et al. 2009 [13]，Ruzankina et al. 2009 [14]）。バーカー博士らも、BubR1 ハイポモルフォリックマウスを用いて、p16Ink4a と p19Arf 経路の個

体老化における違いを明確に示した。両者は、がん抑制遺伝子として、それぞれ2大がん抑制遺伝子 Rb と p53 の上流にあり、老化に関与する。しかし、老化における両者の明確な役割の違いは、従来必ずしも明らかではなかった。バーカー博士らは、BubR1 のハイポモルフォリックマウスを Ink4 のみのノックアウトマウス、あるいは Arf のみのノックアウトマウスと交配し、それぞれのダブルマウスを作製し、比較検討した。その結果、興味深いことに、前者では、筋肉、脂肪、目などの老化症状が改善し、寿命も約 25％改善した。しかし他の老化症状（体重減少、皮膚の薄さ、動脈硬化、不妊など）は改善しなかった。一方、後者の BubR1 のハイポモルフォリックマウスと Arf のみのノックアウトのダブルマウスでは、むしろ上記の臓器で老化が促進することが観察された（Baker et al. 2008）[15]。この知見は、史上初めて、老化における p16Ink4a と p19Arf 経路の役割の違いを明示した点で画期的であった。

老化細胞除去は、魅力的なアイデアだが、何を指標として老化細胞と定義するかをよく検討しなければ、個体においては逆効果かもしれない。

14.3 性差による寿命差と生殖細胞

ヒトを含めてさまざまな生物種で、メスのほうがオスよりも寿命が長いことが証明されている。メスのほうがなぜ長生きなのかというのは、いまだに解明されない老化研究の謎である。男性が早死にする傾向にあるのは、男性のほうが狩猟などで危険に遭遇する確率が高く、事故や暴力で死にやすいから、ともいわれているが、実際、現代の米国の統計でも、事故死、殺人、感染症死亡などで性差が報告されている（Owens 2002）[16]。

第3章では、ヒトが閉経する理由として「母親仮説」を紹介した。閉経することにより、難産による母体の危険を回避しているという仮説である。それが結果的に女性と男性の寿命差につながっているのかどうか、科学的な結論はない。

スコットランドの鳥類学者ダネット（G. Dunnett）博士は、フルマカモメ研究において、少なくとも 40 歳に至るまで死亡率上昇やメスの産卵減少がみられないと報告した。またカメは生涯を通じて、産卵可能であるといわれている。

閉経というイベントは、ヒトにしか観察できないと第3章で述べたが、実はオスで閉経のような現象を示す生物種がいる。メリーランド大学のオッティンガー（M.A. Ottinger）博士らは、ウズラのオスが4歳になると、異性に対する興味を失い、血中テストステロンが急速に低下し、精巣萎縮が起こることを報告している。興味深いことは、老化したウズラでは、約10％で精巣腫瘍が発症する点である。実にヒトの男性の200倍以上の高率といわれている。ウズラでは精巣腫瘍を回避するために、オスの閉経があるのかもしれない。

　高齢出産にともない、染色体異常の頻度が高まることは、ダウン症の事例で有名である。21番染色体のトリソミーが原因のこの病気では、40歳代後半の出産女性において、実に10％近い発生をみる。興味深いことに、ゴズデン（R.G. Gosden）らは、マウスの実験において、卵巣の片方を取り除くと、もう一方の卵巣の老化が早まることを報告している。さらに若いマウスでも、卵巣を片方取り除くと、胎児における異常染色体出現率が上昇する（Gosden 2013）[17]。この知見の示唆するところは、母体の年齢よりも、卵巣での卵母細胞のプール数が重要であることを示唆する。

　性成熟の遅い哺乳類ほど、卵子の遺伝子損傷のリスクは高まるが、このような種では、減数分裂時の交叉や組み換えの頻度が非常に高まることが観察されている。つまり性が子孫の中で新しい遺伝子組み合わせを促進し、生殖細胞に蓄積した変異の除去を手助けしていることになる。しかし、ショウジョウバエでは、生殖時期を遅らせると、その個体自体の寿命は2倍近く延びることが確認されている（Foley and Luckinbill 2001）[18]。

　「母親仮説」をさらに発展させた「お婆さん仮説」も存在する。これは、実際、カナダやフィンランドでの疫学調査で、成人した孫が多い女性ほど長生きしているという報告がなされている（Hawkes 2004）[19]。生殖が終わった後も、女性は子孫の世話をみる宿命があり、そのために閉経がプログラムされているという解釈も成り立つわけだ。もしそのようなプログラムが存在するなら、男性と女性の寿命差は、育児の必要とその準備のための閉経により説明できるかもしれない。

　さてここで、もう一度古典的老化研究の大家ワイスマン（A. Weismann）博士に登場いただこう。彼は最古の老化仮説「消耗 wear and tear 仮説」を提唱

これからの老化学

しただけではなく、生殖細胞の不死性を実験的に初めて証明したことでも有名である。当時ダーウィン（C.R. Darwin）の没後（1882年）も、多くの科学者は、体細胞の特性や変異が、次の世代に遺伝伝承されて進化につながると信じていた。そのころワイスマンは、次のような実験を準備した。繁殖期前の若いマウスの尻尾を切って、その交配後、生まれてきた子どもを観察したが、その尻尾に異常はなかった。次にこの子どもの世代でも、同様に繁殖期前に尻尾を切って、交配し、その子どもを観察し、再び尻尾に異常がないことを確認した。この単純なサイクルを、彼は22回繰り返し、結局尻尾の異常は一度も遺伝しないことを明らかにした。ワイスマンのこの実験により、史上初めて、体細胞と生殖細胞の区別が明確となった。そして、以上より、ワイスマンは、われわれの体の構成成分である体細胞は有限寿命である一方で、生殖細胞は不死であるという概念を打ち立てた。ほとんどの動物の生殖細胞は胚の分化初期に体細胞と分離されて独立する。体細胞が体の構成部分としてさまざまに分化し、最終的に老化していく一方、生殖細胞は世代から世代へと受け継がれることにより潜在的不死となる。

最近では、エネルギー経済学的観点より、個体内のエネルギー分配は「生殖的成功」のために最適化されており、個体恒常性維持へのエネルギー配分が少なく、損傷が蓄積し、個体が老化するという仮説もある（使い捨て体細胞 disposable soma 仮説）(Kirkwood and Austad 2000) [20]。

しかし、忘れてはならないのは、われわれ人類のような複雑巧妙な生物では、いつかは老化と死を当然の帰結として受け入れなければならないということである。外科医のニュランド（S.B. Nuland）は、「自然が設定した限度を尊重しない医学は、死を不必要に不愉快なものとするし、人生を捻じ曲げる」という言葉を残している。われわれが自らの最善の生き方と人生を経験し、子孫を残すことこそ、単純だが真剣に考えるべきだと、今再認識すべきである。ワイスマンの指摘したように、そこにわれわれの老化と永遠が共存するのだから。

14.4　プログラム細胞老化

細胞が好んで死を選ぶ、そしてその死が遺伝子で制御されていると考えるプ

ログラム細胞死は、当初懐疑的に考えられた（1900年ころ）が、後に発生学で重要なコンセプトと認められようになった。アポトーシスもそのひとつである。手足の指の発生段階で、まず水かきのようなものが観察されるが、指が完成するためには、その部分が細胞死で脱落していくことは、その一例である。あるいは、発生途中の神経では、まず過剰な神経増殖の後、神経の選択的脱落つまり細胞死が観察される。今では、発生学の教科書にも載っているような事象であるが、当時はその遺伝子メカニズムは一切不明であった。後に、線虫遺伝学がアポトーシスに関わる重要な遺伝子のクローニングに貢献したことは、意義深い。偉大な先人（Brenner, Sulston, Horvitzら）が、常にある細胞系譜から1090個の細胞が生まれ131個の細胞が死んでいく線虫をモデルに選んだ洞察力の賜物である。

　さて、プログラム細胞死と同様に、細胞が好んで老化すると聞けば、本書の読者ですら多くの人は戸惑うだろう。プログラム細胞老化と呼ばれる現象である。2013年セラノ（M. Serrano）博士らにより最初に報告された。彼らは、まず、胎児期マウス全体を、老化マーカーのひとつである、SA-βGAL染色で観察した。その結果、非常に限局された局所（中腎管 mesonephric tubules や、耳管 ear canals など）において、非常に限定した期間、胎生期12.5〜14.5日にのみ、SA-βGAL染色陽性細胞が発見された。これらのSA-βGAL染色陽性細胞は、他の老化マーカー（p21など）も発現しており、通常の培養細胞で観察される老化細胞とほぼ同一と思われた。しかし、培養細胞老化と異なり、これら老化細胞はp53不活性化の条件でも残存し、p53非依存性の細胞老化と推測された。最終的に、これらプログラム細胞老化誘導にはp53ではなく、p21が重要であることが、p21ノックアウトマウスで証明された。プログラム細胞老化におけるp21誘導は、p53ではなく、TGF-β/SMADとPI3K/SMAD経路に依存しており、p21陽性プログラム老化細胞は、免疫細胞マクロファージにより除去される運命にあることが判明した。プログラム老化細胞が、非常に限定した期間、胎生期12.5〜14.5日にのみ、観察される理由は、このマクロファージによる細胞除去と想定される。

　さて細胞はプログラム老化される必要があるのだろうか。たとえば、中腎は、発生途中で腎臓として機能する時期もあるが、後に出現する後腎が腎臓となる

時期には、退縮し、性器への分化に寄与する場所である。p21 ノックアウトマウスでは、プログラム細胞老化が起こらないために、中腎の一部が残存し、後の腟形成に異常をきたすことが判明した(Muñoz-Espín et al. 2013) [21]。つまり、プログラム細胞死と同様、プログラム細胞老化も、正常な器官形成に必要なプロセスであることが証明された。

14.5　パレオファンタジーと現代人の進化

　最近の米国疾病対策予防センター（CDC）のデータでは、現在の世代は人類史上初めて、自らの両親ほど長生きできないという世代になるだろうと、悲観的なコメントを残している。その一因として、肥満などの生活習慣病の増加があげられている。飽食の時代の負の側面からの回避の方法として、パレオファンタジー paleofantasy（石器時代への幻想）という言葉が、一部で流行しているのをご存知だろうか。現代の便利すぎる生活を、石器時代の生活様式に戻せば、われわれは健康を取り戻せるというムーブメントである。その内容は、調理しない食糧、裸足での生活など、まさに石器人をまねたもので、炭水化物摂取を否定する一派も存在する。

　彼らのパレオファンタジーの論拠は、まさしく本書で述べた人類の進化論的考察である。長く飢餓の時代に適応して進化してきた人類の体は、石器時代のままであり、最近 100 年の間に急速な環境変化とともにもたらされた飽食の時代が、肥満などの生活習慣病を呼んでいるというのだ。しかしよく考えれば、単純な疑問がわいてくる。石器時代の原人の生活様式が、人類の究極の理想形として完璧に適応したものだという保証は、どこにもない。むしろ、彼らもその時代の環境にできる範囲で対応したひとつのケースにすぎない。

　マーリーン・ズック（M. Zuk）の最新の著作 *Paleofantasy* は、その邦題『私たちは今でも進化しているのか？』（文藝春秋）が、まさにこの著作の本質を突いている。ズック博士は、いくかの事例をあげて、われわれが現在も進化の途中にあることを強調しているが、その一例として彼女も、チベット人の HIF-2 変異に注目している。アンデス高地に人類が住みはじめたのは 1 万 1000 年前だが、チベット高原では 3000〜6000 年前とかなり最近である。このチベット

人の高地適応方式は、2010年『ニューヨークタイムズ』紙でも「人類最速の進化」として紹介された。しかし彼女が論じていない点は、実はチベット人は高齢になるとHIF不活性化戦略が何らかの理由で破綻し、多血症と糖尿病を発症しやすくなるという事実である。ここにも、老化と進化のトレードオフが存在し、われわれの進化が完成することはないことが暗示されている。

　パレオファンタジーの出現は、一般市民レベルでも健康に関して進化論的考察が行われはじめている証左として興味深い一方で、無意識ながらわれわれ全員が感じはじめている時代背景も潜んでいると思われる。もはや地球資源も有限であることが再認識され、ハイブリッドカーやエコ家電が、われわれの周りで氾濫しつつある。われわれはいつか、おそらく数百年後には、この地球の地下資源を使い切ってしまうであろう。その時、われわれは否応なしに、劇的な環境変化に曝され、再び適応を迫られるであろう。しかしその適応が、進化なのか、退化なのか、われわれには残念ながら、予想できない。ただいえることは、地球の歴史46億年に比べれば、人類の歴史は、微々たるものであり、始まったばかりなのかもしれない。

＊　　　＊　　　＊

　本書も、ようやく終わりに近づきつつある。老化先進国日本における老化の多様性に始まり、老化研究の歴史の中の老化仮説の多様性を概観した後に、具体的な老化の多様性とともに、その裏に潜むかもしれないトレードオフを検討してきた。人類最大の進化は、2足歩行にあったという点は、誰もが認めるであろう。しかしそれ以外にも、さまざまな進化上の適応と改良が施され、われわれは現在に至っている。そう考えると、老化の多様性こそ、進化の証拠と考えることはできないだろうか。

　今後われわれ人類の進化の前に広がるのが、「百億の昼と千億の夜」（萩尾望都）ならば、われわれは茫然とその荒野に立ち尽くすであろうか。いや、われわれ人類はそれでも歩きはじめるであろう。その時、希望をこめて、こうつぶやこう。「老化の多様性こそ、進化の証」と。

付表　ヒトの進化とそれにともなうトレードオフによる老化・疾病

	進化上の利点	トレードオフ
2足歩行	道具使用・効率的移動・体を大きく見せるためなど	大腿骨折（寝たきりの主原因）、フレイル、サルコペニア
体の巨大化（体重増加）	前後左右のなめらかな動き	腰痛
脳サイズの増大	生存競争に有利（コープの法則）	必要エネルギー量増大（クライバーの法則）
	認知機能・言語能力・環境適応力の増大	脳卒中
閉経	高齢出産のリスクの回避	更年期障害、骨粗鬆症など
顔面構造の変化	発話能力の獲得	咽頭交叉（誤嚥性肺炎の要因）
肺	陸上生活（空気呼吸）	長い気道（気道の閉塞→いびき・睡眠時無呼吸症候群）
		COPDの危険性
草食	食物の確保	閉鎖系（細菌性肺炎の要因）
腸内細菌との共生	消化補助・バリア機能・有用物質生産など	腸管の長大化
ピロリ菌との共生	胃酸過多防止	がんの原因
再生能力の退化	テロメラーゼ活性の限定によるがん抑制	慢性胃炎・胃潰瘍・胃がん
心血管のポンプ力	重力に抗して全身（とくに脳）に血液を送る	幹細胞老化による臓器老化
塩分（ナトリウム）調節ホルモン	陸上生活での体液維持（血圧維持）	高血圧
日内リズム	夜行性に有利（太古）	高血圧（細胞内より高い血中塩分濃度）
出アフリカ	塩分の確保	高血圧（不規則な生活）
皮膚の色素（メラトニン）の量	多：紫外線からの防御（低緯度地方）	高血圧（塩分の取り過ぎ）
ミトコンドリアのATP合成効率	大：エネルギー確保（低緯度地方）	少：ビタミンDの確保（高緯度地方）
倹約仮説あるいはカロリー制限仮説	飢餓対応	低（Jタイプ）：熱産生増大（高緯度地方）
細胞周期チェックポイント	がん化抑制（がん抑制遺伝子）	肥満、メタボリックシンドローム
IgE抗体（哺乳類）	対寄生虫免疫	老化（細胞周期の永久停止）
NF-κB活性化（老化細胞）	アポトーシス抵抗性（死の回避）	アレルギー（免疫対象の誤認）
FAS（脂肪酸合成酵素）活性亢進	脳の巨大化	慢性炎症（加齢性生活習慣病）
		がん細胞の構成バイオマス産生

参考図書・参考文献

☆全体に関する参考図書
・犬塚則久：「退化」の進化学―ヒトにのこる進化の足跡．講談社ブルーバックス，2006
・井村裕夫：人はなぜ病気になるのか―進化医学の視点．岩波書店，2000
・井村裕夫：進化医学―人への進化が生んだ疾患．羊土社，2012
・岩堀修明：図解 内臓の進化―形と機能に刻まれた激動の歴史．講談社ブルーバックス，2014
・内田亮子：人類はどのように進化したか．シリーズ 認知と文化，勁草書房，2007
・エイジング総合研究センター編著：大転換期 日本の人口事情―少子高齢社会の過去・現在・将来．中央法規，2014
・ジョン・C・エックルス：脳の進化．伊藤正男訳，東京大学出版会，1990
・NHK取材班：NHKスペシャル 病の起源 がんと脳卒中．宝島社，2013
・NHK「病の起源」取材班編著：NHKスペシャル 病の起源①睡眠時無呼吸症／骨と皮膚の病／腰痛．NHK出版，2009
・大島靖美：生物の大きさはどのようにして決まるのか―ゾウとネズミの違いを生む遺伝子．化学同人，2013
・太田博樹・長谷川眞理子：ヒトは病気とともに進化した．シリーズ 認知と文化，勁草書房，2013
・奥宮清人：高所と健康・病気―低酸素適応と生活変化．西村書店，2013
・川崎悟司：ならべてくらべる動物進化図鑑．ブックマン社，2012
・近藤祥司：老化はなぜ進むのか―遺伝子レベルで解明された巧妙なメカニズム．講談社ブルーバックス，2006
・斎藤成也，諏訪 元，颯田葉子，山森哲雄，長谷川眞理子，岡ノ谷一夫：ヒトの進化．シリーズ 進化学（5），岩波書店，2006
・颯田葉子：動物の進化と血圧調節遺伝子．高血圧と体液管理 12：335-341，2012
・ニール・シュービン：ヒトのなかの魚，魚のなかのヒト―最新科学が明らかにする人体進化35億年の旅．垂水雄二訳，ハヤカワ・ノンフィクション文庫，2013
・マーリーン・ズック：私たちは今でも進化しているのか？ 渡会圭子訳，文藝春秋，2015
・栃内 新：進化から見た病気―「ダーウィン医学」のすすめ．講談社ブルーバックス，2009
・R・M・ネシー，G・C・ウィリアムズ：病気はなぜ，あるのか―進化医学による新しい理解．長谷川眞理子，長谷川寿一，青木千里訳，新曜社，2001
・濱田 穣：なぜヒトの脳だけが大きくなったのか―人類進化最大の謎に挑む．講談社ブルーバックス，2007
・日野原重明：医学するこころ―オスラー博士の生涯．岩波現代文庫，2014
・森 望：寿命の進化史と遺伝子．エコソフィア 19：17-24，2007
・山極寿一：人類進化論―霊長類学からの展開．裳華房，2008

・山極寿一：「サル化」する人間社会．知のトレッキング叢書，集英社インターナショナル，2014
・横山俊夫編著：達老時代へ——"老いの達人"へのいざない．ウェッジ選書，2013
・ロバート・E・リックレフズ，キャレブ・E・フィンチ：老化——加齢メカニズムの生物学．長野 敬，平田 肇訳，日経サイエンス社，1996
・臨床血圧脈波研究会編：Arterial Stiffness 動脈壁の硬化と老化 NO.9，メジカルビュー社，2006

☆第1章 老化先進国日本の直面する老化の多様性

[1] Strehler BL：*Time, cells, and aging*, 2nd edition. Academic Press Inc, 1978
[2] 村地悌二：老年の諸相——個体の老化と細胞の老化．日本医師会雑誌 69: 1113-1122, 1973
[3] Fried LP, Tangen CM et al. (Cardiovascular Health Study Collaborative Research Group)：Frailty in older adults: evidence for a phenotype. *J Gerontol A Biol Sci Med Sci 56(3)*: M146-M156, 2001
[4] Nagai Y, Metter EJ et al.：Increased carotid artery intimal-medial thickness in asymptomatic older subjects with exercise-induced myocardial ischemia. *Circulation 98(15)*: 1504-1509, 1998
[5] Vaitkevicius PV, Fleg JL et al.：Effects of age and aerobic capacity on arterial stiffness in healthy adults. *Circulation 88(4 Pt 1)*: 1456-1462, 1993
[6] Bahar R, Hartmann CH et al.：Increased cell-to-cell variation in gene expression in ageing mouse heart. *Nature 441(7096)*: 1011-1014, 2006
[7] Szilárd L：On the nature of the aging process. *Proc Natl Acad Sci U S A 45(1)*: 30-45, 1959
[8] McCay CM, Crowell MF：Prolonging the life span. *The Scientific Monthly 39*: 405-414, 1934

☆第2章 臓器老化——正常の欠乏か，異常の蓄積か

[1] Ross R, Glomset JA：The pathogenesis of atherosclerosis. *N Engl J Med 295(7)*: 369-377, 1976
[2] Barter PJ, Caulfield M et al.：Effects of torcetrapib in patients at high risk for coronary events. *N Engl J Med 357(21)*: 2109-2122, 2007
[3] Clarkson TB：Nonhuman primate models of atherosclerosis. *Lab Anim Sci 48(6)*: 569-572, 1998
[4] Scheibel ME, Lindsay RD et al.：Progressive dendritic changes in aging human cortex. *Exp Neurol 47(3)*: 392-403, 1975
[5] Hotta H, Kagitani F et al.：Basal forebrain stimulation induces NGF secretion in ipsilateral parietal cortex via nicotinic receptor activation in adult, but not aged rats. *Neurosci Res 63(2)*: 122-128, 2009
[6] Rossouw JE, Anderson GL et al.：Risks and benefits of estrogen plus progestin in healthy postmenopausal women: principal results from the Women's Health Initiative

randomized controlled trial. *JAMA 288(3)*: 321-333, 2002
[7] Liu H, Bravata DM et al.：Systematic review: the safety and efficacy of growth hormone in the healthy elderly. *Ann Intern Med 146(2)*: 104-115, 2007
[8] Nair KS, Rizza RA et al.：DHEA in elderly women and DHEA or testosterone in elderly men. *N Engl J Med 355(16)*: 1647-1659, 2006
[9] 溝端光男：高齢ドライバーと高齢歩行者の交通特性について．国際交通安全学会誌 16(1): 49-57, 1990
[10] Rosenberg I：Summary comments: epidemiological and methodological problems in determining nutritional status of older persons. *Am J Clin Nutr 50*: 1121-1233, 1989
[11] Rolland Y, Czerwinski S et al.：Sarcopenia: its assessment, etiology, pathogenesis, consequences and future perspectives. *J Nutr Health Aging 12(7)*: 433-450, 2008
[12] Topinkova E：Aging, disability and frailty. *Ann Nutr Metab 52(Suppl 1)*: 6-11, 2008
[13] Janssen I, Baumgartner RN et al.：Skeletal muscle cutpoints associated with elevated physical disability risk in older men and women. *Am J Epidemiol 159(4)*: 413-421, 2004
[14] Demling RH：Nutrition, anabolism, and the wound healing process: an overview. *Eplasty 9*: 65-94, 2009

☆第3章　人類進化上最大のイベント――2足歩行
[1] Eldredge N and Gould SJ：Punctuated equilibria: an alternative to phyletic gradualism. In: Schopf TJM(Ed.)：*Models in paleobiology*, Freeman Cooper: San Francisco, 1972, p.82-115

☆第4章　ヒトは細胞とともに老化する
[1] Carrel A, Ebeling AH：The multiplication of fibroblasts in vitro. *J Exp Med* 34(4): 317-337, 1921
[2] Dimri GP, Lee X et al.：A biomarker that identifies senescent human cells in culture and in aging skin in vivo. *Proc Natl Acad Sci U S A 92(20)*: 9363-9367, 1995
[3] Greider CW, Blackburn EH：Identification of a specific telomere terminal transferase activity in Tetrahymena extracts. *Cell 43(2)*: 405-413, 1985
[4] Bodnar AG, Ouellette M et al.：Extension of life-span by introduction of telomerase into normal human cells. *Science 279(5349)*: 349-352, 1998
[5] Artandi SE, Alson S et al.：Constitutive telomerase expression promotes mammary carcinomas in aging mice. *Proc Natl Acad Sci U S A 99(12)*: 8191-8196, 2002
[6] Gonzalez-Suarez E, Flores JM et al.：Cooperation between p53 mutation and high telomerase transgenic expression in spontaneous cancer development. *Mol Cell Biol 22(20)*: 7291-7301, 2002
[7] Chen J, Astle CM, Harrison DE：Development and aging of primitive hematopoietic stem cells in BALB/cBy mice. *Exp Hematol 27(5)*: 928-935, 1999
[8] Lenhard Rudolph K, Chang S et al.：Longevity, stress response, and cancer in aging telomerase-deficient mice. *Cell 96(5)*: 701-712, 1999

[9] Armanios M : Telomerase and idiopathic pulmonary fibrosis. *Mutat Res 730(1-2)*: 52-58, 2012
[10] Maida Y, Yasukawa M et al. : An RNA-dependent RNA polymerase formed by TERT and the RMRP RNA. *Nature 461(7261)*: 230-235, 2009
[11] Ridanpaa M, van Eenennaam H et al. : Mutations in the RNA component of RNase MRP cause a pleiotropic human disease, cartilage-hair hypoplasia. *Cell 104(2)*: 195-203, 2001
[12] Ma H, Zhou Z et al. : Shortened telomere length is associated with increased risk of cancer: a meta-analysis. *PLoS One 6(6)*: 1-9, 2011, e20466
[13] Cawthon RM, Smith KR et al. : Association between telomere length in blood and mortality in people aged 60 years or older. *Lancet 361(9355)*: 393-395, 2003
[14] Haycock PC et al. : Leucocyte telomere length and risk of cardiovascular disease: systematic review and meta-analysis. *BMJ 349*: g4227, 2014
[15] Franzaneh-Far R, Harris WS et al. : Association of marine omega-3 fatty acid levels with telomeric aging in patients with coronary heart disease. *JAMA 303(3)*: 250-257, 2010
[16] Salpea KD and Humphries SE : Telomere length in atherosclerosis and diabetes. *Atherosclerosis 209(1)*: 35-38, 2010
[17] van der Harst P, van der Steege G et al. : Telomere length of circulating leukocytes is decreased in patients with chronic heart failure. *J Am Coll of Cardiol 49(13)*: 1459-1464, 2007
[18] Owen M et al. : Leukocyte telomere length in major depression: correlations with chronicity, inflammation and oxidative stress - preliminary findings. *PLoS One 6(3)*: 1-10, 2011, e17837
[19] Werner C et al. : Physical exercise prevents cellular senescence in circulating leukocytes and in the vessel wall. *Circulation 120(24)*: 2438-2447, 2009
[20] Ornish D, Lin J et al. : Increased telomerase activity and comprehensive lifestyle changes: a pilot study. *Lancet Oncol 9(11)*: 1048-1057, 2008
[21] von Zglinicki T : Oxidative stress shortens telomeres. *TiBS 27*: 339-344, 2002

☆第5章 酸化ストレス仮説からみえてきたミトコンドリアの正体

[1] Sohal RS, Weindruch R : Oxidative stress, caloric restriction, and aging. *Science 273(5271)*: 59-63, 1996
[2] Larsen PL : Aging and resistance to oxidative damage in Caenorhabditis elegans. *Proc Natl Acad Sci U S A 90(19)*: 8905-8909, 1993
[3] Harman D : The biologic clock: the mitochondria? *J Am Geriatr Soc 20(4)*: 145-147, 1972
[4] Inoue K, Nakada K et al. : Generation of mice with mitochondrial dysfunction by introducing mouse mtDNA carrying a deletion into zygotes. *Nat Genet 26(2)*: 176-181, 2000
[5] Trifunovic A, Wredenberg A et al. : Premature ageing in mice expressing defective

mitochondrial DNA polymerase. *Nature 429(6990)*: 417-423, 2004
[6] Schriner SE, Linford NJ et al. : Extension of murine life span by overexpression of catalase targeted to mitochondria. *Science 308(5730)*: 1909-1911, 2005
[7] Margulis L : Origin of eukaryotic cells. Yale University Press: New Haven, CT, 1970
[8] Morrow G, Samson M et al. : Overexpression of the small mitochondrial Hsp22 extends Drosophila life span and increases resistance to oxidative stress. *FASEB J 18(3)*: 598-599, 2004
[9] Walker GA, Lithgow GJ : Lifespan extension in C. elegans by a molecular chaperone dependent upon insulin-like signals. *Aging Cell 2(2)*: 131-139, 2003
[10] Bjedov I, Toivonen JM et al : Mechanisms of life span extension by rapamycin in the fruit fly Drosophila melanogaster. *Cell Metab 11(1)*: 35-46, 2010
[11] Rubinsztein DC, Marino G et al. : Autophagy and aging. *Cell 146(5)*: 682-695, 2011
[12] Eisenberg T, Knauer H et al. : Induction of autophagy by spermidine promotes longevity. *Nat Cell Biol 11(11)*: 1305-1314, 2009
[13] Rana A et al. : Parkin overexpression during aging reduces proteotoxicity, alters mitochondrial dynamics, and extends lifespan. *PNAS 110(21)*: 8638-8643, 2013
[14] Cutler RG : Superoxide dismutase, longevity and specific metabolic rate. A reply. *Gerontology 29(2)*: 113-120, 1983
[15] Imai Y, Takahashi A et al. : Crosstalk between the Rb pathway and AKT signaling forms a quiescence-senescence switch. *Cell Rep 7(1)*: 194-207, 2014
[16] Kim EB, Fang X et al. : Genome sequencing reveals insights into physiology and longevity of the naked mole rat. *Nature 479(7372)*: 223-227, 2011
[17] Prabhakar NR, Semenza GL : Adaptive and maladaptive cardiorespiratory responses to continuous and intermittent hypoxia mediated by hypoxia-inducible factors 1 and 2. *Physiol Rev 92(3)*: 967-1003, 2012
[18] Rytkonen KT, Williams TA et al. : Molecular evolution of the metazoan PHD-HIF oxygen-sensing system. *Mol Biol Evol 28(6)*: 1913-1926, 2011
[19] Appelhoff RJ, Tian YM et al. : Differential function of the prolyl hydroxylases PHD1, PHD2, and PHD3 in the regulation of hypoxia-inducible factor. *J Biol Chem 279(37)*: 38458-38465, 2004
[20] Mehta R, Steinkraus KA et al. : Proteasomal regulation of the hypoxic response modulates aging in C. elegans. *Science 324(5931)*: 1196-1198, 2009
[21] Zhang Y, Shao Z et al. : The HIF-1 hypoxia-inducible factor modulates lifespan in C. elegans. *PLoS One 4(7)*: e6348, 2009
[22] Leiser SF, Kaeberlein M : The hypoxia-inducible factor HIF-1 functions as both a positive and negative modulator of aging. *Biol Chem 391(10)*: 1131-1137, 2010
[23] Degterev A, Yuan J : Expansion and evolution of cell death programmes. *Nat Rev Mol Cell Biol 9(5)*: 378-390, 2008
[24] Zhou R, Yazdi AS et al. : A role for mitochondria in NLRP3 inflammasome

activation. *Nature 469(7329)*: 221-225, 2011

[25] Lapointe J, Hekimi S. When a theory of aging ages badly. *Cell Mol Life Sci 67(1)*: 1-8, 2010

[26] Bjelakovic G, Nikolova D et al.：Mortality in randomized trials of antioxidant supplements for primary and secondary prevention: systematic review and meta-analysis. *JAMA 297(8)*: 842-857, 2007

[27] Bjelakovic G, Nikolova D, et al.：Antioxidant supplements and mortality. *Curr Opin Clin Nutr Metab Care 17(1)*: 40-44, 2014

[28] Ran Q, Liang H et al.：Reduction in glutathione peroxidase 4 increases life span through increased sensitivity to apoptosis. *J Gerontol A Biol Sci Med Sci 62(9)*: 932-942, 2007

[29] Van Raamsdonk JM, Hekimi S：Deletion of the mitochondrial superoxide dismutase sod-2 extends lifespan in Caenorhabditis elegans. *PLoS Genet 5(2)*: e1000361, 2009

[30] Yang W, Hekimi S：A mitochondrial superoxide signal triggers increased longevity in Caenorhabditis elegans. *PLoS Biol 8(12)*: e1000556, 2010

[31] Copeland JM, Cho J et al.：Extension of Drosophila life span by RNAi of the mitochondrial respiratory chain. *Curr Biol 19(19)*: 1591-1598, 2009

[32] Owusu-Ansah E, Song W et al.：Muscle mitohormesis promotes longevity via systemic repression of insulin signaling. *Cell 155(3)*: 699-712, 2013

[33] Houtkooper RH, Mouchiroud L et al.：Mitonuclear protein imbalance as a conserved longevity mechanism. *Nature 497(7450)*: 451-457, 2013

[34] Ewbank JJ, Barnes TM et al.：Structural and functional conservation of the Caenorhabditis elegans timing gene clk-1. *Science 275(5302)*: 980-983. 1997

[35] Liu X, Jiang N et al.：Evolutionary conservation of the clk-1-dependent mechanism of longevity: loss of mclk1 increases cellular fitness and lifespan in mice. *Genes Dev 19(20)*: 2424-2434, 2005

[36] Lapointe J, Hekimi S：Early mitochondrial dysfunction in long-lived Mclk1+/- mice. *J Biol Chem 283(38)*: 26217-26227, 2008

[37] Dell'agnello C, Leo S et al.：Increased longevity and refractoriness to $Ca(2+)$-dependent neurodegeneration in Surf1 knockout mice. *Hum Mol Genet 16(4)*: 431-444, 2007

[38] Sena LA, Chandel NS：Physiological roles of mitochondrial reactive oxygen species. *Mol Cell 48(2)*: 158-167, 2012

[39] Bell EL, Klimova TA et al.：The Qo site of the mitochondrial complex III is required for the transduction of hypoxic signaling via reactive oxygen species production. *J Cell Biol 177(6)*: 1029-1036, 2007

☆第6章　細胞老化は必要悪か

[1] Balducci L and Ershler W：Cancer and ageing: a nexus at several levels. *Nat Rev*

Cancer 5: 655-661, 2005

[2] Sherr CJ, DePinho RA : Cellular senescence: mitotic clock or culture shock? *Cell 102(4)*: 407-410, 2000

[3] Ramirez RD, Morales CP et al. : Putative telomere-independent mechanisms of replicative aging reflect inadequate growth conditions. *Genes Dev 15(4)*: 398-403, 2001

[4] Serrano M, Lin AW et al. : Oncogenic ras provokes premature cell senescence associated with accumulation of p53 and p16INK4a. *Cell 88(5)*: 593-602, 1997

[5] Lin AW, Barradas M et al. : Premature senescence involving p53 and p16 is activated in response to constitutive MEK/MAPK mitogenic signaling. *Genes Dev 12(19)*: 3008-3019, 1998

[6] Johnson L, Mercer K et al. : Somatic activation of the K-ras oncogene causes early onset lung cancer in mice. *Nature 410(6832)*: 1111-1116, 2001

[7] Collado M, Gil J et al. : Tumour biology: senescence in premalignant tumours. *Nature 436(7051)*: 642, 2005

[8] Gorgoulis VG, Halazonetis TD : Oncogene-induced senescence: the bright and dark side of the response. *Curr Opin Cell Biol* 22(6): 816-827, 2010

[9] Sharpless NE, DePinho RA : How stem cells age and why this makes us grow old. *Nat Rev Mol Cell Biol 8(9)*: 703-713, 2007

☆第7章　細胞周期老化仮説

[1] Nasmyth K : A prize for proliferation. *Cell 107(6)*: 689-701, 2001

[2] Chandler H, Peters G : Stressing the cell cycle in senescence and aging. *Curr Opin Cell Biol 25(6)*: 765-771, 2013

[3] Vousden K : Interactions of human papillomavirus transforming proteins with the products of tumor suppressor genes. *FASEB J 7(10)*: 872-879, 1993

[4] Kamijo T, Zindy F et al. : Tumor suppression at the mouse INK4a locus mediated by the alternative reading frame product p19ARF. *Cell 91(5)*: 649-659, 1997

[5] Kim SH, Mitchell M et al. : Absence of p16INK4a and truncation of ARF tumor suppressors in chickens. *Proc Natl Acad Sci U S A 100(1)*: 211-216, 2003

[6] Mikawa T, LLeonart ME et al. : Dysregulated glycolysis as an oncogenic event. *Cell Mol Life Sci 72(10)*: 1881-1892, 2015

[7] Mikawa T, Maruyama T et al. : Senescence-inducing stress promotes proteolysis of glycolytic enzyme phosphoglycerate mutase via ubiquitin ligase Mdm2. *J of Cell Biol 204(5)*: 729-745, 2014

[8] O'Connell MJ, McInerney JO : Adaptive evolution of the human fatty acid synthase gene: support for the cancer selection and fat utilization hypotheses? *Gene 360(2)*: 151-159, 2005

[9] Moskalev AA, Shaposhnikov MV et al. : The role of DNA damage and repair in aging through the prism of Koch-like criteria. *Ageing Res Rev 12(2)*: 661-684, 2013

[10] Wang C, Jurk D et al. : DNA damage response and cellular senescence in tissues

of aging mice. *Aging Cell 8(3)*: 311-323, 2009
[11] Eriksson M, Brown WT et al.：Recurrent de novo point mutations in lamin A cause Hutchinson-Gilford progeria syndrome. *Nature 423(6937)*: 293-298, 2003
[12] Cabanillas R, Cadinanos J et al.：Nestor-Guillermo progeria syndrome: a novel premature aging condition with early onset and chronic development caused by BANF1 mutations. *Am J Med Genet A 155A*: 2617-2625, 2011
[13] Liu B, Wang J et al.：Genomic instability in laminopathy-based premature aging. *Nat Med 11(7)*: 780-785, 2005
[14] Cao K, Blair CD et al.：Progerin and telomere dysfunction collaborate to trigger cellular senescence in normal human fibroblasts. *J Clin Invest 121(7)*: 2833-2844, 2011
[15] Cadinanos VJ, Pendas AM et al.：Accelerated ageing in mice deficient in Zmpste24 protease is linked to p53 signalling activation. *Nature 437(7058)*: 564-568, 2005
[16] Yu CE, Oshima J et al.：Positional cloning of the Werner's syndrome gene. *Science 272(5259)*: 258-262, 1996
[17] Edgar D, Shabalina I et al.：Random point mutations with major effects on protein-coding genes are the driving force behind premature aging in mtDNA mutator mice. *Cell Metab 10(2)*: 131-138, 2009
[18] Baker DJ, Dawlaty MM et al.：Increased expression of BubR1 protects against aneuploidy and cancer and extends healthy lifespan. *Nat Cell Biol 15(1)*: 96-102, 2013
[19] Baker DJ, Jeganathan KB et al.：BubR1 insufficiency causes early onset of aging-associated phenotypes and infertility in mice. *Nat Genet 36(7)*: 744-749, 2004
[20] Tyner SD, Venkatachalam S et al.：p53 mutant mice that display early ageing-associated phenotypes. *Nature 415(6867)*: 45-53, 2002
[21] Bauer JH, Poon PC et al.：Neuronal expression of p53 dominant-negative proteins in adult Drosophila melanogaster extends life span. *Curr Biol 15(22)*: 2063-2068, 2005
[22] Matheu A, Maraver A et al.：Delayed ageing through damage protection by the Arf/p53 pathway. *Nature 448(7151)*: 375-379, 2007
[23] Choudhury AR et al.：Cdkn1a deletion improves stem cell function and lifespan of mice with dysfunctional telomeres without accelerating cancer formation. *Nat Genet 39(1)*: 99-105, 2007
[24] Tomas-Loba A, Blasco MA：Telomerase reverse transcriptase delays aging in cancer-resistant mice. *Cell 135(4)*: 609-622, 2008

☆第8章　退化した再生力と再生医療
[1] Takahashi K, Yamanaka S：Induction of pluripotent stem cells from mouse embryonic and adult fibroblast cultures by defined factors. *Cell 126(4)*: 663-676, 2006
[2] Kuroda Y, Kitada M et al.：Unique multipotent cells in adult human mesenchymal cell populations. *Proc Natl Acad Sci U S A 107(19)*: 8639-8643, 2010
[3] Johnson J, Canning J et al.：Germline stem cells and follicular renewal in the postnatal mammalian ovary. *Nature 428(6979)*: 145-150, 2004

[4] Hayashi K, Ogushi S et al. : Offspring from oocytes derived from in vitro primordial germ cell-like cells in mice. *Science 338(6109)*: 971-975, 2012
[5] Sharpless NE, DePinho RA : How stem cells age and why this makes us grow old. *Nat Rev Mol Cell Biol 8(9)*: 703-713, 2007
[6] Linton PJ and Dorshkind K : Age-related changes in lymphocyte development and function. *Nat Immunol 5(2)*: 133-139, 2004
[7] Lichtman MA and Rowe JM : The relationship of patient age to the pathobiology of the clonal myeloid diseases. *Semin Oncol 31(2)*: 185-197, 2004
[8] Guralnik JM, Eisenstaedt RS et al. : Prevalence of anemia in persons 65 years and older in the United States: evidence for a high rate of unexplained anemia. *Blood 104(8)*: 2263-2268, 2004
[9] Lenhoff S et al. : Impact of age on survival after intensive therapy for multiple myeloma: a population-based study by the Nordic Myeloma Study Group. *Br J Haematol 133(4)*: 389-396, 2006
[10] Kollman C et al. : Donor characteristics as risk factors in recipients after transplantation of bone marrow from unrelated donors: the effect of donor age. *Blood 98(7)*: 2043-2051, 2001
[11] Rera M, Bahadorani S et al. : Modulation of longevity and tissue homeostasis by the Drosophila PGC-1 homolog. *Cell Metab 14(5)*: 623-634, 2011
[12] Kuhn, HG, Dickinson-Anson H et al. : Neurogenesis in the dentate gyrus of the adult rat: age-related decrease of neuronal progenitor proliferation. *J Neurosci 16(6)*: 2027-2033, 1996
[13] Nishimura EK, Granter SR et al. : Mechanisms of hair graying: incomplete melanocyte stem cell maintenance in the niche. *Science 307(5710)*: 720-724, 2005
[14] Yoon KH et al. : Selective β-cell loss and β-cell expansion in patients with type 2 diabetes mellitus in Korea. *J Clin Endocrinol Metab 88(5)*: 2300-2308, 2003
[15] Butler AE et al. : β-cell deficit and increased β-cell apoptosis in humans with type 2 diabetes. *Diabetes 52(1)*: 102-110, 2003
[16] Meier JJ et al. : Direct evidence of attempted cell regeneration in an 89-year-old patient with recent-onset type 1 diabetes. *Diabetologia 49(8)*: 1838-1844, 2006.
[17] Rossi DJ, Bryder D et al. : Deficiencies in DNA damage repair limit the function of haematopoietic stem cells with age. *Nature 447(7145)*: 725-729, 2007
[18] Flores I, Cayuela ML et al. : Effects of telomerase and telomere length on epidermal stem cell behavior. *Science 309(5738)*: 1253-1256, 2005
[19] Ahlqvist KJ, Hamalainen RH et al. : Somatic progenitor cell vulnerability to mitochondrial DNA mutagenesis underlies progeroid phenotypes in Polg mutator mice. *Cell Metab 15(1)*: 100-109, 2012
[20] Harries LW, Hernandez D et al. : Human aging is characterized by focused changes in gene expression and deregulation of alternative splicing. *Aging Cell 10(5)*:

868-878, 2011

[21] Krishnamurthy J, Torrice C et al.：Ink4a/Arf expression is a biomarker of aging. *J Clin Invest 114(9)*: 1299-1307, 2004

[22] Molofsky AV, Slutsky SG et al.：Increasing p16INK4a expression decreases forebrain progenitors and neurogenesis during ageing. *Nature 443(7110)*: 448-452, 2006

[23] Wong KK et al.：Telomere dysfunction and ATM deficiency compromises organ homeostasis and accelerates ageing. *Nature 421(6923)*: 643-648, 2003

[24] Krishnamurthy J, Ramsey MR et al.：p16INK4a induces an age-dependent decline in islet regenerative potential. *Nature 443(7110)*: 453-457, 2006

[25] Janzen V, Forkert R et al.：Stem-cell ageing modified by the cyclin-dependent kinase inhibitor p16INK4a. *Nature 443(7110)*: 421-426, 2006

[26] Cheng T, Rodrigues N et al.：Hematopoietic stem cell quiescence maintained by p21cip1/waf1. *Science 287(5459)*: 1804-1808, 2000

[27] Kippin TE, Martens DJ et al.：p21 loss compromises the relative quiescence of forebrain stem cell proliferation leading to exhaustion of their proliferation capacity. *Genes Dev 19(6)*: 756-767, 2005

[28] Jenuwein T, Allis CD：Translating the histone code. *Science 293(5532)*: 1074-1080, 2001

[29] Han S, Brunet A：Histone methylation makes its mark on longevity. *Trends Cell Biol 22(1)*: 42-49, 2012

[30] Fraga MF, Esteller M：Epigenetics and aging: the targets and the marks. *Trends Genet 23(8)*: 413-418, 2007

[31] Greer EL, Maures TJ et al.：Members of the H3K4 trimethylation complex regulate lifespan in a germline-dependent manner in C. elegans. *Nature 466(7304)*: 383-387, 2010

[32] Siebold AP, Banerjee R et al.：Polycomb Repressive Complex 2 and Trithorax modulate Drosophila longevity and stress resistance. *Proc Natl Acad Sci U S A 107(1)*: 169-174, 2010

[33] Jin C, Li J et al.：Histone demethylase UTX-1 regulates C. elegans life span by targeting the insulin/IGF-1 signaling pathway. *Cell Metab 14(2)*: 161-172, 2011

[34] Larson K, Yan SJ et al.：Heterochromatin formation promotes longevity and represses ribosomal RNA synthesis. *PLoS Genet 8*: e1002473, 2012

[35] Adorno M, Sikandar S et al.：Usp16 contributes to somatic stem-cell defects in Down's syndrome. *Nature 501(7467)*: 380-384, 2013

[36] Jacobs JJ, Kieboom K et al.：The oncogene and Polycomb-group gene bmi-1 regulates cell proliferation and senescence through the ink4a locus. *Nature 397(6715)*: 164-181, 999

[37] Lessard J, Sauvageau G：Bmi-1 determines the proliferative capacity of normal and leukaemic stem cells. *Nature 423(6937)*: 255-260, 2003

[38] Molofsky AV, He S et al. : Bmi-1 promotes neural stem cell self-renewal and neural development but not mouse growth and survival by repressing the p16Ink4a and p19Arf senescence pathways. *Genes Dev 19(12)*: 1432-1437, 2005

[39] Oguro H, Yuan J et al. : Poised lineage specification in multipotential hematopoietic stem and progenitor cells by the polycomb protein Bmi1. *Cell Stem Cell 6(3)*: 279-286, 2010

[40] Cerletti M, Jang YC et al. : Short-term calorie restriction enhances skeletal muscle stem cell function. Cell Stem *Cell 10(5)*: 515-519, 2012

[41] Yilmaz OH, Katajisto P et al. : mTORC1 in the Paneth cell niche couples intestinal stem-cell function to calorie intake. *Nature 486(7404)*: 490-495, 2012

[42] Lavasani M, Robinson AR et al. : Muscle-derived stem/progenitor cell dysfunction limits healthspan and lifespan in a murine progeria model. *Nat Commun 3*: 608, 2012

[43] Eggel A, Wyss-Coray T : A revival of parabiosis in biomedical research. *Swiss Med Wkly 144*: w13914, 2014 .

[44] Bert P : *De la greffe animale : these pour le doctorat en medecine*. 1863 Aug 8

[45] McCay CM, Pope F et al. : Parabiosis between old and young rats. *Gerontologia 1(1)*: 7-17, 1957

[46] Ludwig FC, Elashoff RM : Mortality in syngeneic rat parabionts of different chronological age. *Trans N Y Acad Sci 34(7)*: 582-587, 1972

[47] Conboy IM, Conboy MJ et al. : Rejuvenation of aged progenitor cells by exposure to a young systemic environment. *Nature 433(7027)*: 760-764, 2005

[48] Brack AS, Conboy MJ et al. : Increased Wnt signaling during aging alters muscle stem cell fate and increases fibrosis. *Science 317(5839)*: 807-810, 2007

[49] Naito AT, Sumida T et al. : Complement C1q activates canonical Wnt signaling and promotes aging-related phenotypes. *Cell 149(6)*: 1298-1313, 2012

[50] Villeda SA, Luo J et al. : The ageing systemic milieu negatively regulates neurogenesis and cognitive function. *Nature 477(7362)*: 90-94, 2011

[51] Salpeter SJ, Khalaileh A et al. : Systemic regulation of the age-related decline of pancreatic β-cell replication. *Diabetes 62(8)*: 2843-2848, 2013

☆第9章 慢性炎症――免疫のトレードオフ

[1] Miller RA : Aging and immune function. *Int Rev Cytol 124*: 187-215, 1991

[2] Franceschi C, Bonafe M et al. : Inflamm-aging: an evolutionary perspective on immunosenescence. Molecular and cellular gerontology. *Ann N Y Acad Sci 908*: 244-254, 2000

[3] Coppe JP, Patil CK et al. : Senescence-associated secretory phenotypes reveal cell-nonautonomous functions of oncogenic RAS and the p53 tumor suppressor. *PLoS Biol 6(12)*: 2853-2868, 2008

[4] Kortlever RM, Higgins PJ et al. : Plasminogen activator inhibitor-1 is a critical downstream target of p53 in the induction of replicative senescence. *Nat Cell Biol 8(8)*:

877-884, 2006
[5] Acosta JC, O'Loghlen A et al.：Chemokine signaling via the CXCR2 receptor reinforces senescence. *Cell 133(6)*: 1006-1018, 2008
[6] Adler AS, Sinha S et al.：Motif module map reveals enforcement of aging by continual NF-kappaB activity. *Genes Dev 21(24)*: 3244-3257, 2007
[7] Jurk et al.：Chronic inflammation induces telomere dysfunction and accelerates ageing in mice. *Nat Commun 2*: 4172, 2014
[8] Hewitt et al.：Telomeres are favoured targets of a persistent DNA damage response in ageing and stress-induced senescence. *Nat Commun 3*: 708, 2012
[9] Ghosh et al.：Teromerase directly regulates NF-κB-dependent transcription. *Nat Cell Biol 14(12)*: 1270-128, 12012
[10] Osorio FG, Barcena C et al.：Nuclear lamina defects cause ATM-dependent NF-κB activation and link accelerated aging to a systemic inflammatory response. *Genes Dev 26(20)*: 2311-2324, 2012
[11] Balkwill F and Mantovani A：Inflammation and cancer: back to Virchow? *Lancet 357(9255)*: 539-545, 2001
[12] Krizhanovsky V, Yon M et al.：Senescence of activated stellate cells limits liver fibrosis. *Cell 134(4)*: 657-667, 2008
[13] Lujambio A, Akkari L et al.：Non-cell-autonomous tumor suppression by p53. *Cell 153(2)*: 449-460, 2013

☆第10章　カロリー制限仮説
[1] Sinclair DA, Guarente L：Extrachromosomal rDNA circles - a cause of aging in yeast. *Cell 91(7)*: 1033-1042, 1997
[2] Kaeberlein M, McVey M et al.：The SIR2/3/4 complex and SIR2 alone promote longevity in Saccharomyces cerevisiae by two different mechanisms. *Genes Dev 13(19)*: 2570-2580, 1999
[3] Imai S, Armstrong CM et al.：Transcriptional silencing and longevity protein Sir2 is an NAD-dependent histone deacetylase. *Nature 403(6771)*: 795-800, 2000
[4] Rodgers JT, Lerin C et al.：Nutrient control of glucose homeostasis through a complex of PGC-1alpha and SIRT1. *Nature 434(7029)*: 113-118, 2005
[5] Rera M, Bahadorani S et al.：Modulation of longevity and tissue homeostasis by the Drosophila PGC-1 homolog. *Cell Metab 14(5)*: 623-634, 2011
[6] LeMoine CM, Lougheed SC et al.：Modular evolution of PGC-1alpha in vertebrates. *J Mol Evol 70(5)*: 492-505, 2010
[7] Baur JA, Pearson KJ et al.：Resveratrol improves health and survival of mice on a high-calorie diet. *Nature 444(7117)*: 337-342, 2006
[8] Timmers S, Konings E et al.：Calorie restriction-like effects of 30 days of resveratrol supplementation on energy metabolism and metabolic profile in obese humans. *Cell Metab 14(5)*: 612-622, 2011

[9] Burnett C, Valentini S et al. : Absence of effects of Sir2 overexpression on lifespan in C. elegans and Drosophila. *Nature 477(7365)*: 482-485, 2011
[10] Pacholec M, Bleasdale JE et al. : SRT1720, SRT2183, SRT1460, and resveratrol are not direct activators of SIRT1. *J Biol Chem 285(11)*: 8340-8351, 2010
[11] Poulsen MM, Vestergaard PF et al. : High-dose resveratrol supplementation in obese men: an investigator-initiated, randomized, placebo-controlled clinical trial of substrate metabolism, insulin sensitivity, and body composition. *Diabetes 62(4)*: 1186-1195, 2013
[12] Park SJ, Ahmad F et al. : Resveratrol ameliorates aging-related metabolic phenotypes by inhibiting cAMP phosphodiesterases. *Cell 148(3)*: 421-433, 2012
[13] Kanfi Y, Naiman S et al. : The sirtuin SIRT6 regulates lifespan in male mice. *Nature 483(7388)*: 218-221, 2012
[14] Colman RJ, Anderson RM et al. : Caloric restriction delays disease onset and mortality in rhesus monkeys. *Science 325(5937)*: 201-204, 2009
[15] Mattison JA, Roth GS et al. : Impact of caloric restriction on health and survival in rhesus monkeys from the NIA study. *Nature 489(7415)*: 318-321, 2012
[16] Corrada MM, Kawas CH et al : Association of body mass index and weight change with all-cause mortality in the elderly. *Am J Epidemiol 163(10)*: 938-949, 2006
[17] Satoh A et al. : Sirt1 extends life span and delays aging in mice through the regulation of Nk2 homeobox 1 in the DMH and LH. *Cell Metabolism 18(3)*: 416-430, 2013
[18] North B et al. : SIRT2 induces the checkpoint kinase BubR1 to increase lifespan. *EMBO J 33(13)*: 1438-1453, 2014
[19] Mostoslavsky R, Chua KF et al. : Genomic instability and aging-like phenotype in the absence of mammalian SIRT6. *Cell 124(2)*: 315-329, 2006
[20] Michishita E, McCord RA et al. : SIRT6 is a histone H3 lysine 9 deacetylase that modulates telomeric chromatin. *Nature 452(7186)*: 492-496, 2008
[21] Chang S, Multani AS et al. : Essential role of limiting telomeres in the pathogenesis of Werner syndrome. *Nat Genet 36(8)*: 877-882, 2004
[22] Kawahara TL, Michishita E et al. : SIRT6 links histone H3 lysine 9 deacetylation to NF-kappaB-dependent gene expression and organismal life span. *Cell 136(1)*: 62-74, 2009
[23] Zhong L, D'Urso A et al. : The histone deacetylase Sirt6 regulates glucose homeostasis via Hif1alpha. *Cell 140(2)*: 280-293, 2010
[24] Sebastian C, Zwaans BM et al. : The histone deacetylase SIRT6 is a tumor suppressor that controls cancer metabolism. *Cell 151(6)*: 1185-1199, 2012
[25] Someya S, Yu W et al. : Sirt3 mediates reduction of oxidative damage and prevention of age-related hearing loss under caloric restriction. *Cell 143(5)*: 802-812, 2010
[26] Tao R, Coleman MC et al. : Sirt3-mediated deacetylation of evolutionarily conserved lysine 122 regulates MnSOD activity in response to stress. *Mol Cell 40(6)*: 893-904, 2010

［27］ Kim HS, Vassilopoulos A et al.：SIRT2 maintains genome integrity and suppresses tumorigenesis through regulating APC/C activity. *Cancer Cell 20 (4)*: 487-499, 2011

［28］ Kim HS, Patel K et al.：SIRT3 is a mitochondria-localized tumor suppressor required for maintenance of mitochondrial integrity and metabolism during stress. *Cancer Cell 17 (1)*: 41-52, 2010

［29］ Jeong SM, Lee A et al.：SIRT4 protein suppresses tumor formation in genetic models of Myc-induced B cell lymphoma. *J of Biol Chem 289 (7)*: 4135-4144, 2014

［30］ Martin-Montalvo A et al.：Metformin improves healthspan and lifespan in mice. *Nat Commun 4*: 2192, 2013

［31］ Schulz TJ, Zarse K et al.：Glucose restriction extends Caenorhabditis elegans life span by inducing mitochondrial respiration and increasing oxidative stress. *Cell Metab 6(4)*: 280-293, 2007

［32］ Wei M, Fabrizio P et al.：Life span extension by calorie restriction depends on Rim15 and transcription factors downstream of Ras/PKA, Tor, and Sch9. *PLoS Genet 4(1)*: e13, 2008

［33］ Kaeberlein M, Powers RW 3rd et al.：Regulation of yeast replicative lifespan by TOR and Sch9 in response to nutrients. *Science 310(5751)*: 1193-1196, 2005

［34］ Vellai T, Takacs-Vellai K et al.：Genetics: influence of TOR kinase on lifespan in C. elegans. *Nature 426(6967)*: 620, 2003

［35］ Bjedov I, Toivonen JM et al.：Mechanisms of lifespan extension by rapamycin in the fruit fly Drosophila melanogaster. *Cell Metab 11(1)*: 35-46, 2010

［36］ Harrison DE, Strong R et al.：Rapamycin fed late in life extends lifespan in genetically heterogeneous mice. *Nature 460(7253)*: 392-395, 2009

［37］ Miller RA, Harrison DE et al.：Rapamycin, but not resveratrol or simvastatin, extends life span of genetically heterogeneous mice. *J Gerontol A Biol Sci Med Sci 66A (2)*: 191-201, 2011

［38］ Lamming DW, Ye L et al.：Rapamycin-induced insulin resistance is mediated by mTORC2 loss and uncoupled from longevity. *Science 335(6076)*: 1638-1643, 2012

［39］ Wu JJ, Liu J et al.：Increased mammalian lifespan and a segmental and tissue-specific slowing of aging after genetic reduction of mTOR expression. *Cell Rep 4(5)*: 913-920, 2013

［40］ Steffen KK, MacKay VL et al.：Yeast life span extension by depletion of 60s ribosomal subunits is mediated by Gcn4. *Cell 133(2)*: 292-302, 2008

☆第11章　飢餓の記憶と現代の飽食――かつての生存戦略に長寿をまなぶ

［1］Neel JV：Diabetes mellitus: a "thrifty" genotype rendered detrimental by "progress"? *Am J Hum Genet 14(4)*: 353-362, 1962

［2］Barker DJ：The fetal and infant origins of adult disease. *BMJ 301(6761)*: 1111, 1990

［3］Zhang, Y, Proenca, R et al.：Positional cloning of the mouse obese gene and its human homologue. *Nature 372(6505)*: 425-432, 1994

[4] Gesta S, Tseng YH et al.：Developmental origin of fat: tracking obesity to its source. *Cell 131(2)*: 242-256, 2007
[5] Wallace DC：A mitochondrial paradigm of metabolic and degenerative diseases, ageing, and cancer: a dawn for evolutionary medicine. *Annu Rev Genet 39(359)*: 1-49, 2005
[6] 岡松優子：UCP1の機能と比較生物学 II 褐色脂肪細胞の発生・分化・機能. *The Lipid 25(1)*: 29-35, 2014
[7] Arsenijevic D, Onuma H et al.：Disruption of the uncoupling protein-2 gene in mice reveals a role in immunity and reactive oxygen species production. *Nat Genet 26(4)*:435-439, 2000
[8] Fridell YW, Hoh M et al.：Increased uncoupling protein (UCP) activity in Drosophila insulin-producing neurons attenuates insulin signaling and extends lifespan. *Aging (Albany NY) 1(8)*: 699-713, 2009
[9] Gates AC, Bernal-Mizrachi C et al.：Respiratory uncoupling in skeletal muscle delays death and diminishes age-related disease. *Cell Metab 6(6)*: 497-505, 2007
[10] Caldeira da Silva CC, Cerqueira FM et al.：Mild mitochondrial uncoupling in mice affects energy metabolism, redox balance and longevity. *Aging Cell 7(4)*: 552-560, 2008

☆第12章 老化のペースメーカー
[1] Parkes TL, Elia AJ et al.：Extension of Drosophila lifespan by overexpression of human SOD1 in motorneurons. *Nat Genet 19(2)*: 171-174, 1998
[2] Tobias P：Recent advances in the evolution of the hominids with special reference to brain and speech. In: Chagas C (Ed.)：*Recent advances in the evolution of primates, Vatican City, Pontificiae Academiae Scientiarum Scripta Varia 50*: 85-140, 1983
[3] Barbelanne M, Tsang WY：Molecular and cellular basis of autosomal recessive primary microcephaly. *Biomed Res Int 2014*: 547986, 2014
[4] Gilad Y, Oshlack A et al.：Expression profiling in primates reveals a rapid evolution of human transcription factors. *Nature 440(7081)*: 242-245, 2006
[5] Enard W, Przeworski M et al.："Molecular evolution of FOXP2, a gene involved in speech and language". *Nature 418(6900)*: 869-872, 2002
[6] Knobloch M, Braun SM et al.：Metabolic control of adult neural stem cell activity by Fasn-dependent lipogenesis. *Nature 493(7431)*: 226-230, 2013
[7] Ortega-Molina A, Efeyan A et al.：Pten positively regulates brown adipose function, energy expenditure, and longevity. *Cell Metab 15(3)*: 382-394, 2012
[8] Guevara-Aguirre J, Balasubramanian P et al.：Growth hormone receptor deficiency is associated with a major reduction in pro-aging signaling, cancer, and diabetes in humans. *Sci Transl Med 3(70)*:70ra13, 2011
[9] Aiello LC and Wheeler P：The expensive-tissue hypothesis: the brain and the digestive system in human and primate evolution. *Current Anthropology 36(2)*: 199-221, 1995

［10］Yoshimoto S, Loo TM et al.：Obesity-induced gut microbial metabolite promotes liver cancer through senescence secretome. *Nature 499(7456)*: 97-101, 2013

［11］Bluher M, Kahn BB et al.：Extended longevity in mice lacking the insulin receptor in adipose tissue. *Science 299(5606)*: 572-574, 2003

［12］Minamino T, Orimo M et al.：A crucial role for adipose tissue p53 in the regulation of insulin resistance. *Nat Med 15(9)*: 1082-1087, 2009

［13］Nabeshima Y：The discovery of alpha-Klotho and FGF23 unveiled new insight into calcium and phosphate homeostasis. *Cell Mol Life Sci 65(20)*: 3218-3230, 2008

［14］Varela I, Pereira S et al.：Combined treatment with statins and aminobisphosphonates extends longevity in a mouse model of human premature aging. *Nat Med 14(7)*: 767-772, 2008

［15］Beaupre LA, Morrish DW et al.：Oral bisphosphonates are associated with reduced mortality after hip fracture. *Osteoporos Int 22(3)*: 983-991, 2011

☆第13章　加齢性疾患（生活習慣病）と老化――発症は進化とのトレードオフ？

［1］Benigni A, Corna D et al.：Disruption of the Ang II type 1 receptor promotes longevity in mice. *J Clin Invest 119(3)*: 524-530, 2009

［2］Wales JD (Ed.)：*Textbook of Hypertension*. Blackwell, 1998

［3］Shigemura N, Iwata S et al.：Angiotensin II modulates salty and sweet taste sensitivities. *J Neurosci 33(15)*: 6267-6277, 2013

［4］Doi M, Takahashi Y et al.：Salt-sensitive hypertension in circadian clock-deficient Cry-null mice involves dysregulated adrenal Hsd3b6. *Nat Med 16(1)*: 67-74, 2010

［5］Bernstein KE, Koronyo Y et al.：Angiotensin-converting enzyme overexpression in myelomonocytes prevents Alzheimer's-like cognitive decline. *J Clin Invest 124(3)*: 1000-1012, 2014

［6］Gao Y, O'Caoimh R et al.：Effects of centrally acting ACE inhibitors on the rate of cognitive decline in dementia. *BMJ Open 3(7)*: e002881, 2013

［7］Buttini M, Yu GQ et al.：Modulation of Alzheimer-like synaptic and cholinergic deficits in transgenic mice by human apolipoprotein E depends on isoform, aging, and overexpression of amyloid beta peptides but not on plaque formation. *J Neurosci 22(24)*: 10539-10548, 2002

［8］Marshall BJ, Warren JR：Unidentified curved bacilli in the stomach patients with gastritis and peptic ulceration. *Lancet 1(8390)*: 1311-1315, 1984

［9］Corder EH, Saunders AM et al.：Gene dose of apolipoprotein E type 4 allele and the risk of Alzheimer's disease in late onset families. *Science 261(5123)*: 921-923, 1993

☆第14章　これからの老化学

［1］Moskalev A：Radiation-induced life span alteration of Drosophila lines with genotype differences. *Biogerontology 8(5)*: 499-504, 2007

［2］Moskalev AA, Plyusnina EN et al.：Radiation hormesis and radioadaptive response in Drosophila melanogaster flies with different genetic backgrounds: the role of cellular

stress-resistance mechanisms. *Biogerontology 12(3)*: 253-263, 2011
[3] Honjoh S, Yamamoto T et al. : Signalling through RHEB-1 mediates intermittent fasting-induced longevity in C. elegans. *Nature 457(7230)*: 726-730, 2009
[4] Durieux J, Wolff S, Dillin A : The cell-non-autonomous nature of electron transport chain-mediated longevity. *Cell 144(1)*: 79-91, 2011
[5] Lee SJ, Hwang AB et al. : Inhibition of respiration extends C. elegans life span via reactive oxygen species that increase HIF-1 activity. *Curr Biol 20(23)*: 2131-2136, 2010
[6] Hwang AB, Ryu EA et al. : Feedback regulation via AMPK and HIF-1 mediates ROS-dependent longevity in Caenorhabditis elegans. *Proc Natl Acad Sci U S A 111(42)*: E4458-4467, 2014
[7] Sahin et al. : Telomere dysfunction induces metabolic and mitochondrial compromise. *Nature 470(7334)*: 359-365, 2011
[8] Gomes et al. : Declining NAD+ induces a pseudohypoxic state disrupting nuclear-mitochondrial communication during aging. *Cell 155(7)*: 1624-1638, 2013
[9] Yee C, Yang W et al. : The intrinsic apoptosis pathway mediates the pro-longevity response to mitochondrial ROS in C. elegans. *Cell 157(4)*: 897-909, 2014
[10] Cao L, Li W et al : Senescence, aging, and malignant transformation mediated by p53 in mice lacking the Brca1 full-length isoform. *Genes Dev 17(2)*: 201-213, 2003
[11] Baker DJ, Wijshake T et al. : Clearance of p16Ink4a-positive senescent cells delays ageing-associated disorders. *Nature 479(7372)*: 232-236, 2011
[12] Begus-Nahrmann Y, Lechel A et al. : p53 deletion impairs clearance of chromosomal-instable stem cells in aging telomere-dysfunctional mice. *Nat Genet 41(10)*: 1138-1143, 2009
[13] Murga M, Bunting S et al. : A mouse model of ATR-Seckel shows embryonic replicative stress and accelerated aging. Nat Genet 41(8): 891-898, 2009
[14] Ruzankina Y, Schoppy DW et al. : Brown tissue regenerative delays and synthetic lethality in adult mice after combined deletion of Atr and Trp53. *Nat Genet 41(10)*: 1144-1149, 2009
[15] Baker DJ, Perez-Terzic C et al. : Opposing roles for p16Ink4a and p19Arf in senescence and ageing caused by BubR1 insufficiency. *Nat Cell Biol 10(7)*: 825-836, 2008
[16] Owens IP : Ecology and evolution. Sex differences in mortality rate. *Science 297(5589)*: 2008-2009, 2002
[17] Gosden RG : Programmes and prospects for ovotechnology. *Reprod Biomed Online 27(6)*: 702-709, 2013
[18] Foley PA, Luckinbill LS : The effects of selection for larval behavior on adult life-history features in Drosophila melanogaster. *Evolution 55(12)*: 2493-2502, 2001
[19] Hawkes K : Human longevity: the grandmother effect. *Nature 428(6979)*: 128-129, 2004
[20] Kirkwood TB, Austad SN : Why do we age? *Nature 408(6809)*: 233-238, 2000

[21] Munoz-Espin D, Canamero M et al. : Programmed cell senescence during mammalian embryonic development. *Cell 155(5)*: 1104-1118, 2013

おわりに

　2009 年に出版した拙著『老化はなぜ進むのか』(講談社ブルーバックス) は、ささやかながら好評で、小さな反響もあったと思う。私自身も 2001 年に老化研究を始めて、自分なりの老化研究の知識を総括する意気込みもあったので、出版された折には一定の満足感と達成感があった。

　しかし、本書の依頼がきたとき、私側に戸惑いと躊躇はなかった、というと嘘になる。「進化と老化」というテーマは、あまりに壮大で、私の手に余るのではないかという、不安があった。それでも私は直観的に、魅力的で先進的なテーマであるという一点において、自身にゴーサインを出した。

　執筆を受け入れてからは、苦闘の時間が始まった。当初、何とかなるだろうと甘くみていた私の筆は、ピタリと止まってしまった。いくつかの成書を読み漁り、「老化と進化」というテーマと格闘しつづけた。ある時には、途方に暮れてしまい、ただ茫漠とした時間を過ごした。そんな折、いくつかの先人の著作が重要な示唆を与えてくれて、大変参考になった。それらは参考図書として巻末に記載したが、ここに改めて感謝申し上げたい。

　もう一点、私を支えてくれたのが、私の個人的な体験であった。私は中学生のころに『機動戦士ガンダム』(ファーストガンダム) を見て、育った世代である。このアニメ史上に残る名作の有名なラストシーンが、スタンリー・キューブリック監督の映画『2001 年宇宙の旅』に題材を取っていることを知り、後追いながらビデオを借りて『2001 年宇宙の旅』を見たのは、高校生のころだった。私は、『2001 年宇宙の旅』を見て、初めてファーストガンダムの提唱する「ニュータイプ」(新人類) を深く考えるようになった。前者では、冒頭の類人猿以降、近未来の木星宇宙探索まで、一貫して「モノリス」という謎の物体が、人類の進化に影響を及ぼすというストーリー展開の中で、最後の不可解な再生の場面に突入していく。後者では、宇宙空間で生まれ育つ人類の中から、ニュータイプが生まれるという概念が、実際に宇宙戦争に大きな影を落としていく。

奇しくも、アニメ史と映画史に金字塔として輝く両者の接点が、未来の進化論にあると私がいえば、何人が真剣に聞いてくれるであろうか。しかし、少なくとも、アムロ・レイ個人にとって、ガンダムは「モノリス」ではなかったのか。そしてこの進化論は、局地的進化が全体の進化をドライブするという、まさに「区切り平衡説」の理論を踏襲しているのではないだろうか。ファーストガンダムや『2001年宇宙の旅』にふれて、無意識ながら人類の未来進化への憧れを共有するわれわれの世代の中で、この「老化と進化」というテーマに巡り遇えたのは、何らかの宿命だろうと私は感じた。そう感じはじめたころから、私の筆は迷いから解き放たれ、自由を獲得した。

　同時に、この執筆の機会が、私の人生を振り返らせてくれた。まず、私が若い時に京大病院老年内科（1992年入局）に出会ったことは偶然の運命ではあったが、私が真剣に老化を考える機会を与えてくれたことを、今では心から感謝している。私が出会った（そして去っていった）数多くの高齢患者一人ひとりが、私にとっては、教科書であり人生の先輩であった。昨年2014年に老年内科は消滅したが、高齢者医療ユニットの名前で、辛うじて存続が決まった。私自身も48歳という年齢になり、もはや若手とはいえず、自らの高齢者医療に対するビジョンをどう方向づけるべきか悩む日々であったが、本書を完成させることが、私を育ててくれた老年内科に対して、私なりにできる恩返しのひとつであった。

　私が出会い、研究へと導いてくれた研究者はみな、パワーあふれる「過剰さ」を備えた方々であった。老年内科入局時の北 徹教授や、京大生物物理の柳田充弘教授、英国のDavid Beach博士やGordon Peters博士らである。彼らと過ごした日々は、もともと岡本太郎氏や安藤忠雄氏のような「過剰なるもの」が大好きだった私には、厳しくも心地よい時間であった。彼らのもつ「過剰さ」こそ、「科学の多様性」を支える側面であり、自らが進化する原動力であったのだろうと、感じている。

　私が若いころ最初に出会った2人の研究者、内山 卓先生と田矢洋一先生は、もうこの世にいない。若くして逝去された両先生には、この場を借りて、ありがとうございました、といわせていただきたい。

私の父も、比較的若い年齢（67歳）で去ってしまった。だから父は、私がいま老化研究をしていることや、骨粗鬆症外来をしていることを知らない。父は整形外科の勤務医で、私は小さいころ父の勤務する病院に、よく遊びにいった。大きな病院で、幼稚園児が探検するには、十分な場所であった。2年ほど前、偶然、その病院で私が講演する機会に恵まれた。さまざまな思い出を頭に描きながら万感の思いで訪れたが、その病院は近年の改築で以前とは異なる高層ビルに生まれ変わっていた。私と父の思い出の場所は、もはや私の心の中にしかない、と再認識した。

　われわれは、思い出と過去の中に生きる生き物ではない。しかし、われわれは時々（あるいは度々）、後悔・反省し、過去を思い出す。その理由はシンプルで、われわれの人生は一度しかないからだ。「人間万事塞翁が馬」の故事を説明しなくとも、われわれの人生の中で実際、ささやかなトレードオフが、頻回に起こっている（当初の予定どおり、フランク・シナトラの名曲『マイウェイ』をデヴィッド・ボウイが歌っていれば、後に伝説となる『ジギースターダスト』は誕生しなかっただろう）。昨日や数日前の話だけではなく、数十年前の話でも、「あの時ああしていれば、その後の人生はこう変わっていたかも」、と反省・仮想したことがない人はいないであろう。われわれあるいは他の生物もみな、二度同じ人生を繰り返すことはできないのだから。

　しかし、われわれ人類だけが他と異なり、明確なコミュニケーション能力と、科学的検証能力を獲得した。前者により自分や他人の失敗や苦い経験、過去を共有できるようになり、後者により再現性や条件検証という形で最適化が可能となった。人生は一度しかないはずだが、人類はこの2つの武器を最大限に利用して、いま老化研究という名のもとに、人生の再構築に挑むのであろうか。

　確かに、寝たきり老人に対して「人間万事塞翁が馬」を語る人はいないだろう。ならば、老化そのものがトレードオフされることは、もはや不可能なのだろうか。老化は完全な悪者であり、老化細胞は排除されるべき対象なのだろうか。本書で度々紹介した「〇〇悪者説」（悪者は、酸化ストレスとかミトコンドリアとか）と同様に、「老化悪者仮説」と呼ぶべきだろうか。いや、そうではないということは、一部本書で説明した。老化研究が進展して、わかってきたことは、老化は、本来の生命の営みと切っても切れない関係にあるということだ。

老化を否定しようとすれば、生きることも完全否定しなければいけない。

ロキシー・ミュージックの *A Song for Europe*（邦題は『ヨーロッパ哀歌』）の歌詞に、次の一節がある。「私たちがもはや共有できるのは、明日でもない、今日でもない。何も他にはない、昨日以外は。」過去を共有すること、端的には、それを記憶と呼ぶ。記憶を消し去りたいなら、過去も消し去るしかないわけで、その後には生物学的な生と死のみが残る。中島 敦の名著『名人伝』は、中国の弓の名人を題材にしている。中国一の名人が晩年、「弓を忘れる」というシーンがある。彼は、もはや弓の名人とは呼べないかもしれない。でも、私は、彼は弓を忘れたのではなく、弓と一体化したのだと思う。それもまた名人としての極みの境地であろう。三島由紀夫の遺作『豊饒の海』のラストに、有名な苔庭のシーンが出てくる。認識の人・本多と、出家した門跡の60年ぶりの再会シーンだ。門跡は、本多の説明を聞きながら、「それも心々ですさかい」（『天人五衰』新潮文庫より）と、にっこり笑って過去はないかのように振る舞い、本多は愕然としてしまう。「若さ」と「老い」という対比の中では、老化はすべてにおいて、見劣りする（とくに三島にとってはそうだったのかもしれない）。でも、若い時にない、まったく新しい境地が老化して生まれるならば、老化とは素晴らしいことであろう。ここでは、本文では書けなかった、もうひとつの老化仮説を提唱しておこう。それは、老化は切ないけれど、素晴らしいということだ。「老化哀感仮説」とでも名づけよう。老化することを受けとめ、若い時になかった自分を発見したとき、老化の喜びがふつふつと湧いてくるかもしれない。

老化研究は、予想外の展開の連続である。近い将来、老化を楽しみ、自ら進んで老化していくような細胞が見つかるかもしれない（最終章のセラノ博士の発見はそれに近いものを暗示する）。世界中の老化研究者が一堂に会すれば、そこから、新たな文学というか哲学が生まれるような気がする。つまり、人生観が変わるという意味である（そうすると、真の文学者は嫌がるだろうか）。

気がつけば、帰国から10年が過ぎ、日本でも多くの方のお世話になっている。お互い忙しい中、普段は仕事の話ばかりだが、この場を借りて、感謝の言葉を述べたい。

老年医学会、基礎老化学会、抗加齢医学会のメンバーとは、さまざまな形で

仕事をご一緒させていただいている。柳田充弘研究室や David Beach 研究室、Gordon Peters 研究室の面々とは、貴重な時間を共有した。旧老年内科のメンバーからも多くの励ましをいただいてきた。

　京大病院では、旧老年内科時代から現在の高齢者医療ユニットおよび糖尿病内分泌栄養内科時代まで、スタッフ、病棟、外来、事務関係者含め、多くの方の助力と協力により、今日に至っている。そして、すべての患者も、私に「老化」を教えてくれた。私のラボの全メンバーの献身的な取り組み、とくに初期からラボを支えてくれた丸山雄史博士と三河拓己博士には、心から感謝している。本原稿にアドバイスいただいた、理化学研究所・木下和久博士、京大病院・原田範雄博士に感謝する。

　私の家族には、一番犠牲を強いてしまったかもしれない。忙しすぎて、家族旅行や余暇も十分に楽しませた記憶がない。申し訳ないと思いつつ、私の仕事に理解を示してくれたことは、常に感謝している。みな健康で過ごしてほしい。

　この執筆の機会をいただいた編集部の永本 潤さんには、最大限の感謝を申し上げたい。私が遅筆で大変ご迷惑をおかけしたが、長い執筆期間の間に私自身多くのことを勉強させていただいた。当分は執筆したくないと感じるほど、今はクタクタだが、私自身にとって思い出深い著作として記憶にとどめたい。感謝の気持ちとともに。

索 引

■人名索引■

《A・B・C》
Adler, A.S. 114
Aiello, L.C. 151
Ames, B. 47
Arking, R. 39
Barker, D.J. 92, 137, 181
Barré-Sinoussi, F. 82
Beach, D. 74
Bernards, R. 113
Bert, P. 108
Björksten, J. 9
Blackburn, E. 41
Blasco, M.A. 42, 95
Brask, D. 176
Carling, D. 132
Carrel, A. 37
Comfort, A. 2
Cooke, H. 41
Cope, E.D. 28
Crick, F.H.C. 40

《D・E・F》
Darwin, C.R. 30, 184
Doll, R. 175
Dunnett, G. 182
Eaton, B. 176
Ebeling, A.H. 37
Elashoff, R.M. 108
Eldredge, N. 30
Enard, W. 147
Fillit, H. 111
Franceschi, C. 112
Fried, L. 7

Friedman, J.M. 138
Frolkis, V.V. 10, 39

《G・H・J》
Gey, G.O. 38
Ghosh, S. 115
Gil, J. 113
Gompertz, B. 2
Gosden, R.G. 183
Gould, S.J. 30
Gowen, J.W. 149
Greider, C.W. 41
Grim, C.E. 162
Guarente, L. 120
Harley, C. 41
Harman, D. 9, 47
Hartwell, L.H. 80
Hausen, H. zur 82
Hayflick, L. 10, 38, 69
Hekimi, S. 64
Hunt, R.T. 80
Jacks, T 76

《K・L・M》
Kleibar, M. 32
Lange, T. de 71
Lenhard Rudolph, K 96
Lowe, S. 75, 116
Ludwig, F.C. 108
Marshall, B.J. 168
Martin, G.M. 89
Maynard-Smith, J 2
McCay, C.M. 12
McInerney, J.O. 87, 147
McKusick, V.A. 89

213

Möhlmann　9
Montagnier, L.　82
Moorhead, P.S.　38
Mostoslavsky, R.　129
Muller, H.J.　47

《N・O・P》
Neel, J.V.　135
Nielsen, R.　69
Nuland, S.B.　184
Nurse, P.M.　80
Osler, W.　3
Ottinger, M.A.　183
Perl, R.　9
Peto, R.　175
Pott, P.　175

《R・S・T》
Rando, T.A.　108
Rosenberg, I.H.　23
Ross, R.　15
Schaible, R.　149
Selye, H.　10
Semenza, G.L.　58
Serrano, M.　74, 185
Sharpless, N.E.　103
Shay, J.W.　41, 73
Shock, N.W.　2
Sinclair, D.　124, 180
Stevens, R.　176
Strachan, D.　111
Strehler, B.L.　2
Szilárd, L.　47, 87-88
Trifunovic, A.　91, 103

《V・W・Z》
Villeda, S.A.　109
Virchow, R.　116
Warburg, O.H.　86
Warren, J.R.　169
Watson, J.D.　40

Weismann, A.　9, 37, 183
Wilson, T.W.　162
Wright, W.E.　41, 73
Zglinicki, T. von　114
Zuk, M.　186

《あ行》
アーキング　39
アイエロ　151
審良静男　63
アドラー　114
アリストテレス　28
イートン，ボイド　176
今井眞一郎　122, 128
ウィルソン　162
ウィルヒョウ　116
ウォレン，ロビン　168-169
エームズ　47
エナード　147
エベリング　37
エラショフ　108
エルドリッジ　30
岡村　均　164
オスラー，ウィリアム　3
オッティンガー　183

《か行》
カーリング　132
カレル　37
來生(道下)江利子　129-130
ギル　113
グアランテ　120
グールド　30
クック　41
グライダー　41
クリック　40
グリム　162
ゲイ，ジョージ　38
ゴウエン　149
ゴーシュ　115
ゴスデン　183

小室一成　108
コロンブス　175
コンフォート，アレックス　2

《さ行》
斎藤通紀　102
シェイ　41, 73
シェーブル　149
シャープレス　103
ジャック　76
ショック　2
シラード　47, 87
シンクレア　124, 180
ズグリニキ　114
ズック，マーリーン　186
スティーブンス，リチャード　176
ストラカン，デビッド　111
ストレーラー　2
セメンザ　58
セラノ　74, 94, 185
セリエ　10

《た行》
ダーウィン　30, 184
ダネット　182
出澤真理　100
土居雅夫　164
ドール，リチャード　175
トリフノビック　91, 103
トルストイ　5

《な行》
ナース，ポール　80
内藤篤彦　108
鍋島陽一　153
ニール　135
ニールセン，ラスムス　69
西田栄介　179
二ノ宮裕三　163
ニュランド　184

《は行》
バーカー　91-92, 137, 181
バート　108
ハートウェル，リーランド　80
ハーリー　41
パール，レイモンド　9
ハウゼン，ハロルド・ツア　82
林 純一　51
原 英二　55, 151
ハルマン　9, 47
バレ・シノゼ，フランソワーズ　82
ハント，ティモシー　80
ビーチ　74
ピート，リチャード　175
ヒポクラテス　158
ビョルクステン　9
ビレダ　109
フィリット　111
ブラスク，デビッド　176
ブラスコ　42, 95-96
ブラックバーン，エリザベス　41
フランチェスキ　112
フリード，リンダ　7
フリードマン　138
フロキス　10, 39
ヘイフリック　10, 38
ヘキミ　64
ベルナルド　113
ポッツ，パーシバル　175

《ま行》
マーシャル，バリー　168
マーティン　89
マキナニー，ジェームズ　87, 147
マキューズィック　89
マッケイ　12
マラー　47
南野 徹　153
ムーアヘッド　38
メイナード・スミス，ジョン　2
メールマン　9

モストスラフスキー　129
モンタニエ，リュック　82

《や行》
山極勝三郎　175
山中伸弥　100

《ら行》
ライト　41, 73
ランゲ　71
ランドー　108
ルートヴィッヒ　108
レンハード・ルドルフ　96
ロエ　75, 116, 118
ローゼンバーグ　23
ロス，ラッセル　15

《わ行》
ワールブルグ　86
ワイスマン，オーギュスト　9, 37, 183
ワトソン　40, 75

■事項索引■

《数字》
2重らせん構造　40
2足歩行　25
6人の盲人とゾウ　10
8-ヒドロキシグアニン　47

《A・B・C》
Aβ（amyloid β-protein）　165
Aβ/40　165
Aβ/42　165
ACE　161, 165
Aktキナーゼ　148
AMPキナーゼ　132
APAF1　62
APC/サイクロソーム　92
APOE　166
APOE4　166
apoptosome　62
APP（amyloid precursor protein）　165
ARB　161
ATM　84, 103
ATP　49
ATR　84
auto immune 仮説　10
BAK　61
BANF1　90
BAX　61
BCL-2　60
BDNF（brain derived neurotrophic factor）　20
βカロテン　64
β細胞　103
BH3（BCL-2 homology-3）ドメイン　60, 180
Bmi-1　107
BRASTO（brain-specific sirt1-overexpressing）　128
BubR1　129
C1q　108

cancer-aging 仮説　77
CCL11/Eotaxin　109
CDC　186
CDK　79
CDK4 キナーゼ　85
CED-3　60
CED-4　60
CED-9　60
CED-13　180
CHH（cartilage-hair hypoplasia）　44
Chk1　84
Chk2　84
Clk-1　66
COPD　20, 170
cross-linking 仮説　9
Cry　164
CXCR2 リガンド　113

《D・E・F》
DC（dyskeratosis congenita）　43
DCA　152
DHEA　21
disposable soma 仮説　184
DNA 修復ヘリケース　90
DNA 障害　12, 88
DNA 複製　40
DoHaD（developmental origins of health and disese）学説　137
Dwarf（dw）マウス　149
E2F　85
E6　82
E7　82
EGL-1　60
error 仮説　10
ES 細胞（embryonic stem cell）　98
FAS　87, 147
FGF23　154
FOAD 説　137
FOX（forkhead box）　54
FOXM　55
FOXO　54

FOXP2　147
frail　7
free radical 説　9

《G・H・I》
G1 期　79
G2 期　79
GERD　169
HARs（human accelerated regions）　122
HDL コレステロール　15
Helicobacter pylori　168
HGPS（Huchinson-Gilford 症候群）　89
HIF-1（hypoxia inducible factor-1）　57, 67, 180
HIF-1 α　130
HSC（hepatic stellate cell）　116
HSP（heat shock protein）　180
IDH2（isocitrate dehydrogenase）　131
IgE　111
IGF-1　21
IL-6　45
IMT　4
inflamm-aging　112
IPF（idiopathic pulmonary fibrosis）　18, 43
iPS 細胞（induced pluripotent stem cell）　100

《J・K・L》
J タイプ変異　141
Klotho　153
LDL コレステロール　15
LOH（loss of heterogenecity）　83
L 細胞　38

《M・N・P》
MAVS（mitochondrial antiviral signaling）　63
MCI　20
MCPH（primary microcephaly）　147

Mdm2　85
MFRTA（mitochondrial free radical theory of aging）　50
M期　79
　　―チェックポイント　92
muscle satellite cell　108
MUSE（multilineage-differentiating stress-enduring）細胞　101
NAD　122
NF-κB　114, 130
NGF（nerve growth factor）　20
NGPS（Néstor-Guillermo症候群）　89
NIH　175
NLR（NOD-like receptor）　62
NO　57
p19Arf（alternate reading frame）　85
p21　81, 185
p53　83
　　短縮型―　94
　　スーパー――　94
PAI-1　113
paleofantasy　186
parabiosis　108
Parkin　54
PGAM　86
PGC-1　180
PGC-1α（peroxisome proliferator activated receptor〔PPAR〕gamma coactivator-1alpha）　106, 122
PHDタンパク　58
PINK1　54
PPR（RiG-I like receptor）　63
proteostasis　12, 53
punctuated equilibrium 説　30
pVHL　58
PWV　4

《R・S・T》
ras-val12　74
rate of living 説　9
Rb　83

retinoblastoma　83
RMRP　44
ROS　50, 53
SAS（sleep apnea syndrome）　174
SASP（senescence associated secretary phenotype）　113, 152
SA-βGAL　38, 185
Sir2　121
SIRT1　128
SIRT2　129
SIRT3　131
SIRT4　131
SIRT6　125, 129
S期　78
social brains 仮説　29
SOD　48
somatic mutation 仮説　10, 87
STZ　103
SVZ（subventricular zone）　103
TAF（telomere-associated foci）　115
thrifty genotype 仮説　135
thrifty phenotytpe 仮説　137
TLR　63
TORキナーゼ　132, 148

《U・W・Z》
UCP　141
UCP1　142
UCP2　67, 142
UCP16　106
waste product 原因説　9
wear and tear 仮説　9
WHI（Women's Health Initiative）研究　22
WHO　1
Wnt/β-catenin　108
WRN　90, 130
zmpste24　155
zmpste24マウス　116

《あ行》

アウストラロピテクス　27
味細胞　163
アタクシア・テレガントエクターシア　89
アンカップリング　141
アデノシン三リン酸　49
アポトーシス　60
　―抵抗性　114
アポプトソーム　62
アポリポタンパクE　166
アミロイドβタンパク　20, 165
アミロイド前駆体タンパク質　165
誤り仮説　10
アルツハイマー病　20, 165
アルディピテクス・ラミドゥス　26
アルドステロン　160-161, 164
アレルギー　110
アンジオテンシン　18, 160
アンジオテンシンⅡ・リセプター・ブロッカー　161
アンジオテンシン変換酵素　161, 165
アンデス高地民　57
萎縮性胃炎　20
イソクエン酸デヒドロゲナーゼ　131
一酸化窒素　57
インフラマソーム　63-64
ウェルナー症候群　89, 90
衛生仮説　111
エピジェネティクス　104
エピジェネティック制御　104
鰓　170
猿人　26
オートファジー　53
尾なしザル　25, 30
お婆さん仮説　183
オレキシン　129
オロリン・トゥゲネンシス　25

《か行》

懐石料理　119
解糖系代謝　86
架橋結合仮説　9
核小体　121
カゲロウ　2
カスパーゼ　62
カタラーゼ　48, 52
褐色脂肪細胞　142
活性酸素　50
花粉症　110
カロリー制限仮説　12, 38, 119
がん遺伝子　77
肝硬変　17
幹細胞老化仮説　100
間質　17
間質性肺炎　18
冠動脈　168
がんと老化仮説　77
がん抑制遺伝子　80, 82
機械的老化　→老化
飢餓の冬　137
キツム洞窟　162
肝星細胞　116
逆流性食道炎　169
旧石器時代　26
胸腺　18
恐竜　32
虚血　18
虚弱　7, 23
筋サテライト細胞　108
空気呼吸　171
区切り平衡説　30
クライバーの法則　32
グルタチオン　48
くる病　178
クロマチン構造　105
系統的漸進　30
頸動脈内膜肥厚　4
軽度認知障害　20
血管内皮細胞　15
血管平滑筋細胞　15
血流増加方式　57

索引　**219**

ゲノムの守護神　85
ケモカイン　109, 112
言語遺伝子　147
健康権　1
原発性矮小脳　147
倹約遺伝子型仮説　135
倹約表現型仮説　137
高価組織仮説　151
抗酸化力　56
公的介護保険制度　7
更年期　148
　　―障害　21
高齢化率　5
誤嚥　174
コエンザイム Q$_{10}$　13
コープの法則　28
コケイン症候群　90
古細菌　52
個体老化　→老化
骨粗鬆症　22
骨梁　22
骨盤　25
小太り効果　128
コラーゲン　17
コルチコステロイド　2, 166
ゴンパーツの法則　2

《さ行》
サーチュイン　106, 121, 124
サイクリン　92
　　―依存性キナーゼ　79
再生不良性貧血　43
サイトカイン　112
細胞周期　78
　　―停止　80
細胞増殖　78
細胞分裂　78
細胞老化　→老化
サケ　2
サヘラントロプス・チャデンシス　25
サラリー　164

サルコペニア　7, 23
酸化ストレス　9, 38
　　―仮説　47
塩味感受性　163
自己免疫仮説　10
実質細胞　17
脂肪酸合成酵素　87, 147
社会脳仮説　29
ジャワ原人　26
樹状突起　19
出アフリカ　27, 140, 146, 162, 178
出芽酵母　120
循環系　14
傷害反応仮説　15
消耗仮説　9
食塩感受性高血圧　162
女性ホルモン　13, 21
神経栄養因子　20
腎硬化症　17
人工多能性幹細胞　100
新人　26
心臓リハビリテーション　159
心不全　17
水素イオン勾配　141
睡眠時無呼吸症　174
睡眠時無呼吸症候群　174
スーパー p53　→p53
スーパーオキシディスムターゼ　48
すす　175
スタチン　16, 167
ストレス説　10
ストレス老化　→老化
ストレプトゾシン　103
スペルミジン　53
生殖細胞　184
成人病胎児発症説　137
精巣　21
成長限界仮説　10
成長ホルモン　21
　　―受容体異常症　149
性皮　31

生理的恒常性　34
世界保健機関　1
石器時代への幻想　186
セルラーゼ　150
セルロース　150
線維化　16
線維芽細胞　17, 37
先天性角化不全症　43
臓器老化　→老化
組織幹細胞　101-102

《た行》
体細胞変異仮説　10, 87
代謝産物原因説　9
大腿骨頸部骨折　25
胎盤　33
タウ　20
ダウン症候群　106, 183
多段階発がん仮説　70
脱共益タンパク　141
脱ユビキチン化酵素　106
短縮型p53　→p53
タンパク質恒常性　12, 53
チェックポイント　81
チオレドキシン　48
チトクロームＣ　61
チベット高地民　57
腸内細菌　151
使い捨て体細胞仮説　184
低酸素　48, 56, 73
テロメア　38
　　―障害　115
テロメラーゼ　38
動脈硬化　4, 44
特発性肺線維症　18, 43
ドミナントネガティブ　83
ドミノ効果　16
ドリョピテクス　30
トル様受容体　63
奴隷仮説　162

《な行》
内臓脂肪　152
内臓線維化　18
ナウル　136
並体結合　108
軟骨毛髪形成不全症　44
日内リズム　164
ネアンデルタール人　26, 146
寝たきり　6, 25
熱ショックタンパク質　180
脳室下帯　103, 147
脳卒中　33
脳の巨大化　29
ノルアドレナリン　159

《は行》
肺　170
　　―の原基　138, 170
　　―呼吸　171
バイオマス合成　86
肺魚類　171
胚性幹細胞　98
肺胞　20
ハイポモルフォリックマウス　93, 129, 181
ハダカデバネズミ　56
母親仮説　32
パピローマウイルス　82
パラコート　64
腹八分目　119
パラビオシス　108
パレオファンタジー　186
ヒーラ細胞　38
ヒストンコード仮説　106
ヒストンデアセチラーゼ　73, 122
ビタミンＡ　64
ビタミンＤ　177
ビタミンＥ　64
皮膚呼吸　171
ピマ・インディアン　136
百寿者　6

フォンヒッペル・リンダウ遺伝子産物　58
複製老化　→老化
不死化　38, 70
フリーラジカル　12
　―説　9
フレイル　7, 23
プレゼント仮説　31, 69
フレンチパラドックス　123
プログラム細胞死　60, 185
プログラムド・セル・デス　60
プロジェリア　89
プロリンヒドロキシル化　58
閉経　13, 21
米国国立衛生研究所　175
米国疾病対策予防センター　186
ヘイフリックの成長限界　38, 69
北京原人　26
ヘモグロビン増加方式　57
ヘリコバクター・ピロリ　168
ホモ・エレクトス　26, 145
ホモ・ハビリス　26, 145
ホルモン補充　22

《ま行》
マイクロバイオーム　151
マクロファージ　15
マスト細胞　111
慢性炎症　114, 116
慢性閉塞性肺疾患　20, 170
ミトコンドリア　49, 61
　―DNA　50
　―仮説　50
　―病　51
ミトファジー　54
ミトホルミーシス　66, 132, 179
ミトマウス　51
脈波速度　4
メトホルミン　132
メラトニン仮説　176
メラニン　177

免疫老化　→老化
毛細血管拡張性運動失調症　89
網膜芽細胞腫　83

《や行》
優勢変異　83
ユビキチン　58
要介護　7
腰痛　156

《ら行》
ラジカルスカベンジャー　48
ラトリエ川床　27
ラパマイシン　53, 133-134
ラミンA　90
ラロン型小人症　149
卵巣　21
卵胞　21
リボソーム　131, 134
　―DNA　121
リポフスチン　17, 19
レスベラトロール　123
レニン　18, 160
レプチン　138, 153
老化
　―先進国　3
　―時計　41
　―の多様性　5
　―のペースメーカー　144
　機械的―　156
　個体―　37
　細胞―　37
　ストレス―　72
　臓器―　14
　複製―　38
　免疫―　112

《わ行》
ワールブルグ効果　86

近藤祥司（こんどう　ひろし）

1992年	京都大学医学部卒、同大学医学部附属病院老年内科入局
1995年	京都大学理学部・柳田充弘教授のもとで細胞周期の研究に従事
2001年	ロンドン大学、英国がん研究所にて細胞老化と解糖系代謝を研究
2005年	帰国
2006年	京都大学医学部附属病院初のアンチエイジング外来・同教室開設
	京都大学医学部附属病院老年内科助手
2010年	京都大学医学部附属病院院内講師
現　在	京都大学附属病院高齢者医療ユニット・糖尿病内分泌栄養内科、医学博士。日本基礎老化学会理事、日本老年医学会代議員、日本抗加齢医学会評議員、など
著　書	『老化はなぜ進むのか──遺伝子レベルで解明された巧妙なメカニズム』（講談社ブルーバックス）ほか

NBS Nippyo Basic Series　日本評論社ベーシック・シリーズ＝NBS

シリーズ 進化生物学の新潮流
老化という生存戦略　進化におけるトレードオフ
（ろうかというせいぞんせんりゃく　しんかにおけるとれーどおふ）

2015年7月20日　第1版第1刷発行

著　者	─────近藤祥司
発行者	─────串崎　浩
発行所	─────株式会社 日本評論社
	〒170-8474 東京都豊島区南大塚3-12-4
電　話	─────03-3987-8621（販売）-8598（編集）
振　替	─────00100-3-16
印刷所	─────平文社
製本所	─────難波製本
装　幀	─────図工ファイブ

検印省略　©Hiroshi Kondoh 2015　　ISBN 978-4-535-80654-2　Printed in Japan

JCOPY ＜(社)出版者著作権管理機構　委託出版物＞
本書の無断複写は著作権法上での例外を除き禁じられています。複写される場合は、そのつど事前に、(社)出版者著作権管理機構（電話 03-3513-6969、FAX 03-3513-6979、e-mail: info@jcopy.or.jp）の許諾を得てください。また、本書を代行業者等の第三者に依頼してスキャニング等の行為によりデジタル化することは、個人の家庭内の利用であっても、一切認められておりません。

NBS
Nippyo Basic Series

日評ベーシック・シリーズ

シリーズ 進化生物学の新潮流

進化はいまも進行中のダイナミックなプロセスであり,すべての生物はつねに変わりつづけている。こうした進化の過程でわれわれヒトを含む生物がどのようにして生まれ,いかにして生命活動を維持し,世代を連ねるようになったのか。本シリーズでは,進化生物学が分子遺伝学をはじめ発生学,生態学などさまざまな研究分野の粋と触れ合うなかでみえてきた新たな地平のもと,目を見開くような興味深いトピックを取り上げていく。

●第1回 同時配本

生命進化のシステムバイオロジー 進化システム生物学入門

田中 博 ●著 ■東北大学メディカル・メガバンク機構 機構長特別補佐
▽A5判／本体2,400円＋税

老化という生存戦略 進化におけるトレードオフ

近藤祥司 ●著 ■京都大学医学部附属病院 院内講師
▽A5判／本体2,400円＋税

●続刊予定

生態発生学概論 表現型可塑性の生物学

三浦 徹 ●著 ■北海道大学理学部生物科学科准教授
▽A5判／予価本体2,500円＋税

ウイルス共進化 生物進化の隠れた立役者―ウイルス

朝長啓造・宮沢孝幸 ほか ●著 ■京都大学ウイルス研究所
▽A5判／予価本体2,200円＋税

日本評論社　http://www.nippyo.co.jp/